건강과 통계

HEALTH STATISTICS

머리말

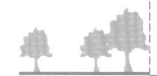

  현대인들은 물밀듯이 넘쳐나는 정보의 바다 속에서 올바른 정보를 찾아내어 본인들이 주장하는 내용들이 왜 옳은가를 입증해야 한다. 이것을 입증하는 방법으로서의 통계를 과거에는 어떤 특정 분야나 이론적인 것을 증명하기 위한 특정인의 영역으로 생각하고 수학을 잘해야 하는 어려운 학문으로 여겼다. 하지만 통계학은 그 과정인 통계분석과 결과를 통하여 현실세계에 적용시키는 실용 위주로도 이용되므로, 어떠한 특정 분야가 아니라 거의 모든 분야에 도구과목으로 사용되는 학문이 되었다.

  '건강과 통계' 과목은 인류 공동체의 삶의 질 향상에 기여하는 건강과학 여성 전문 인력을 양성하고자 설립된 건강과학대학의 간호과학과, 체육학과, 식품영양학과, 보건관리학과 학생들이 건강과학 분야의 전문 지식과 연구 능력을 갖도록 공통선택과목으로 선정되었다. 이 학생들을 위한 교재를 선정하는 데 있어 기존에 통계학자들이 저술한 좋은 책이 많이 있지만, 통계학을 전공하지 않은 학생들 특히 건강과학도들이 필요로 하는 통계 지식을 습득하기에 적합한 교재는 많지 않다. 이러한 이유로 통계학을 전공하지 않는 학생들에게 수년간 통계학을 강의한 경험이 있는 교수들이 집필하였다. 그동안 학생들에게 강의하면서 건강과학 분야에서 수행되는 연구방법과 연관되는 통계 방법을 쉽게 기본적인 내용으로 구성하고자 하였다. 따라서 가능한 한 수식의 사용을 제한하였으며, 삽입된 수식은 원리를 이해하기 위해 제시한 것이며 암기할 필요가 없다. 컴퓨터가 발달하기 전에는 통계 검정을 할 때 연구자가 검정통계량을 계산하여 검정 결과를 해석했으나, 지금은 유용한 통계 패키지 프로그램이 개발되어 이러한 과정이 불필요해졌다. 그러므로 어떤 연구문제에 어떤 통계분석 방법을 사용하는지, 그리고 그 결과를 해석하는 것이 중요하다.

따라서 이 책의 목적은 비교적 수학 배경이 약한 학생들이 건강과학 관련 연구 수행을 위해 필요한 통계의 개념, 원리 및 통계 방법을 가능한 한 명확하고 이해하기 쉽도록 서술하였다. 책에 사용한 용어들은 한국통계학회의 한국통계용어집을 따랐다. 특히 일반 기초통계학에서 취급하고 있지 않는 역학의 핵심원리인 연령보정(표준화 보정)과 상대위험도(RR), 생명표를 포함하고 있다. 또한 건강조사의 수행방법과 연구보고서의 평가와 같은 주요 주제도 다루고 있어 건강과학 전공 학생들이 이후 연구프로젝트를 수행하거나 연구 결과물을 해석하는 데도 매우 유익한 참고도서가 될 것으로 기대한다. 한편, 이 책에 개선할 부분은 차후 지속적으로 보완하고자 한다.

이 책을 집필하는 데 도움을 주신 고희진, 김진영 선생과 차연화님에게 고마운 마음을 전한다. 또 이 책을 보다 잘 구성될 수 있도록 애써주신 파워북의 편집부 여러분께 감사드린다.

저자 일동

제1장 건강과학과 통계

1.1 통계학 _ 3
1.2 통계와 연구 _ 4
1.3 연구 _ 4
1.4 연구계획 _ 6
1.5 자료의 출처 _ 7
1.6 자료의 유형 _ 7

제2장 모집단과 표본

2.1 적합한 표본 선택 _ 13
2.2 표본을 사용하는 이유 _ 15
2.3 표본 추출방법 _ 16
2.4 무작위 표본 추출방법 _ 18
2.5 무작위 표본의 효과 _ 22

제3장 자료의 수집과 분석

3.1 자료의 구성 _ 26
3.2 양적 자료와 질적 자료 _ 31
3.3 도수분포표 _ 32
3.4 그래프 자료 _ 35

제4장 자료의 요약 : 기술통계량

4.1 자료의 중심을 나타내는 척도 _ 50
4.2 자료의 퍼짐을 나타내는 척도 _ 52

4.3 변동 계수(coefficient of variation) _ 56

4.4 모집단과 표본집단(표본)의 평균과 표준편차 _ 56

제5장 확률과 확률변수

5.1 확률(probability) _ 62

5.2 확률이론의 기본 용어 _ 62

5.3 기본적인 확률 법칙 _ 63

5.4 유한 모집단으로부터의 확률표본을 뽑는 방법 _ 66

5.5 확률분포(probability distribution) _ 68

5.6 확률변수(X)의 기대값(평균)과 표준편차 _ 70

5.7 이산 확률분포(discrete probability distribution) _ 73

제6장 정규분포

6.1 연속 확률분포(continuous probability distribution) _ 84

6.2 정규분포(normal distribution) _ 86

6.3 표준화(standardization) _ 88

6.4 표준정규분포(standard normal distribution) _ 88

제7장 표본분포

7.1 표본분포와 표본평균의 분포 _ 97

7.2 중심극한 정리(central limit theorem) _ 98

7.3 평균의 표준오차(standard error) _ 99

7.4 (스튜던트의) t 분포 _ 100

제8장 추정과 가설검정

8.1 통계적 추론의 개념 _ 108

8.2. 모수의 추정 _ 109

8.3 가설검정(hypothesis testing) _ 113
8.4. 단일표본에서의 모평균에 대한 가설검정 _ 123

제9장 두 모집단의 비교

9.1 두 독립표본의 평균비교(Two independent sample) _ 130
9.2 짝지어진 표본의 t 검정(paired t-test) _ 134
9.3 두 모집단의 분산 비교 _ 137

제10장 비율에 관한 추론

10.1 이항분포의 평균과 표준편차 _ 145
10.2 이항분포의 정규분포로의 접근성 _ 145
10.3 이항비율의 검정 _ 147
10.4 두 모비율의 차에 대한 검정 _ 148
10.5 신뢰구간 _ 150

제11장 ANOVA

11.1 분산분석의 기능 _ 154
11.2 분산분석의 이론적 근거 _ 156
11.3 분산분석을 위한 기본 가정 _ 157
11.4 분산분석 계산절차 _ 158
11.5 일원분산분석(One-way ANOVA) _ 162
11.6 사후분석(Post Hoc Analysis) _ 165
11.7 확률(랜덤)화 블록설계(TXL) _ 167

제12장 Chi-Square 검정

12.1 Chi-square 검정에 대한 이론적 설명 _ 180
12.2 Chi-square 검정의 기본 _ 181

12.3 Chi-square 검정의 유형들 _ 183

12.4 적은 기대도수 _ 183

12.5 두 변수 사이의 독립성 검정 _ 184

12.6 동질성 검정(Test of Homogeneity) _ 187

12.7 2×2 분할표 _ 190

12.8 Fisher의 직접확률법(Fisher's Exact Test) _ 192

제13장 상관분석과 회귀분석

13.1 상관분석(Correlation Analysis) _ 198

13.2 단순회귀분석 _ 203

13.3 다중회귀분석 _ 215

제14장 비모수 검정

14.1 비모수검정의 개념 _ 222

14.2 부호검정(Sign Test) _ 224

14.3 윌콕슨 순위합 검정(Wilcoxon Rank-Sum Test) _ 228

14.4 윌콕슨 부호-순위 검정(Wilcoxon Signed-Rank Test) _ 231

14.5 크루스칼-왈리스 순위 검정(Kruskal-Wallis One way ANOVA by Ranks) _ 234

14.6 스피어만의 순위 상관계수(Spearman's Rank Correlation Coefficient) _ 236

제15장 인구 동태 통계와 인구통계학의 방법

15.1 인구 동태 통계와 인구통계학적 자료의 출처 _ 243

15.2 인구 동태 통계 율(rates), 비(ratios), 비율(proportions) _ 246

15.3 사망률(mortality)의 측정 _ 247

15.4 출산율의 측정 _ 249

15.5 유병률(morbidity)의 측정 _ 249

15.6 비율의 보정(표준화율) _ 250

제16장 생명표(Life Table)

16.1 생명표(current life table) _ 257

16.2 추적관찰 생명표(Follow-up Life Table) _ 258

제17장 건강실태 조사와 보고서 작성

17.1 건강실태조사의 계획 _ 262

17.2 연구보고서의 평가 _ 267

- 부록 _ 273
- 연습문제 해답 _ 305
- 참고문헌 _ 339
- 찾아보기 _ 342

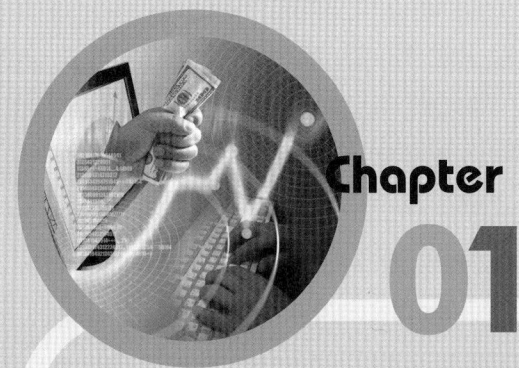

Chapter 01

건강과학과 통계

1.1 통계학
1.2 통계와 연구
1.3 연구
1.4 연구계획
1.5 자료의 출처
1.6 자료의 유형

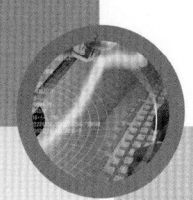

Chapter_1
건강과학과 통계

건강 'health'는 신체조건이 양호하다는 뜻의 고어 'hoelth'에서 유래되어 "신체 상태가 완전하고 양호하며 굳세다"는 의미이다. WHO에서는 1948년 건강을 "단순히 질병이나 불구가 없는 상태일 뿐 아니라 신체적·정신적·사회적 안녕 상태(well-being)"라고 정의했다.

간호학, 체육학, 영양학, 보건학 등 건강과학 분야의 연구 관심 대상은 인간이다. 즉 인구집단에서 일어나는 현상의 일반성을 파악하고 이것으로부터 예측을 시도하고자 하는 일에는 신뢰할 만한 연구결과를 얻는 것이 중요하다. 그러므로 연구의 계획과 설계, 자료 수집과정 및 분석과 해석에 이르기까지의 모든 과정이 과학적이고 합리적으로 진행되어야 한다. 따라서 이러한 일련의 과정을 통계학이 뒷받침해 주는 역할을 하는 것이다.

건강과학통계는 건강과학 분야에서 다루는 현상, 즉 건강-질병에 관련되는 많은 현상에 대하여 기술통계 및 추론통계 방법을 적용하여 그 현상들의 일반성이나 규칙성을 파악하고, 그 현상을 기술, 요약, 제시하며 나아가 추론, 해석하는 분야이다. 그러므로 궁극적으로는 건강-질병 현상에 관한 지식을 축적하고 접근 방법을 찾아내어 인간의 건강증진에 기여하는 과학 분야이다.

1.1 통계학

우리가 살고 있는 정보화 사회에서는 여러 분야에서 엄청난 정보가 생산되어 저장되며 또 다른 새로운 정보가 생성된다. 이러한 정보들은 건강과학을 비롯하여 여러 학문 분야의 발전과 이를 통하여 인간의 삶을 풍요롭게 하는 데 이용되고 있다. 그러므로 우리는 어떤 목적을 달성하기 위해 필요한 정보를 수집하고 수집된 정보를 기초하여 의사결정을 하며 그에 따라 행동을 하게 된다. 이때 정보나 자료의 양이 너무 많아 사용하기 힘든 경우가 있다. 또 어떤 경우에는 자료가 불충분하거나 불확실하여 이를 기초로 의사결정을 하게 되면 잘못될 가능성이 크다. 이와 같은 부정확한 정보에 따른 잘못된 의사결정을 가능한 한 피할 수 있는 방법을 연구하는 학문이 "통계학"이다.

통계학 'statistics'의 어원은 라틴어의 'stato'와 'istics'의 합성어이다. stato는 어떠한 상황이나 국가의 전반적인 상태가 불확실하다는 의미를 담고 있다. 그 불확실한 상황을 합리적으로 분석하기 위한 지식체계(istics)가 통계학이다. 다시 말해서 통계학은 관심의 대상이 되는 집단에 대한 정보, 즉 불확실한 상황에서 필요한 정보를 수집, 정리 및 분석하고 이를 기초로 추론하고 합리적으로 의사 결정하는 방법을 연구하는 것이다. 여기서 관심의 대상이 되는 집단은 연구 또는 관찰의 대상이 되는 집단으로 통계학에서는 이를 **모집단**이라고 부르고, 모집단으로부터 추출한 일부의 집단을 **표본집단(표본)**이라고 부른다.

통계학에는 분류 방법에 따라 여러 갈래가 있지만, 분석 단계에 따라서는 다음과 같이 구분할 수 있다.

첫째, 자료를 조사하는 단계와 관련된 분야로 **표본론**(sampling theory)과 **실험계획**(experimental design),

둘째, 조사된 자료(data)의 특성을 표현하고 요약하는 방법을 다루는 **기술(記述)통계학**(descriptive statistics),

셋째, 표본 집단으로부터 관측된 자료를 이용하여 모집단의 특성을 추정하고 설정된 가설의 타당성을 추리하는 **추론(推論)통계학**(inferential statistics) 분야가 있다.

통계학이란 자료 조사방법과 자료의 표현 및 요약방법 그리고 자료로부터 일반적인 성질을 끄집어내어 의사결정에 활용하는 원리와 방법론을 제공한다.

1.2 통계와 연구

우리는 이미 통계학의 세계에서 살고 있으며 통계적 개념으로 이루어진 자료 분석 결과에 의한 의사결정을 자연스럽게 받아들이고 행동을 선택하기도 한다. 이제 통계학은 학문 분야에서뿐만 아니라 일상생활과 정책 수립 등에 없어서는 안 되는 중요한 학문으로 자리하고 있다.

특히 건강과학 분야 연구에서 신뢰할 만한 연구결과를 얻기 위해서는 연구의 계획과 설계, 자료의 수집과 분석 및 해석에 이르는 전 과정이 과학적으로 진행되어야 한다. 통계학은 이 과정을 뒷받침해 주는 역할을 하므로 연구자와 통계전문가가 연구의 전 과정에 걸쳐서 협조해야 한다. 그러나 현실적으로 공동연구가 항상 이루어지는 것은 아니므로 건강과학 분야에서 많이 접할 수 있는 통계방법들을 배울 필요가 있다.

그러므로 건강과학 연구에서 흔히 볼 수 있는 자료의 유형과 연구 계획 등을 이 책을 통해 소개하고자 한다.

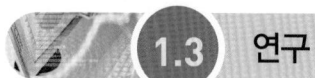

1.3 연구

연구란 아직 알려지지 않은 현상에 대해 타당성 높은 해답을 얻기 위해 탐구하는 과정이다. 그러나 어느 학생이 '심장은 어떻게 기능하나?'라는 의문을 갖거나 어린이가 '왜 하늘은 파란가?'라고 할 때 이런 질문에 대한 답을 연구를 통해서 밝혀보자고

하지는 않는다. 이런 질문은 문헌을 통해 해답을 얻을 수 있기 때문이다. 또한 '사랑하는 마음은 어떻게 생길까?' 하는 의문도 과학적인 방법으로 밝히기에는 어려운 속성을 가지고 있어서 연구라는 방법으로 해답을 얻기는 어렵다. 그러나 그 속성이나 현상을 연구해 보고자 시도하는 질적 접근의 연구 방법은 시도되고 있다.

이와 같이 해답이 이미 나와 있어 답을 쉽게 찾을 수 있는 경우이거나, 반면 과학적인 접근법으로 해답을 얻을 수 없는 것은 연구가 필요하지 않거나 연구를 할 수 없는 것이다. 그러므로 알려지지 않은 현상 즉 해답이 누구에 의해서도 밝혀지지 않은 것은 연구할 필요성이 있는 것이다. 따라서 연구가 가능한 것으로서 연구를 통해 해답을 얻는다면 그것은 새로운 지식이 되어 학문 발전에 기여하게 되는 것이다.

이러한 새로운 지식의 탐구과정은 크게 계획 단계, 수행 단계, 결과 보고의 단계로 생각할 수 있다. 각 단계가 모두 중요하지만 계획의 단계가 가장 중요하다고 할 수 있다. 연구 문제의 선정이 그 연구의 방향을 결정하는 것이다. 이때 대부분의 경우 시급한 해결을 요구하는 문제가 있으면 그것을 채택하게 된다. 즉, 연구자가 접하고 있는 현장에서 연구 문제를 정할 수 있다. 또한 흥미있는 분야의 문헌 고찰을 통하여 생각이 떠오르거나 연구자의 경험이 도움이 되기도 한다. 이러한 연구자의 지적 호기심이 연구 문제를 도출하게 하고 이것에 따라 연구 주제가 결정이 된다.

연구할 주제가 결정이 되면 연구 문제를 진술하거나 연구 목적을 서술한다. 초보 연구자가 흔히 부딪히는 어려움은 연구자의 지나친 관심과 연구수행 범위의 모호성 때문에 실현 가능한 문제를 정하지 못하는 것이다. 그러므로 서론에 해당하는 문제 진술은 되도록 짧게 무엇이 문제이고 왜 문제인지 이 문제가 해결되면 어떤 이로운 점이 있는지를 기술하는 것이 핵심이다. 이렇게 진술함으로써 연구할 현상을 확인하게 되는 것이다.

1.4 연구계획

연구할 문제에 대한 답을 어떻게 얻을 것인지 연구과정 전반에 대해 계획하여야 한다. 그러므로 연구 주제가 선정되면 문헌고찰을 하여 연구 문제에 대한 이론적 근거를 찾고 연구할 주제로서 적합한지 여부와 연구 방법을 파악할 수 있다. 다양한 방법 중에서 어떤 것을 택할 것인지는 선행연구가 그 문제에 대해 어디까지 밝히고 있는지, 그리고 연구자가 얼마나, 어떻게 그 결과를 밝힐 것인지를 정하는 데 따르게 된다. 연구 방법도 여러 유형으로 분류될 수 있으나 비실험 연구와 실험 연구로 대별하여 차이를 설명할 수 있다.

실험 연구는 연구자가 연구에 참여하는 대상자에게 일정한 처치를 하고 그 영향이 미친 결과(효과)를 측정, 관찰하는 것이다. 예를 들면 어떤 식품이나 약물, 운동 등을 실험 집단에 투여하거나 시행하게 하고 다른 집단에는 위약(placebo)을 투여하거나 투여하지 않은 채 두 집단의 차이를 확인하는 방법이다. 이에 비해 비실험 연구는 어떤 새로운 처치나 변화를 개입시키지 않고 현존 상태, 조건, 행위 등을 관찰하고 측정하는 것이다. 2012년 현재 여대생의 흡연 상태, 투표율, 체중 등을 측정하여 그 결과를 통계분석을 하여 산출한다면 이는 비실험 연구의 예라고 볼 수 있다.

연구 방법을 결정하고 그 설계된 범위에 속하는 모든 대상, 즉 모집단을 대상으로 연구하는 것은 불가능하므로 모집단을 대표할 수 있는 일부인 표본을 추출하는 계획이 필요하다. 이에 대해서는 뒤에 상세히 설명한다. 그리고 연구 문제를 다루려는 실제 변수를 측정하기 위한 방법을 규정하는데 이때 측정할 변수에 따라 기구, 도구 등이 적합하여야 한다. 예를 들면 몸무게의 변화는 체중계로, 혈색소의 변화는 혈액검사로, 만족도의 측정은 만족도를 평가할 수 있는 도구로 측정해야 한다. 따라서 이를 위한 사전의 자료 수집 계획이 필요하고 아울러 자료 분석에 대한 계획도 포함되어야 한다.

1.5 자료의 출처

연구 주제는 연구 질문의 단계에서부터 방법이 결정되는 동안 연구의 개념을 관찰 가능하고 측정 가능한 현상으로 조작해야(operationalize) 한다. 이러한 변수의 정의와 조작이 자료 수집 내용과 방법을 결정하게 되어 이에 따라 자료를 수집한다. 여기에서는 관찰, 측정 등 자료 수집 방법에 따라 얻은 자료를 말한다.

1) 관찰한 자료

대상의 상태를 시각과 청각을 이용하여 수집한 것이다. 대상자의 수면 각성 상태, 부종, 근 긴장도, 피부색, 얼굴 표정, 자세, 몸짓, 발달검사 수행정도, 청결정도, 집의 구조 등이 해당한다.

2) 측정한 자료

(1) 생리적 지표 : 체중, 혈압, 체온, 호흡수, 체질량 지수, 구토 양과 횟수 등을 기구를 이용하여 수집한다.
(2) 사회심리적 변수 : 표준화 되었거나 연구자가 개발한 측정 도구로 태도, 불안, 동기, 인지 등을 조사하거나 신념, 사고방식, 동기, 태도, 지식, 실천 등을 직접 면접하거나 질문지를 통해 얻는다.

1.6 자료의 유형

연구자의 관심의 대상인 모집단에서 추출된 표본으로부터 실험이나 관찰, 조사를 통해서 수집된 자료는 정리하고 요약함으로써 집단의 특성을 명확하게 파악할 수 있다. 그러므로 연구 대상으로부터 얻어지는 자료에 대한 이해가 필요하다. 연구 과정에서 얻게 되는 자료는 크게 **질적 자료**(qualitative data)와 **양적 자료**(quantitative data)로 분류할 수 있다. 예를 들면 소득, 몸무게, 콜레스테롤 수치 등 숫자로 표현되는 양적 변수와 성별, 학력, 느낌 등은 숫자로 측량할 수 없는 질적 변수이다. 그러므로 양적 변수로 기록된 자료는 양적 자료, 질적 변수로 기록된 자료는 질적 자료라 한다.

질적 자료, 즉 숫자로 측량할 수 없는 자료도 숫자로 표현할 수 있다. 예를 들면 성별(여성, 남성), 혈액형(A, B, AB, O형), 소속 부서(총무과, 영업과 등)와 같이 관측 대상이 어느 범위에 들어가는지를 나타내는 성질이 조사되는 것을 **범주형 자료**(categorical data)라고 한다. 이때 성별의 구분을 '1'은 여성, '2'는 남성으로 표현할 수 있다. 이때 1과 2는 일반적인 숫자 개념이 아니라 여성이란 성별 구분을 1로 명명한 것이고, 남성을 2로 명명한 것에 불과하다. 이러한 속성을 표현하는 자료를 **명명자료**(nominal data) 혹은 **명명(명목)척도자료**(nominal scaling data)라고 한다. 또한 순위(rank)만을 나타내는 자료가 있다. 예를 들면 달리기나 성적의 1위, 2위, 3위와 같이 순위로 나타난 1, 2, 3의 숫자는 1등보다 2등이 두 배 늦거나 못한 것이 아니며 3등이 2등에 비해 1.5배 늦거나 못한 것을 의미하는 것이 아니다. 그러므로 순서는 그 간격이 실제로 같은 크기를 갖지 않음에 주의해야 하며 순위를 기록한 이 숫자는 사칙연산(+, −, ×, ÷)을 적용할 수 없다. 이렇게 자료들 사이에 크기를 비교하여 내림차순 혹은 오름차순으로 숫자를 부여하는 경우를 **서열자료**(ordinal data) 혹은 **서열척도자료**(ordinal scaling data)라고 한다.

양적 자료는 **이산형 자료**(discrete data)와 **연속형 자료**(continuous data)가 있다. 이산형 자료는 자료 값이 사람 수, 책 수, 학번 등과 같이 소수점이 없는 0, 1, 2, 3과 같이 정수 값으로 표현되는 자료이다. 반면 연속 자료는 3.5m, 7.2kg 등과 같이 일정한 구간에 연속적인 실수 값을 가질 수 있는 자료이다.

자료들 사이의 크기가 의미를 갖는 자료는 **구간척도자료**(interval scaling data)이다. 자료가 나타내는 숫자가 지닌 의미를 보아야 한다. 이 자료에서 계산한 평균값은 의미가 있다. 그러나 절대 0점이 없어 자료 사이의 비를 구하는 것은 의미가 없다. 예를 들면 영어 점수를 90점 받은 학생은 45점 받은 학생보다 점수가 45점 높지만 영어 실력이 두 배라는 의미는 아닌 것이다. 온도 30℃가 10℃보다 세 배 더운가? 이 숫자는 크기를 나타내는 상대적인 개념의 표시이다. 그러므로 성적이나 온도에서 크기의 차이는 있어도 비율 계산은 의미가 애매하다. **비율척도자료**(ratio scaling data)는 몸무게, 키와 같이 절대 0점이 있는 것으로 비율을 이야기할 수 있다. 즉, 40kg이 20kg보다 몸무게가 두 배가 된다는 말은 의미가 있다.

Chapter 02

모집단과 표본

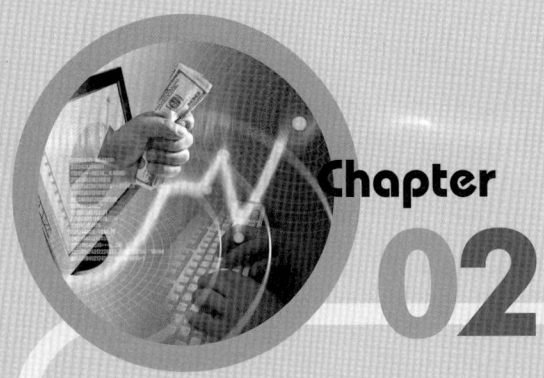

2.1 적합한 표본 선택
2.2 표본을 사용하는 이유
2.3 표본 추출방법
2.4 무작위 표본 추출방법
2.5 무작위 표본의 효과

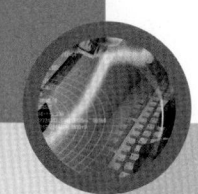

Chapter_2
모집단과 표본

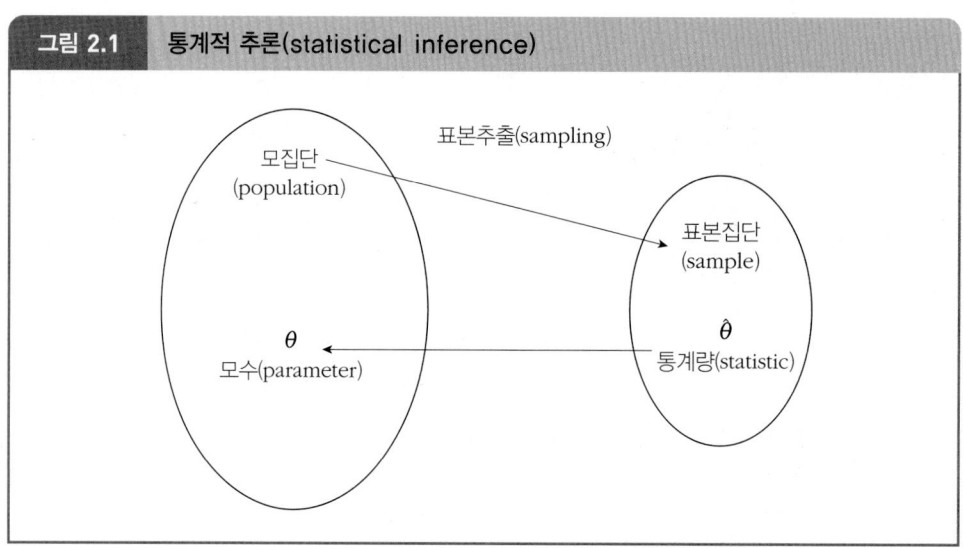

그림 2.1 통계적 추론(statistical inference)

일반적으로 우리 관심의 대상이 되는 집단을 **모집단**(母集團, population)이라고 한다. 관심의 대상이 된다는 말은 연구의 대상, 관찰의 대상이 된다는 말이다. 즉, 모집단은 우리가 관심을 가지고 있는 변수가 조사될 수 있는 모든 관측 값의 집합으로 정의할 수 있다.

그러나 우리가 모집단에 대하여 관심을 가지고 있더라도 관심의 대상이 되는 데이터 전체를 조사한다는 것은 엄청난 시간과 비용이 들기 때문에 모집단 구성원의 일부를 추출한 표본을 토대로 모집단에 대한 정보를 파악하는 것이 일반적이다. 이와 같이 모집단으로부터 추출하여 얻은 일부의 집단을 **표본집단**(標本集團, sample), 간단히 **표본**(標本)이라 부른다.

모집단으로부터 임의로 추출한 표본집단을 이루고 있는 데이터의 함수를 **통계량**(統計量, statistic)이라고 부르며, 이러한 통계량을 이용하여 연구의 대상이 되는 데이터의 특징을 표현하고 요약하는 분야를 **기술통계학**(記述統計學, descriptive statistics)이라고 부른다. 기술통계학 분야에서는 평균($\bar{x}$), 범위(range), 분산(s^2), 표준편차(s) 등의 기본적인 통계량과 데이터의 도수분포표, 히스토그램, 상자그림, 줄기-잎 그림 등과 같은 시각적인 표현을 한다.

표본 집단으로부터 얻은 통계량을 토대로 하여 모집단의 평균(μ)과 표준편차(σ)와 같은 미지의 모수를 추정하고, 모수값에 대한 가설을 검정하는 분야를 **추론통계학**(推論統計學, inferential statistics)이라고 부른다. 모수의 추정(推定, estimation)과 가설 검정(假說 檢定, testing hypothesis) 분야는 **통계적 추론**(statistical inference)이라고 하며 통계학의 핵심 분야이다.

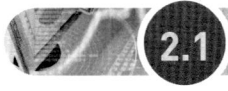 적합한 표본 선택

모집단은 공통의 관찰 가능한 특징을 가진 대상들의 집합이며, 모집단의 일부분이 표본이다. 연구자가 무언가 관심이 있는 것을 조사하고자 한다고 하자. 이때 모집단 전체를 조사한다는 것은 비현실적이며 불가능하다. 그러므로 모집단의 일부(표본)를 조사 연구할 수 있으며 이 조사를 토대로 하여 모집단 전체에 관한 추론을 할 수 있다.

통계의 진정한 목표는 표본의 정보를 기초로 모집단에 대한 신뢰성 있는 설명을 이끌어 내는 것이다. 예를 들어 위궤양 환자에 대한 새로운 치료 방법의 효능을 알아보고 싶다고 하자. 그러면 일단 소수, 예를 들어 50명의 환자를 새로운 방법으로 치료하고 나타난 결과를 이용하여 새로운 치료법의 효능에 대해서 추론을 할 수밖에 없다. 여기서 추론이란 위궤양 환자에게 새로운 치료법을 적용한다면 어떠한 결과를 얻을 수 있나를 짐작하는 과정이다. 우리는 그 집단의 적절한 표본에서 정보를 얻고 그 표본에서 전체 모집단을 일반화한다. 그러므로 하위 집단, 즉 표본이 어떻게 선정되는가는 매우 중요하다.

Literary Digest Poll의 예를 들어보자. Literary Digest Poll은 1936년 이전에 네 차례 대통령 선거 결과를 성공적으로 예측함으로써 상당한 명성을 얻었다. 같은 방법을 사용하여 1936년 Literary Digest는 약 1천만 명의 투표자에게 차기 대통령 선거에서 그들이 누구를 선호하는가를 밝혀줄 것을 요청하는 우편물을 보냈다. 약 230만개의 답변이 왔고 이것을 토대로 Literary Digest는 Alfred M. Landon이 압도적으로 승리하리라는 것을 자신 있게 예측하였다. 그러나 실제로는, Franklin D. Roosevelt가 62%의 절대 다수를 얻어 승리하였다. 이러한 대실패 이후, Literary Digest는 발표를 중단하였다. 그 방법에 대한 사후 조사 결과, 1천만 명의 샘플이 일차적으로 전화번호부와 자동차 등록부에서 선정됨으로써 고소득층이 지나치게 많았음을 의미하는 것으로 밝혀졌다. 1936년에는 소득과 정당 선호 사이에 강력한 관계가 있었다. 따라서 투표 결과예상에 대한 실패는 사실 불가피한 것이었다.

이러한 사건의 교훈은 분명하다. 표본을 추출하는 데 있어 첫 번째 과제는 모집단을 잘 대표하는 표본을 선택하는 것이다. 표본의 규모가 아니라 표본이 선정되는 방법이 모집단에 관해 적절한 추론을 내릴 수 있는가를 결정한다. 현대의 표본추출 기술은 2000명 정도의 전국적인 샘플에서 대통령 선거의 승자를 꽤 신뢰성 있게 예측할 수 있다. 오늘날 인구가 1936년의 두 배 이상이라는 것을 고려할 때 이것은 주목할 만하다.

이와 같이 모집단에서 표본을 선정하는 일차적 이유는 그 집단에 관한 추론을 위한 것이다. 모집단은 인간, 사물 혹은 어떤 특성을 가진 관찰 등으로 구성될 수 있다. 관찰을 기술적 특징으로 요약한 것을 모수라고 하고, 동일한 특징이 표본과 관련된 것을 통계량이라고 한다. 즉, 모집단의 특성을 계수화한 모평균, 모표준편차, 모비율과 같은 값을 **모수**라고 하고 표본에서 얻은 표본평균, 표본분산, 표본표준편차, 표본비율 등과 같은 수치를 **통계량**이라 부른다. 통계량은 모집단 모수에 관해 추론을 가능하게 한다. 그러므로 통계학의 기본 목적은 표본에서 계산된 통계량을 이용하여 모집단의 분포를 결정하는 모수를 추정하려는 것이다.

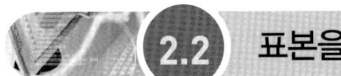 표본을 사용하는 이유

모집단에 대해 알려면 전수조사를 하는 것이 가장 확실한 방법이겠으나 모집단의 일부인 표본을 이용하여 모집단의 성질을 추론해야 하는 데는 여러 가지 이유가 있다.

첫째, 전수조사가 불가능하다. 어류나 조류처럼 계속해서 이동하는 집단에 대해 조사할 때와 같이 모집단의 모든 요소에 대하여 관측값을 구하는 것 자체가 불가능하거나 모집단의 크기가 너무 커서 조사가 비현실적인 경우가 있다.

둘째, 경제성이다. 예를 들어 신제품을 개발한 어느 식품회사에서 신제품을 모든 가정에 보내어 이에 대한 의견을 묻는다면 경비가 너무 많이 소요될 것이다.

셋째, 조사의 파괴성이다. 전구의 수명이나 자동차의 안전 시험과 같이 조사 방법이 파괴적이거나 조사 이후 더 이상 사용할 수 없는 상태가 될 때는 표본을 추출하여 검사할 수밖에 없다.

넷째, 시간적 제약을 들 수 있다. 유권자들의 지지 동향을 신속히 파악하여 새로운 선거 전략을 세우고자 할 때, 자료수집 및 처리에 너무 많은 시간을 소모하면 힘들여 얻은 자료가 아무 쓸모없게 될 수 있는 것처럼 시간적 제약을 받는 경우 신속한 분석 결과를 얻기 위하여 표본추출을 하게 된다.

때로 우리는 모집단 전체의 계산을 정당화할 수 없다. 왜냐하면 우리는 표본에서 얻어진 정보를 토대로 빠르고 저렴하게 적절한 정확성을 얻기 때문이다. 통계학자의 임무 중 하나는 크지 않은 적절한 수의 표본을 사용하여 효율적인 연구를 계획하는 것이다. 의미 있는 결과를 제공할 수 있는 표본 크기를 결정하는 방법은 9장에서 논의한다.

2.3 표본 추출방법

모집단에 관한 우리의 추론은 얼마나 신뢰할 만한가? 이것에 대한 답변은, 모집단이 얼마나 잘 설정되었는지와 표본 선정 방법에 달려 있다. 모집단으로부터 모집단을 대표할 수 있는 표본을 추출하는 방법을 **표본추출**(sampling) 또는 **표집**(標集)이라고 하며, 일반적인 표본추출 방법으로 단순임의 추출법, 층화추출법, 계통추출법, 집락추출법, 다단계추출법 등이 있다.

잘못된 모집단이나 부적절하게 선정된 표본의 확보는 편견을 초래할 것이다. 그러나 편견을 통제할 수 있다. 편견을 제한하는 최선의 방법은 적용이 간단한 **무작위 추출법**(random sampling)을 사용하는 것이다. 이것은 모집단의 하나하나가 같은 확률로 뽑혀질 가능성을 가지고 추출하는 것을 말한다. 우선 모집단의 전체 구성요소를 파악한 후 난수표 등을 이용하여 필요한 수의 표본을 추출한다.

임의표본 추출법의 과정은 다음과 같다.

첫째, 조사하려는 대상의 모집단을 확보한 후 일련번호를 부여한다.

둘째, 모집단으로부터 무작위로 표본을 선정하기 위하여 난수표 같은 것을 이용하여 크기가 n개가 되도록 난수를 선택한다.

셋째, 선택된 난수에 해당하는 번호와 일치되는 모집단의 요소를 표본으로 구성한다.

그러나 이 방법을 사용하기 위해서는 우선 모집단의 구성요소를 정확히 파악해야 하는데 실제로는 이것이 매우 어려우므로 잘 사용되지 않는다. 표본은 여러 가지 다른 방법으로 선정될 수 있다.

편의표본 추출법(convenience sampling)은 가까이 있어 손쉽게 접근할 수 있는 사람들을 표본으로 선택하는 방법이다. 이 방법은 시간과 비용을 절감하는 장점이 있으나 표본의 대표성을 추정할 수 없고 따라서 조사결과를 일반화하기 어렵다.

주로 편의표본 추출은 무작위 표본을 선정하기가 불가능할 때 사용된다. 예를 들어, 만일 연구자가 대학생들에게서 알코올 섭취에 대해 연구하고자 한다면 이상적으로 모집단의 모든 구성원은 표본으로 표집될 수 있는 동일한 기회를 갖게 될 것이다. 100, 1000 혹은 10,000명의 대학생의 무작위 표본은 현실적이지 않다. 그렇다면 연구자는 대학생들에게서 알코올 섭취에 관한 데이터를 어떻게 수집할 것인가? 보통 연구자들은 교양영어 같은 교양 선택 과목 시간에 등록한 대학생들을 조사할 것이다. 연구자의 기본 가정은 대부분의 학생이 들어야 하는 일반 교양수업은 대학생들의 대표적 표본이고 따라서 그 대학 학생들의 알코올 섭취를 정확하게 나타낸다는 것이다. 논리적으로 다음 단계는 조사된 대학생이 그 대학 학생들의 알코올 섭취를 대표한다고 가정하는 것이다. 반면에 편의 표본을 사용하는 것은 궁극적으로 연구자로 하여금 대학생의 알코올 섭취에 관해 부정확하거나 잘못된 추론을 하게 할 수도 있다는 점을 시사한다.

계통표본 추출법(systematic sampling)은 표집 틀이 이용될 수 있을 때 자주 사용된다. 모집단이 배열되어 있는 경우 적당한 구간을 두고 계속 표본을 추출해 나가는 방법이다. 예를 들어 "어느 병원에서 소아과에 등록된 환자 중 매 세 번째 환자를 표본으로 선택한다"거나 입원 환자 중에서 "병실 번호가 짝수인 환자를 표본으로 한다"든가 하는 방법이다. 이 경우 우리가 전혀 의도하지 않았던 편의가 생길 수 있다. 예를 들면 짝수번 병실에 특실이 많거나 또는 간호사실과 가까운 거리에 있어 상대적으로 간호사들의 손이 쉽게 미칠 수 있다든가 하는 것처럼 미리 의도하지 않았던 부분들이 우리가 얻고자 하는 결과에 영향을 줄 수 있으며, 이로 인하여 표본이 모집단을 대표할 수 없게 되는 것이다.

층화표본 추출법(stratified sampling)은 모집단이 서로 상이한 성격으로 구성된 경우에 유사한 성격끼리 묶은 여러 개의 부분집단으로 층을 나누어서 각 층으로부터 단순 무작위 추출법에 의해 표본을 추출하는 방법을 말한다. 즉, 이는 전체 모집단에서 표본을 추출하는 것이 아니라 모집단을 여러 개의 동질적인 하위집단으로 층화시킨 후 각 하위집단에서 적절한 수의 표본을 추출하는 것이다. 이때 모집단을 층화시키는 기준을 무엇으로 할 것인지는 기준이 되는 변수의 사용 가능성과 중요성에 근거하여 결정한다. 이러한 방법에 의하여 추출된 표본은 단순임의 추출법에 의한 표본보다 일반적으로 모집단을 더 잘 대표한다고 할 수 있다.

층화표본 추출법의 장점은

첫째, 층별 분석으로 인하여 층별로 결과의 비교가 가능하고,

둘째, 조사대상이 되는 표본의 관리가 용이하며,

셋째, 조사 심도가 증가하게 된다는 점이다.

이 방법에서는 각 층으로부터 표본을 추출하게 되므로 층내는 동질적이고 층간은 이질적이다. 이때 각 층의 크기는 균등한 것이 좋다.

군집표본 추출법(cluster sampling)은 모집단의 요소들을 직접 추출하지 않고 여러 개의 군집으로 묶어서 이 군집을 표본으로 추출하여 추출된 군집 내의 요소들을 조사하는 방법이다. 따라서 군집표본 추출에서는 표본추출의 단위가 개인이 아닌 군집이다. 이러한 방법은 모집단의 목록이 불완전한 경우나 지리적으로 조사지역이 너무 크게 분산되어 있어 조사기간과 비용이 많이 소요되는 경우에 유용한 방법이다. 군집 간에 유사한 특성을 갖는 경우에는 군집표본 추출법이 유용하다.

그 과정은 첫째, 모집단을 여러 개의 군집으로 형성한다. 둘째, 단순임의 표본 추출법에 의하여 군집을 추출하여 군집표본을 구성한다. 셋째, 추출된 군집 내에 있는 모든 대상을 표본조사단위로 하여 표본을 구성한다.

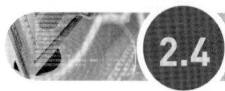 무작위 표본 추출방법

무작위 표본을 선정하는 가장 쉬운 방법 중의 하나는 난수표를 사용하는 것이다. 많은 통계 교과서나 수학 안내서에 난수표가 제시되어 있다. 이 책에도 난수표의 일부를 부록에 넣었다. 난수를 선정하는 것은 다음과 같은 세 단계를 거친다.

(1) 모집단을 규정한다.

(2) 모집단의 구성요소를 열거한다.

(3) 표본 선정을 위해 난수표를 사용한다.

표 2.1　난수

열 31 ↓

39884	62749	74088	65564	16379	19713	39153	69459	17986	24537
14595	35050	40469	27478	44526	67331	93365	54526	22356	93208
30734	71571	83722	79712	25775	65178	07763	82928	31131	30196
64628	89126	91254	24090	25752	03091	39411	73146	06089	15630
42831	95113	43511	42082	15140	34733	68076	18292	69486	40468
80583	70361	41047	26792	78466	03395	17635	09697	82447	31405
00858	90404	99457	72570	42194	49043	24330	14939	09865	45906
05409	20830	01911	60767	55248	79253	12317	84120	77772	50103
95836	22530	91785	80210	34361	52228	33869	94332	83868	61672
65358	70469	87149	89509	72176	18103	55169	79954	72002	20582
72249	04037	36192	40221	14918	53437	60571	40995	55006	10694
41692	40581	93050	48734	34652	41577	04631	49184	39295	81776
61885	50796	96822	82002	07973	52925	75467	86013	98072	91942
48917	48129	48624	48248	91465	54898	61220	18721	67387	66575
88378	84299	12193	03785	49314	39761	99132	28775	45276	91816
77800	25734	09801	92087	02955	12872	89848	48579	06028	13827
24028	03405	01178	06316	81916	40170	53665	87202	88638	47121
86558	84750	43994	01760	96205	27937	45416	71964	52261	30781
78545	49201	05329	14182	10971	90472 → 24682	39304	19819	55799 ← 19행
14969	64623	82780	35686	30941	14622	66126	25498	95452	63937
58697	31973	06303	94202	62287	56164	29157	98375	24558	99241
38449	46438	91579	01907	72146	05764	07400	94490	49833	09258
62134	87244	73348	80114	78490	64735	97010	66975	28652	36166
72749	13347	65030	26128	49067	27904	82953	74674	94617	13317
81638	36566	42709	33717	59943	12027	43547	61303	46699	76243
46574	79670	10342	89543	75030	23428	53541	32501	89422	87474
11873	57196	32209	67663	07990	12288	17245	83638	23642	61715
13862	72778	09949	23096	01791	19472	36634	31690	36602	62943
08312	27886	82321	28666	72998	22514	11054	22940	31842	54245
11071	44430	94664	91294	35163	05494	93882	23904	41340	61185

고혈압 연구를 위한 83 사례의 모집단에서 10명을 선정하는 방법에 대한 한 예를 살펴보자(**표 2.2**). 먼저 모집단이 분명히 정의되어 있는지 확인한다. 83 사례는 확장기 혈압, 성별 그리고 식이 상태 등에 따라 분류되어 있다. 또한, 이 사례는 01에서 83까지 임의로 번호가 매겨져 있다. 만약 우리가 선택한 난수표가 4페이지에 걸쳐 있다면, 우리는 임의로 코인을 두 차례 던져서 나올 수 있는 결과인 HH(two heads)를 페이지1로, HT를 페이지2로, TH를 페이지3으로, TT를 페이지4로 할 것을 약속한다. 여러분이 동전을 두 번 던지는 시행에서 두 차례 모두 head가 나왔다고 가정한다면(HH) 우리는 4페이지 중 페이지1을 선택하게 될 것이다. 그리고 페이지1에서 출발지점을 임의로 선택하기 위해서 무작정 가로 19와 세로 31에 해당하는 수를 택할 수 있다(이 절차는 **표 2.1**에서 설명된다).

출발 지점의 가로-세로 교차점은 나중에 여러분의 선택과 여러분의 샘플을 확인하고자 할 경우를 위해 기록해두도록 한다. 다음으로 그 지점에 해당하는 숫자의 앞 두 자리 숫자를 읽는다. 왜냐하면 우리가 선택할 표집 틀이 두 자리 숫자로 이루어져 있기 때문이다. 선정된 첫 번째 숫자는 24이다. 세로로 읽어 내려가면 66, 29, 07, 97 등이 있다. 그러므로 원하는 수만큼을 택하면 된다. 이때 숫자를 선택하는 다른 방법으로 테이블을 왼쪽에서 오른쪽으로 읽는 것도 가능하다. 그러나 여러분이 정한 방법이 무엇이든 숫자를 선택하는 동안 그 방법을 바꿔서는 안 된다. 즉, 횡으로 움직이면서 택하던지, 종으로 택하던지 둘 중 한 방법으로 하는 것이다. 다음은 10 사례를 택하여 그에 해당하는 자료를 나열한 것이다.

번호	확장기 혈압
24	58
66	82
29	56
07	58
82	66
43	102
53	92
17	68
36	60
11	78

위 표에서 숫자 97은 왜 제외되는가? 그 대답은 간단하다. 표집 틀은 01에서 83까지의 숫자만을 규정하므로 다른 것들은 무시한다. 또한, 중복되는 것도 무시한다. 선정된 숫자만이 표본으로 간주된다는 것을 기억하는 것이 중요하다. 표본 자체는 혈압값의 집합이다.

때로, 전체 모집단의 계산을 요구하는 무작위 선정 계획을 실행하는 것은 비경제적이고 비현실적일 수도 있다. 예를 들어, 어떤 도시에서 성병에 걸리거나 비만인 모든 사람의 명단을 얻는다는 것은 거의 불가능할 것이다. 그러한 경우, 우리는 쉽게 이용 가능한 명단에 의존해야 할 수도 있다.

표 2.2 확장기 혈압, 성별, 식이상태에 따른 고혈압 연구

사례	확장기 혈압 (mmHg)	성별	식이상태	사례	확장기 혈압 (mmHg)	성별	식이상태
1	88	M	V	42	70	M	NV
2	98	M	V	43	102	M	NV
3	64	M	V	44	84	M	NV
4	80	M	V	45	74	M	NV
5	60	M	V	46	76	M	NV
6	68	M	V	47	84	M	NV
7	58	M	V	48	84	M	NV
8	82	M	V	49	82	M	NV
9	74	M	V	50	82	M	NV
10	64	M	V	51	74	M	NV
11	78	M	V	52	70	M	NV
12	68	M	V	53	82	M	NV
13	60	M	V	54	68	M	NV
14	96	M	V	55	70	M	NV
15	64	M	V	56	70	M	NV
16	78	M	V	57	70	M	NV
17	68	M	V	58	40	M	NV
18	72	M	V	59	83	M	NV
19	76	F	V	60	74	M	NV
20	68	F	V	61	56	F	NV

21	70	F	V	62	89	F	NV
22	62	F	V	63	84	F	NV
23	82	F	V	64	58	F	NV
24	58	F	V	65	58	F	NV
25	72	F	V	66	82	F	NV
26	56	F	V	67	78	F	NV
27	84	F	V	68	82	F	NV
28	80	F	V	69	71	F	NV
29	56	F	V	70	56	F	NV
30	58	F	V	71	68	F	NV
31	82	F	V	72	58	F	NV
32	88	F	V	73	72	F	NV
33	100	F	V	74	80	F	NV
34	88	F	V	75	88	F	NV
35	74	F	V	76	72	F	NV
36	60	F	V	77	68	F	NV
37	74	F	V	78	66	F	NV
38	70	F	V	79	78	F	NV
39	70	F	V	80	74	F	NV
40	66	F	V	81	60	F	NV
41	76	M	NV	82	66	F	NV
				83	72	F	NV

참고 : mmHg=millimeters of mercury(혈압단위), V=vegetarian(채식주의자), NV=nonvegetarian

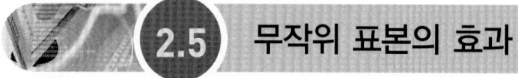

2.5 무작위 표본의 효과

처음으로 무작위 표본에 직면하게 되면 그 효과에 대해 다소 회의적이게 된다. 표본의 신뢰성은 보통 작은 모집단을 정하고 거기에서 모든 생각할 수 있는 다양한 표본의 관찰을 통해 입증된다. 각 표본에 대해 평균이 계산되고 모집단 평균에서의 변화가 관찰된다. 모집단 평균과 이러한 표본평균의 비교는 표본계획의 신뢰성을 증명한다.

  이 장에서 우리는 서로 다른 접근법에 대한 신뢰성을 검토하고자 한다.

  3장(**표 3.1**)을 참고로 살펴보면, 45세에서 67세 남성들의 심장병을 조사한 A 병원 심장병 연구에서 7,683명의 참가자 중에 100명의 대표적 표본의 특성을 열거하고 있음을 보게 될 것이다. 각 100명씩 관찰한 5개의 별도 표본은 이 모집단에서 선정되었고 표본의 평균 연령이 모집단 평균과 비교되었다. 이 비교 결과는 **표 2.3**에 제시되었다. 모집단 모수는 54.36이고, 이 평균을 나타내는 5개의 통계는 모두 그것과 매우 가깝다는 것을 알 수 있다. 표본평균과 모집단 평균 사이의 차이는 0.5년을 초과하지 않는데, 각 표본은 전체 모집단의 1.3%만을 나타낸다. 이러한 비교는, 표본평균을 통해 모평균과 얼마나 많은 유사성을 기대할 수 있는가를 보여주고 있다.

표 2.3   무작위 표본의 효과

	모집단($N = 7683$)	표본($n = 100$ 각각)				
		1	2	3	4	5
평균나이	54.36	54.85	54.31	54.31	54.67	54.02

연습문제

2.1 표 2.2의 자료에서 10개의 표본을 추출하기 위해서 난수표(표 2.1)를 이용할 때 다음 물음에 답하시오.
    a. 시작한 행과 열을 표시하시오.
    b. 진행할 방향을 정하시오.
    c. 10개의 값을 선택하시오.(각각의 ID와 혈압을 나타내시오)
       - 이 표본추출 방법은 무엇인지 설명하시오.

2.2 연습문제 2.1에서 2가지 식사 취향에 대해서 그룹별로 임의로 5명씩 표본 추출한다고 가정했을 때, 이 표본추출 방법은 무엇인지 설명하시오.

2.3 표 2.2에서 10개의 표본을 추출하기 위해서 ID number 6부터 시작하여 8번째 사람을 선택하는 방법을 이용할 것이다.
    a. 이 표본추출 방법은 무엇인지 설명하시오.
    b. 이 방법을 이용하여 표본추출할 경우 가능한 치우침의 원인을 설명하시오.

2.4 표 3.1에서 혈당(Blood glucose) 값을 참조하여 답하시오.
    a. 모집단에 대하여 설명하시오.
    b. 무작위 추출법을 이용하여 10개의 표본을 선택하시오.
    c. 표본의 특징을 설명하는 값들은 통계용어로 무엇이라고 하는지 설명하시오.
    d. 모집단의 특징을 설명하는 값들은 통계용어로 무엇이라고 하는지 설명하시오.

2.5 다음 둘 사이의 차이점에 대하여 설명하시오.
    a. 모수와 통계량
    b. 표본조사와 전수조사
    c. 무작위 추출법과 편의표본 추출법

2.6 다음 자료의 모집단과 표본에 대하여 설명하시오.
    a. 연습문제 2.1
    b. 표 3.1의 자료

Chapter 03

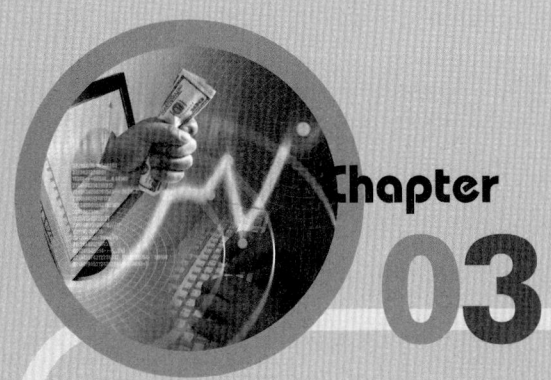

자료의 수집과 분석

3.1 자료의 구성
3.2 양적 자료와 질적 자료
3.3 도수분포표
3.4 그래프 자료

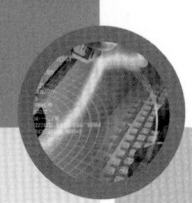

Chapter_3
자료의 수집과 분석

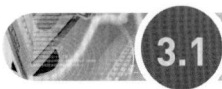 **자료의 구성**

자료(data)를 구성하고 제시하는 데는 세 가지 일반적인 방법이 있다. 표, 그래프 그리고 수치적 방법 등이다. 이 방법을 7,683명의 A 병원 심장병 연구의 모집단에서 체계적 임의추출방법에 의해 선정된 100명의 표본을 참고하여 설명할 것이다(**표 3.1**). 우리는 먼저 숫자에 대해 알아야 한다. 일상생활에서 자주 사용되는 숫자들은 서로 다른 유형이다.

명목척도자료(nominal scaling data)로 언급되는 숫자는 다음과 같다. 예를 들어 전화번호, 우편번호, 주민등록번호 등의 숫자는 양이나 수량을 나타내지 않는다. 이러한 숫자들은 한 개인의 지위, 범주 혹은 속성의 명칭이나 식별자로 사용되며, 이때 범주들은 상호배타적이고 포괄적이어야 한다. 표 **3.1**에서 명목 변수는 ID번호와 흡연 상태이다.

명목 변수는 양의 과소나 크기의 대소를 구별하지 못하고 단지 숫자나 기호로서 측정대상을 명목적으로 지칭해 줄 뿐이다. 각 범주에 부여하는 숫자는 성격이 다른 범주에 대한 명목상의 표시일 뿐 양적인 의미를 갖지 않는다.

서열척도자료(ordinal scaling data)는 또 다른 유형의 숫자이다. 서열은 질서 정연한 일련의 관계를 나타낸다. 첫째, 둘째 그리고 셋째는 서열이다. 예를 들어 이들은 질병 유형에 따른 사망 원인의 순서에 적용될 수 있다. 순서는 범주들 간의 상대적 서열을 표시한 것일 뿐 차이를 나타내는 것은 아니다. 이것은 서로 비교할 수 있고 순위를 매길 수 있는 변수를 측정할 때 사용된다. 이는 명목수가 갖는 속성 이외에 서열성을 갖고 있어서 측정대상을 특정속성을 갖고 있는 정도(예를 들어 크고 작은 순서나 많고 적은 순서)에 따라서 여러 개의 범주로 나누어 이들을 서열화할 수 있다. 표 3.1에서 교육 수준과 신체 활동 상태는 서열 변수의 예시이다.

구간척도자료(interval scaling data)로 측정되는 것은 숫자의 또 다른 세 번째 유형이다. 구간척도는 동등한 단위를 갖지만 임의적인 0점(제로 포인트)이 있다. 온도는 구간척도 자료의 한 예이다. 구간척도 단위는 더하거나 뺄 수 있지만 곱해지거나 나누어질 수는 없다. 평균, 표준 편차 그리고 t값과 같은 일반 통계는 구간척도 자료에서 산출될 수 있다. 예를 들어, 평균 나이나 신장은 의미가 있지만 평균 우편 번호는 의미가 없다. 명목 데이터에서 산술 연산을 수행하는 것은 적절하지 않다.

비율척도자료(ratio scaling data)로 측정되는 숫자는 서로 의미 있게 비교할 수 있는 체중, 키와 같은 변수들이 포함된다. 즉, 50kg은 25kg의 2배가 된다.

1장 자료의 유형과 위에서 밝힌 바와 같이 자료의 형태는 다양하며, 그에 따라 통계분석 방법을 다르게 적용한다. 따라서 자료의 구조를 밝히는 것은 통계분석을 통해 결과를 추론하기에 앞서 수행되어야 하며 특히 중요하다.

| 표 3.1 | A병원 심장병 연구(7,683명의 모집단으로부터 추출한 100개의 사례, 1999년) |

사례	교육정도	몸무게	키	나이	흡연	활동정도	혈중포도당	콜레스테롤수치	혈압	BMI
1	2	70	165	61	1	1	107	199	102	25.7
2	1	60	162	52	0	2	145	267	138	22.9
3	1	62	150	52	1	1	237	272	190	27.6
4	2	66	165	51	1	1	91	166	122	24.2
5	2	70	162	51	0	1	185	239	128	26.7
6	4	59	165	53	0	2	106	189	112	21.7
7	1	47	160	61	0	1	177	238	128	18.4
8	3	66	170	48	1	1	120	223	116	22.8
9	5	56	155	54	0	2	116	279	134	23.3
10	2	62	167	48	0	1	105	190	104	22.2
11	4	68	165	49	1	2	109	240	116	25.0
12	1	65	166	48	0	1	186	209	152	23.6
13	1	56	157	55	0	2	257	210	134	22.7
14	2	80	161	49	0	1	218	171	132	30.9
15	3	66	160	50	0	2	164	255	130	25.8
16	4	91	170	52	0	2	158	232	118	31.5
17	3	71	170	48	1	1	117	147	136	24.6
18	5	66	152	59	0	2	130	268	108	28.6
19	1	73	159	59	0	2	132	231	108	28.9
20	4	59	161	52	0	1	138	199	128	22.8
21	1	64	162	52	1	1	131	255	118	24.4
22	3	55	161	52	1	1	88	199	134	21.2
23	2	78	175	50	1	1	161	228	178	25.5
24	2	59	160	54	0	1	145	240	134	13.0
25	3	51	167	48	1	2	128	184	162	18.3
26	3	83	171	55	0	1	231	192	162	28.4
27	2	66	157	49	1	2	78	211	120	26.8
28	4	61	165	51	0	1	113	201	98	22.4
29	2	65	160	53	0	1	134	203	144	25.4
30	3	75	172	49	0	1	104	243	118	25.4
31	4	61	164	49	0	2	122	181	118	22.7
32	1	73	157	53	1	2	442	382	138	29.6
33	2	66	157	52	0	1	237	186	134	26.8
34	1	73	155	48	0	2	148	198	108	27.8

35	2	61	160	53	0	1	231	165	96	23.8
36	3	68	162	50	0	2	161	219	142	25.9
37	2	52	157	50	0	2	119	196	122	21.1
38	5	73	162	50	0	1	185	239	146	27.8
39	1	52	165	61	1	2	118	259	126	19.1
40	1	56	162	53	1	1	98	162	176	21.3
41	3	67	170	48	1	2	218	178	104	23.2
42	1	61	160	47	0	1	147	246	112	23.8
43	3	52	166	62	1	2	176	176	140	18.9
44	2	61	172	56	1	2	106	157	102	20.6
45	3	62	164	55	1	2	109	179	142	23.1
46	2	56	155	57	1	2	138	231	146	23.3
47	1	55	157	50	0	2	84	183	92	22.3
48	3	66	165	48	1	2	137	213	112	24.2
49	1	59	159	51	0	2	139	230	152	23.3
50	3	53	152	53	1	2	97	134	116	22.9
51	5	71	173	52	0	2	169	181	118	23.7
52	2	57	152	49	0	1	160	234	128	24.7
53	2	73	165	50	1	1	123	161	116	26.8
54	3	75	170	49	0	2	130	289	134	26.0
55	3	80	171	50	1	2	198	186	108	27.4
56	4	49	157	53	0	1	215	298	134	19.9
57	4	65	162	52	0	1	177	211	124	24.8
58	2	82	170	56	0	2	100	189	124	28.4
59	3	55	155	52	0	2	91	164	114	22.9
60	3	61	165	58	0	1	141	219	154	22.4
61	2	50	155	54	1	2	139	287	114	20.8
62	5	58	160	56	0	1	176	179	114	22.7
63	1	55	166	50	1	2	218	216	98	20.0
64	5	59	161	47	0	2	146	224	128	22.8
65	2	68	165	53	1	1	128	212	130	25.0
66	2	60	170	53	1	2	127	230	122	20.8
67	1	77	160	47	1	1	76	231	112	30.1
68	5	60	155	52	0	1	126	185	106	25.0
69	3	70	164	54	0	1	184	180	128	26.0
70	2	70	165	46	0	1	58	205	128	25.7
71	3	77	160	58	1	1	95	219	116	30.1
72	5	86	160	53	0	2	144	286	154	33.6

73	2	67	152	49	1	2	124	261	126	29.0
74	3	77	165	53	1	1	167	221	140	28.3
75	3	75	169	57	0	2	150	194	122	26.3
76	2	70	165	52	0	2	156	248	154	25.7
77	2	70	165	49	1	1	193	216	140	25.7
78	1	71	157	53	0	1	194	195	120	28.8
79	1	55	162	49	0	2	73	217	140	21.0
80	2	59	165	53	1	2	98	186	114	21.7
81	3	64	159	50	0	2	127	218	122	25.3
82	1	66	160	54	0	1	153	173	94	25.8
83	4	59	165	60	0	2	161	221	122	21.7
84	3	68	165	57	0	1	194	206	172	25.0
85	5	58	160	52	0	1	87	215	100	22.7
86	1	57	154	65	1	1	188	176	150	24.0
87	2	60	160	65	0	2	149	240	154	23.4
88	2	53	162	62	0	1	215	234	170	20.2
89	2	61	159	62	1	2	163	190	140	24.1
90	1	66	154	62	0	1	111	204	144	27.8
91	1	61	152	67	0	2	198	256	156	26.4
92	2	52	152	66	0	2	265	296	132	22.5
93	1	59	155	62	0	2	143	223	140	24.6
94	1	63	155	62	1	1	136	225	150	26.2
95	2	61	165	63	0	2	298	217	130	22.4
96	2	68	155	67	0	2	173	251	118	28.3
97	1	58	170	62	0	1	148	187	162	20.1
98	3	68	160	55	0	1	110	290	128	26.6
99	5	60	159	50	0	2	188	238	160	23.7
100	2	61	160	54	1	1	208	218	208	23.8

〈변수코드〉
교육정도 : 1 = 초등학교, 2 = 중학교, 3 = 고등학교, 4 = 전문대학, 5 = 대학교
몸무게 : 킬로그램 단위, 키 : 센티미터 단위, 흡연 : 0 = 아니오, 1 = 예
활동정도 : 집안에서의 활동량, 1 = 거의 없음, 2 = 적당함, 3 = 많음

3.2 양적 자료와 질적 자료

앞에서 언급한 것과 같이, 우리가 어떤 모집단에 대해 평가하고자 할 때 그 구체적인 특성을 변수라 한다. 변수는 양적 또는 질적인 것으로 분류될 수 있다. 개인의 어떤 특성이나 본질에 따라 분류될 수 있는 관찰 변수들을 **질적 변수**(qualitative value)라 한다. 예를 들면 직업, 성별, 배우자 유무, 교육 수준 등이다. 반면에 체중, 신장, 혈청 콜레스테롤 등 측정할 수 있는 관찰 변수들은 **양적 변수**(quantitative value)로 간주된다.

더욱이 **양적 변수**는 **이산**(discrete) 혹은 **연속**(continuous)으로 분류될 수 있다. 가구당 자녀의 수, 병원을 방문하는 횟수, 빠진 치아의 수 등을 이산 변수라 한다. 이산 변수는 항상 정수, 즉 자연수 값(예 : 0, 1, 2)을 갖는다. 이에 비해 연속 변수는 나이, 신장 그리고 체중과 같은 변수들로 소수 값의 형태(예 : 37.8, 138.2, 112.9)를 취할 수 있다.

통계적으로는 이산 변수를 연속 변수로 취급하기도 한다. 주목해 볼 수 있는 예로 가구당 자녀수를 들 수 있다. 우리는 가구당 2.4명의 자녀 같은 보고를 볼 수 있다. 분명 0.4명의 자녀는 없다. 그러나 이것은 널리 사용되는 통계이다. 이산 변수를 연속 변수로 취급하는 이유는 그것이 자료의 정확성이나 예측능력을 개선하기 때문이다. 만일 학교와 같은 지역사회 집단에서 서비스를 필요로 하는 학생들의 수를 계산하고자 한다면, 그 계산은 어떻게 하여야 하는가? 어떤 지역에서 5년 이내에 새로운 가구가 100개 생길 것으로 가정해 보자. 가구당 자녀수가 엄밀히 이산 변수로 취급된다면, 가구당 평균 자녀수는 2가 되며, 100개의 새로운 가구에 대한 계산에서는 200명이 증가 될 것이다. 이산 변수를 연속 변수(가구당 2.4명의 자녀)로 취급하면 240명의 증가를 산출하게 된다. 이때 240명이 보다 정확한 계산이 될 것이다.

서로 다른 유형의 변수들은 다르게 분석된다. 연구자는 어떤 유형의 자료를 가지고 있는지 알아야 하고 이것은 우리가 적절한 분석 방법을 빠르게 선택하도록 도울 수 있다.

3.3 도수분포표

표본 자료를 해석하는 첫 단계는 표본 자료의 중요한 특징을 잘 나타내는 다양한 기술통계 기법을 활용하여 전체 자료를 알기 쉽게 정리 요약하는 작업이다. 이들 중 자료를 요약하거나 표시하는 가장 편리한 방법은 도수 분포(frequency distribution)를 이용하는 것이다.

표 3.2 비흡연자의 수축기 혈압 도수분포표 (표 3.1 자료)

계급구간 (수축기 혈압*)	도수	상대도수(%)
90~109	10	16
110~129	24	38
130~149	18	29
150~169	9	14
170~189	2	3
190~209	0	0
합계	63	100

자료 : A 병원 심장병 연구.   * mmHg

표 3.3 흡연자의 수축기 혈압 도수분포표 (표 3.1 자료)

계급구간 (수축기 혈압*)	도수	상대도수(%)
90~109	5	14
110~129	15	41
130~149	10	27
150~169	3	8
170~189	2	5
190~209	2	5
합계	37	100

자료 : A 병원 심장병 연구.   * mmHg

표 3.2와 표 3.3은 A 병원 심장병 연구(표 3.1)에서 흡연상태에 따른 수축기 혈압을 정리한 도수분포표의 예이다. 이러한 표의 구성에 있어 첫 단계는 자료별로 구성 간격을 계산하는 것이다. 이때 우리는 자료를 정렬함으로써, 즉 가장 적은 것에서 가장 많은 것까지 모든 관찰 값을 정리하여 기록함으로써 그 간격을 얻을 수 있다. 제시된 자료의 전체 혈압 간격(interval)은 92-208mmHg이며, 범위(range)는 116mmHg임을 알 수 있다.

다음 단계는 이 범위를 계급구간(일반적으로 동일하고 중복되지 않음)으로 구분하는 것이다. 보통 계급구간(class interval)의 간격은 길이가 같아 서로 다른 두 구간의 도수 비교를 도와준다. 계급 구간의 시작점과 길이는 적절히 편리하고 가능한 의미 있는 정점과 일치해야 한다. 물론 간격의 수는 관찰 수에 달려 있지만, 일반적으로 5에서 15의 범위가 좋다. 표본 자료가 취할 수 있는 점수의 수가 작은 경우에는 도수분포표의 작성이 용이하지만, 가능한 점수의 수가 큰 경우는 우선 전체자료를 비슷한 점수를 갖는 자료끼리 함께 묶어서 몇 개의 그룹으로 분할한 뒤 그룹화 된 자료를 이용하여 도수분포표를 작성하는 것이 편리하다. 표 3.2에서 첫번째 간격 90-109mmHg를 계급한계(class limit)라 한다.

완성된 도수분포표는 도수의 분포를 제공한다. 도수 분포는 일련의 간격을 포함하고 각 간격에서의 측정 횟수를 나타내는 표이다. 이것은 모집단의 비율이나 어떤 특성을 갖는 표본을 보여준다. 표 3.2와 표 3.3에서 범위, 각 간격의 도수 그리고 수집된 총 관찰 횟수 등을 얻을 수 있다. 도수 분포표는 적절한 제목을 써 넣고 측정 단위를 명시해야 하며 자료 출처를 인용해야 한다.

도수분포표를 만들 때 각 구간에 포함되는 도수의 전체 도수에 대한 백분율을 표시하는 것이 자료의 비교와 해석을 용이하게 하는 경우가 많다. 이 경우 **상대도수**(relative frequency)는 계급의 도수 값을 전체 자료의 개수로 나누어 준 것을 말한다. 또 백분율로 표시한 상대도수는 상대도수에 100을 곱해 주면 얻어진다. 예를 들어 표 3.2에서 첫 번째 계급, 90-109mmHg의 상대 도수는 $\frac{10}{63} \times 100 = 16\%$이다. 이것은 전체 합계에 대한 그 계급 간격이 해당되는 비율을 나타낸다. 상대 도수의 사용은 63명의 비흡연자, 37명의 흡연자와 같이 서로 다른 관찰 수를 갖는 두 개의 데이터를 비교하는데 특히 유용하다. 예를 들어 표 3.4를 보면 90-109mmHg의 혈압 범위에 비흡연자의

16%(10명)와 흡연자의 14%(5명)가 포함되는 것을 알 수 있고, 이 비율을 통해 두 집단의 비교가 가능하다.

계급 경계(class boundary)나 정확한 한계는 아래 계급의 상한선과 다음 위 계급의 하한선을 구별하는 점이다. 예를 들어 계급 90-109mmHg와 110-129mmHg 사이의 계급 경계는 109.5이다. 이것은 전자에는 상한선이고, 후자에는 하한선이다. 계급 경계는 계급 한계 대신 사용될 수 있다.

누적도수(cumulative frequency)는 각 구간의 상한값 이하 모든 관측값의 백분율을 의미하고 이는 각 구간의 상대도수를 합하여 산출된다. 누적 비율 분포는, 중앙값 혹은 백분위와 같이 일반적으로 통계치를 얻는 데 매우 중요하다. 또한 전체 도수 분포의 신속한 비교를 가능하게 하여 각 계급의 구간을 비교할 필요가 없어진다. 누적 상대 도수는 계산하기가 쉽다. 다양한 계급 구간의 상대 도수를 연속적으로 합산함으로써 누적 상대 도수 계산을 한다. 예를 들어 비흡연자의 누적상대도수는 위에 네 간격의 누적 비율을 합산하면 16 + 38 + 29 + 14 = 97%이다(**표 3.4**). 해석은 표본에서 비흡연자의 97%가 169.5mmHg 이하의 수축기 혈압을 가지고 있다는 것이다. 비교하자면 흡연자에서는 90%가 동일수준의 수축기 혈압을 가지고 있다. 이것을 조사하는 다른 방법은, 비흡연자의 3%와 흡연자의 10%가 169.5mmHg 이상의 수축기 혈압인 것에 주목하는 것이다.

표 3.4 흡연자와 비흡연자의 수축기 혈압 비교(표 3.1)

계급구간 (수축기 혈압*)	상대도수(%)		누적상대도수(%)	
	비흡연자	흡연자	비흡연자	흡연자
90~109	16	14	16	14
110~129	38	41	54	55
130~149	29	27	83	82
150~169	14	8	97	90
170~189	3	5	100	95
190~209	0	5	100	100

자료 : A 병원 심장병 연구. *mmHg

3.4 그래프 자료

자료를 제시하는 두 번째 방법은 그래프의 사용으로 자료를 시각적으로 표현하는 것이다. 그래프는 사용자에게 자료의 특성을 보다 쉽게 파악할 수 있게 한다. 이러한 시각적 장치가 표보다 해석하기가 훨씬 쉽기는 하지만 상세히 서술하지는 못한다.

그래프는 사용자가 한눈에 자료에 대한 직관적 느낌을 얻도록 도와주기 위한 것이다. 따라서 각 그래프가 설명이 필요없이 명확해야 하는 것이 필수적이다. 효과적인 그래프는 단순하고 명료하다. 그래프는 이해하기 어려운 많은 정보를 제시하려고 해서는 안 된다. 이 장에서는 7개의 그래프, 즉 히스토그램, 도수 다각형, 누적도수다각형, 줄기-잎 그림, 막대 차트, 파이 도표, 상자그림을 설명할 것이다.

3.4.1 히스토그램(histogram, 기둥그림표)

아마도 가장 흔한 그래프는 히스토그램일 것이다. 히스토그램은 도수분포표에 대한 그림 표현이다. 수평 축은 각 구간의 계급경계 값으로 나타낸다. 수직 축은 관찰 도수를 나타낸다. 수직 척도는 0에서 시작해야 한다. 두 개의 척도를 배열함에 있어 일반 규칙은 수직 척도의 높이를 수평 척도 길이의 3/4 정도로 만드는 것이다. 그러지 않으면, 히스토그램이 실물 그대로는 균형이 맞지 않는 것처럼 보일 수 있다. 일단 척도가 계획되면 수직 막대 높이는 계급 도수와 동일한 각각의 계급 간격으로 구성한다. 이 Honolulu Heart Study의 첫 번째 계급 간격 위 막대는 10단위 높이이다(**그림 3.1**).

도수(frequency)는 높이에 의해서뿐만 아니라 각 막대 면적에 의해서도 표시된다. 전체 면적은 100%를 나타낸다. **그림 3.1**에서 면적의 16%는 계급경계 간격 89.5-109.5에서 10개의 스코어와 일치하고, 면적의 38%는 두 번째 막대에서의 24개 관찰과 일치한다. 면적은 관찰 횟수에 비례하기 때문에 계급 간격이 같지 않은 도수분포표에서 히스토그램을 구성할 때는 특별히 주의해야 한다. 이것은 **표 3.5**에서 제시된 소득 자료와 함께 설명된다.

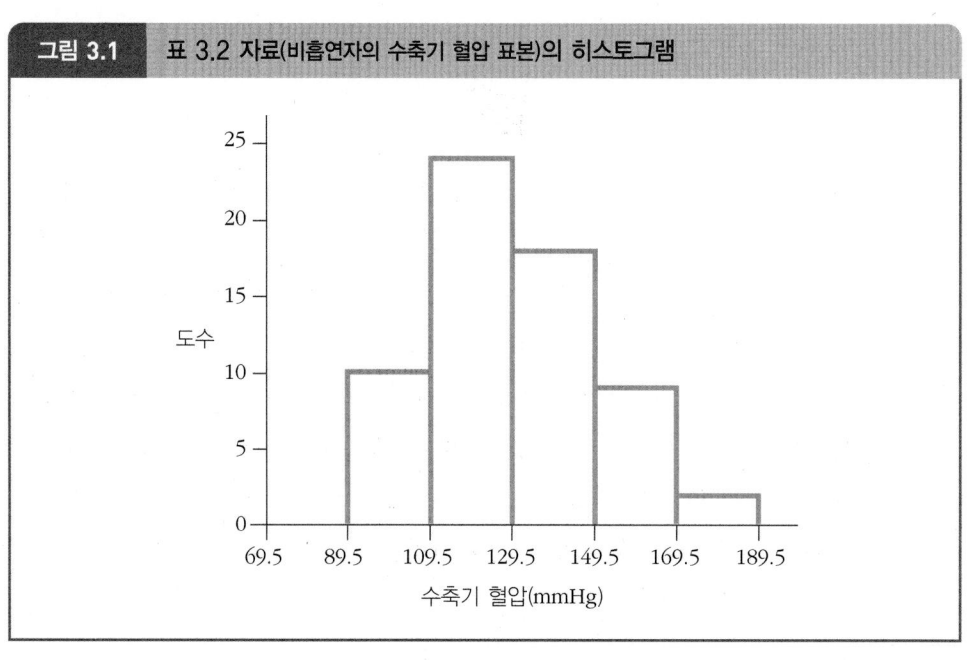

소득($)	가구수	상대도수(%)
0~4,999	6,320,400	6.9
5,000~9,999	10,534,000	11.5
10,000~14,999	9,709,600	10.6
15,000~19,999	9,100,000	10.1
20,000~24,999	8,427,200	9.2
25,000~34,999	14,747,600	16.1
35,000~49,999	15,755,200	17.2
50,000~74,999	16,488,000	18.0
75,000 이상	458,000	0.5
합계	91,540,000	100.0

표 3.5에서 첫 번째 5개 계급 간격은 5,000달러 단위로 측정되지만 다음 두 개의 간격은 각각 10,000달러와 15,000달러이다. 면적은 히스토그램에서 도수의 표시이기

때문에 우리는 적절한 면적을 각 막대에 할당해야 한다. 처음 5개 계급 간격의 높이는 각각의 개별적인 상대 도수, 즉 6.9, 11.5 등이다. 다른 간격의 높이는 다음의 공식을 사용하여 구한다.

높이 = 상대 도수/간격 폭(넓이)

6번째 간격에 대한 높이는 8.05(=16.1/2)이고, 7번째 간격에 대한 높이는 5.7(=17.2/3)이다. 50,000달러에서 75,000달러에 대한 간격 폭 결정은 같지 않다. 이러한 경우 간격은 5,000달러 간격보다 5[(75,000−50,000)/5000=5]배 더 넓어질 것이다. 결과적으로 마지막 간격에 대한 높이는 3.6(=18.0/5)이 된다. 이러한 높이를 사용하여 **그림 3.2**에 제시된 것과 같은 히스토그램을 그릴 수 있다. **그림 3.2**에서 가구의 상대 도수는 소득이 증가함에 따라 감소한다는 것을 알 수 있다. 즉 고소득보다 저소득 가정의 비율이 더 높다고 말할 수 있다.

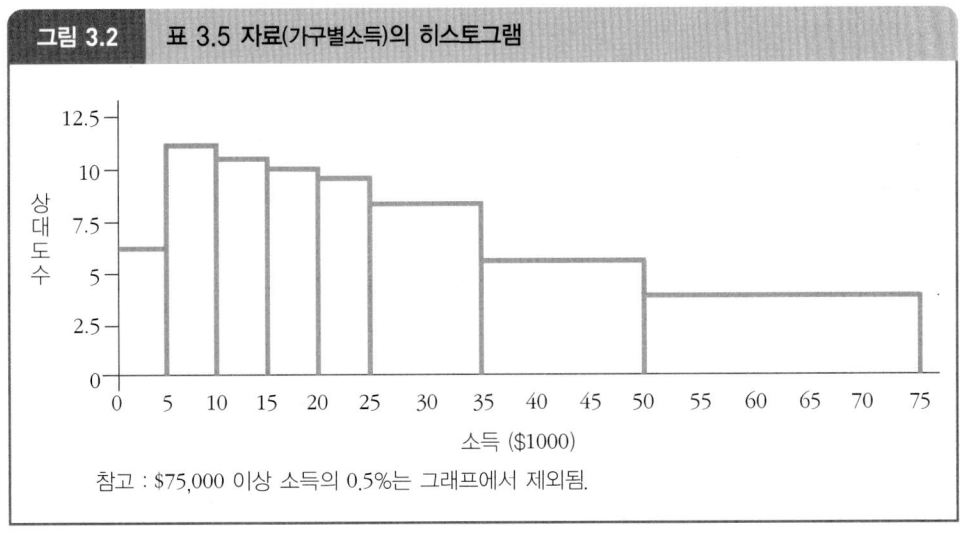

그림 3.2 표 3.5 자료(가구별소득)의 히스토그램

참고 : $75,000 이상 소득의 0.5%는 그래프에서 제외됨.

3.4.2 도수다각형(frequency polygon)

두 번째로 널리 사용되는 그래프는 도수 다각형으로 히스토그램과 동일한 축을 사용한다. 이것은 계급 간격의 중간에 하나의 점을 표시하고 이 점들을 직선으로 연결한다. 끝에 있는 점들은 제로 도수의 이전 간격의 중간점과 연결한다. 도수 다각형은 두 개의 도수 분포를 비교하는 수단으로 자주 이용된다. 도수 다각형에 주어진 계급 간격에서의 관찰 도수는 선분 아래, 그리고 계급 구간 내에 포함된 면적으로 표시된다. 이 면적은 도수 분포에서의 총 관찰 횟수에 비례한다. 도수 다각형은 질적 자료가 아니라 양적 자료를 그래프로 나타내기 위해 사용된다. 왜냐하면 질적 자료는 연속적이지 않기 때문이다.

도수 다각형은 다양한 형태를 취할 수 있다. 그중 가장 많이 접하게 되는 것은 그림 3.4에 제시된 것이다. 그림의 (a) 부분은 고전적인 "벨 모양(bell-shaped)" 대칭 분포이다. (b)는 남성과 여성의 중복 집단을 나타낼 수 있는 두 가지 양식이 있는 분포이다. (c)는 각 계급 간격이 똑같이 표시되는 직각 분포이다. (a)와 (c)는 대칭적이지만, (d)와 (e)는 비대칭이고 비정형적이다. (d)의 도수 다각형은 양의(positively) 비대칭으로 오른쪽 방향으로 점점 가늘어지는 데 비해 (e)는 음의 비대칭이다.

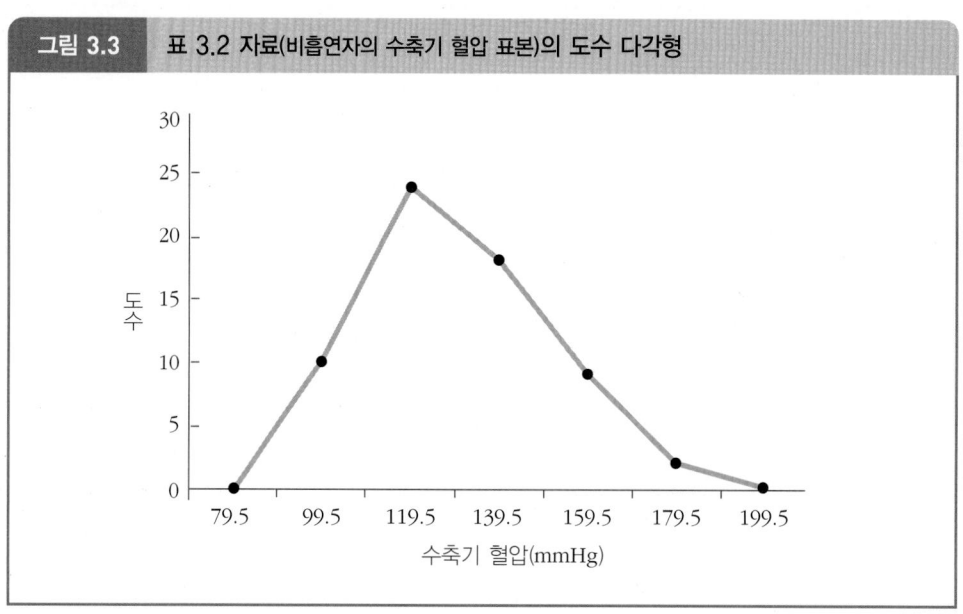

그림 3.3 표 3.2 자료(비흡연자의 수축기 혈압 표본)의 도수 다각형

| 그림 3.4 | 도수다각형의 다양한 모양 |

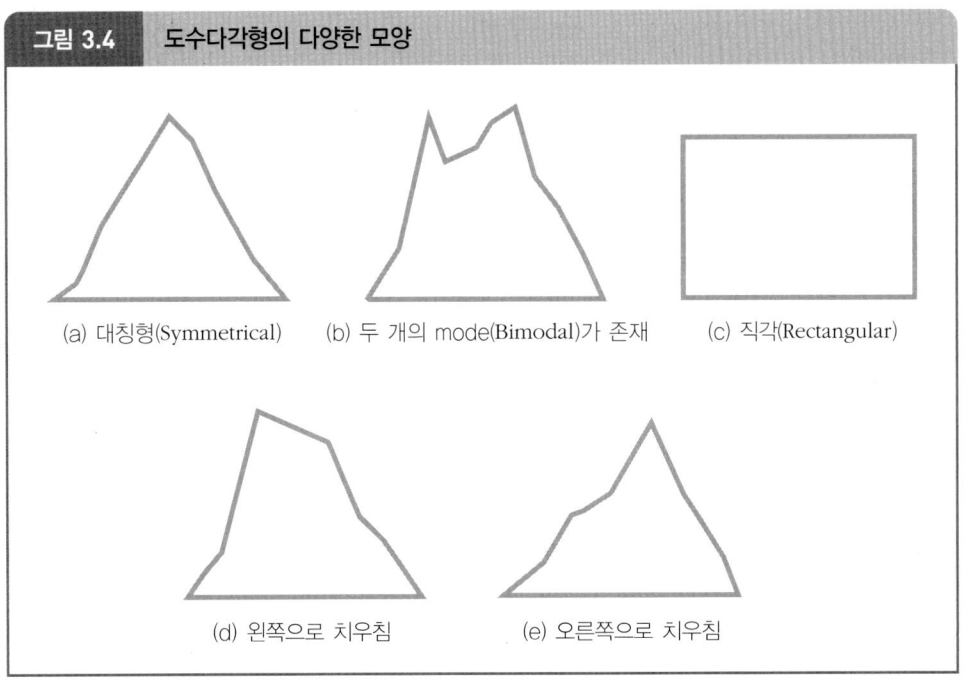

3.4.3 누적도수다각형

때로는 그래프의 세 번째 유형인 역S자 곡선(ogive)으로 불리는 누적 도수 다각형을 구성하는 것이 유용하다. 수평 척도는 히스토그램에 대해 사용된 것과 같지만 수직 척도는 누적 도수나 누적 상대 도수를 나타낸다. 누적도수다각형을 구성하기 위해 한 점을 각 계급 간격의 상위 계급 경계에 둔다. 각 점은 그 계급에 대한 누적 상대 도수를 나타낸다. 상위 계급 경계에 이르러서 계급 간격의 모든 데이터가 축적된다는 것을 유의한다. 누적도수다각형은 점들을 연결함으로써 완성된다. 누적도수다각형은 두 개의 자료를 비교하는 데 유용하다. 예를 들어 **그림 3.5**에서 비흡연자들의 90%와 흡연자들의 86%가 160mmHg 이하의 수축기 혈압을 가지고 있다는 것을 알 수 있다. 누적도수다각형은 각 간격에 대해 그 간격이나 아래 간격에 수축기 혈압인 사례들의 비율, 즉 누적 상대 도수를 제공한다.

백분위 수는 그림 3.5에서와 같이 쉽게 얻어질 수 있다. 예를 들면, 비흡연자들에 50/100은 혈압이 127.5mmHg이고, 90/100은 159.5mmHg이다.

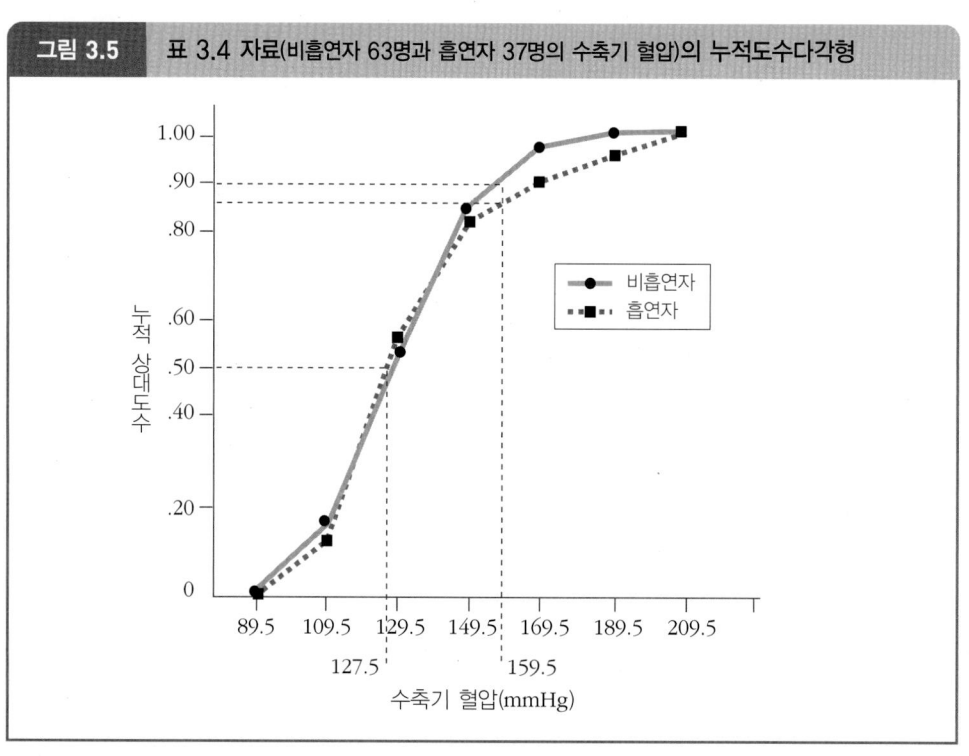

그림 3.5 표 3.4 자료(비흡연자 63명과 흡연자 37명의 수축기 혈압)의 누적도수다각형

3.4.4 줄기-잎 그림(stem-and-leaf display)

Tukey(1977)가 도수 분포와 막대 도표의 특성을 이용하여 데이터를 요약하는 혁신적인 기술을 제안한 것이 줄기-잎 그림이다. 여기서 '줄기'는 계급 간격이며, '잎'은 각 계급 구간 내의 일련의 값이다.

표 3.6은 자료를 제시하는 데 이 방법의 유용성을 보여주는, 비흡연자 63명의 수축기 혈압 관찰을 이용한 줄기-잎 그림이다. 각 줄기에 대해 관찰한 값을 가장 낮은 것에서부터 가장 높은 것으로 배열한다. 이러한 배열을 잎이라고 한다. 잎은 측면에 그려진 막대 도표를 나타낸다. 각 잎은 관찰 값을 나타내며 이것으로 그들의 크기와 도수를 언급하기가 쉽다. 결과적으로 모든 관찰을 나타내고 분포 형태에 대한 시각적 설명을 제공하는 것이다.

전통적인 도수 분포와 함께 줄기-잎 그림을 제시하는 것이 유용하다. 수축기 혈압

자료에 대한 줄기-잎 그림(**표 3.6**)에서 측정 범위가 92-172mmHg라는 것을 알 수 있으며, 120mmHg대가 가장 많이 측정되고 128mmHg가 가장 빈번하다는 것을 알 수 있다. 또한 어떤 계급이 측정되지 않았는가를 알 수 있다.

표 3.6 표 3.1 자료(비흡연자 63명의 수축기 혈압)의 줄기-잎 그림

줄기 (구간)	잎 (관측값)	도수
90~99	2 4 6 8	4
100~109	0 4 6 8 8 8	6
110~119	2 2 4 4 8 8 8 8 8	9
120~129	0 2 2 2 2 4 4 8 8 8 8 8 8 8 8	15
130~139	0 0 0 2 2 4 4 4 4 4 4 8	12
140~149	0 0 2 4 4 6	6
150~159	2 2 4 4 4 4 6	7
160~169	2 2	2
170~179	0 2	2
180~189		
합계		63

3.4.5 막대형 도표(bar chart)

막대그래프는 명목 자료나 서열 자료를 나타내는 데 특히 유용하고 편리한 그래프이다. 수평 축을 따라 다양한 범주가 표시된다. 이것은 범주 내의 도수 혹은 어떤 다른 합리적 근거에 의해 가나다순으로 배열될 수 있다. 도수에 따라 막대그래프를 배열하는데, 도수가 가장 작은 것에서 시작하여 가장 큰 것으로 끝난다. 각 막대의 높이는 그 범주에 대한 도수와 동일하다. 연속성을 유지하기 위해 모든 막대는 **그림 3.6**에서와 같이 동일한 폭을 가지고 있으며 떨어져서 표기된다.

막대그래프에서 상대 도수는 높이에 의해 제시되지만, 히스토그램에서는 상대 도수가 막대 내의 면적에 의해 제시된다.

그림 3.6 흡연량에 따른 흡연자의 초과 사망률(비흡연자 대비)의 막대도표

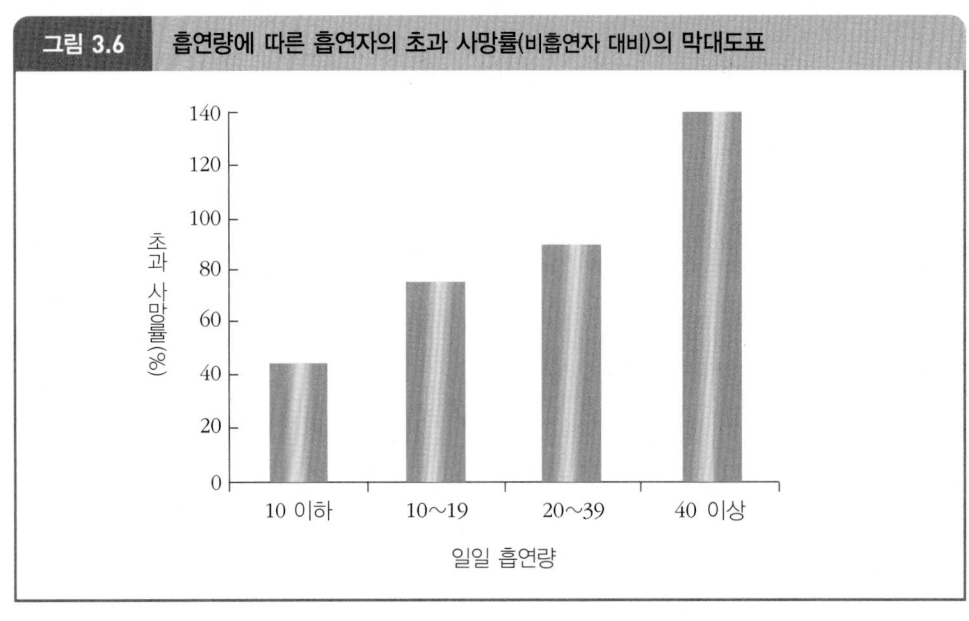

그림 3.7 세로축이 0부터 시작하지 않을 때)

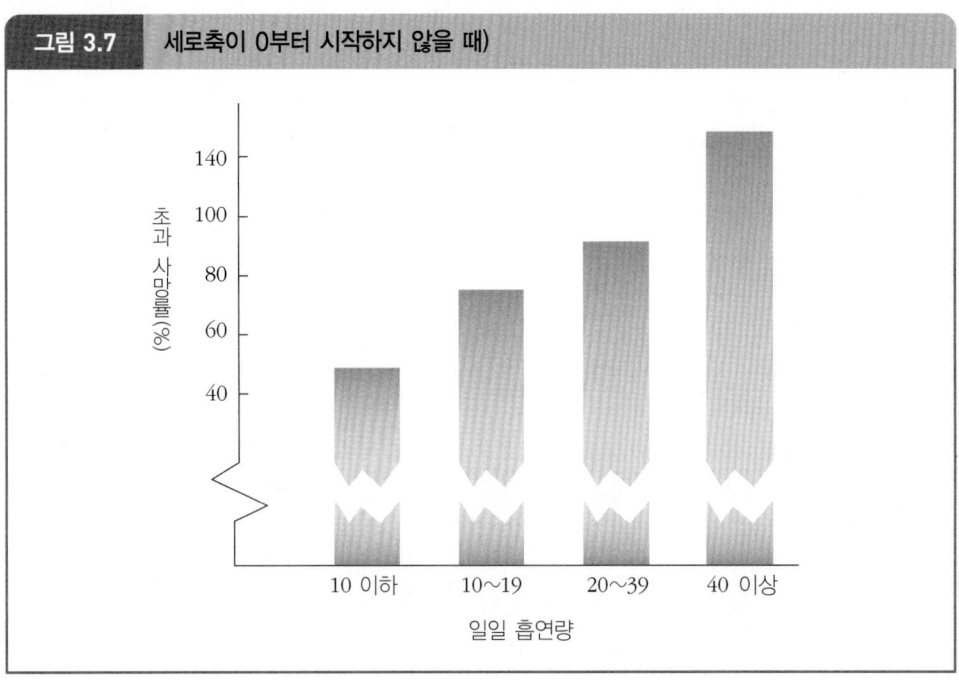

독자의 오해를 피하기 위해서 수직 축의 척도는 0에서 시작하는 것이 중요하다. 만일 그것이 비실용적이라면 **그림 3.7**에서와 같이 부러진 막대를 사용해야 한다. 이러한 절차를 따르지 않을 경우 발생할 수 있는 점을 다음의 예로 살펴보자. 서울 소재 모 대학 홍보과에서 **그림 3.8 (a)**와 같은 그래프를 돌렸다. 이 그래프를 보면, 입학자가 1996년과 2002년 사이에 두 배가 되었다는 인상을 준다. 그 이유는 막대가 0이 아니라 2000에서 시작하기 때문이다. 그래프 자료 해석에 익숙하지 않은 사람들은 통계의 오용에 관한 책에서 자주 서술되는 많은 함정 중의 하나에 빠질 수 있다. **그림 3.8 (b)**는 동일한 통계를 나타내는 정확한 방법이다. 이 그래프는 등록자가 7년 동안 약 50% 증가하였음을 분명하게 나타내고 있다.

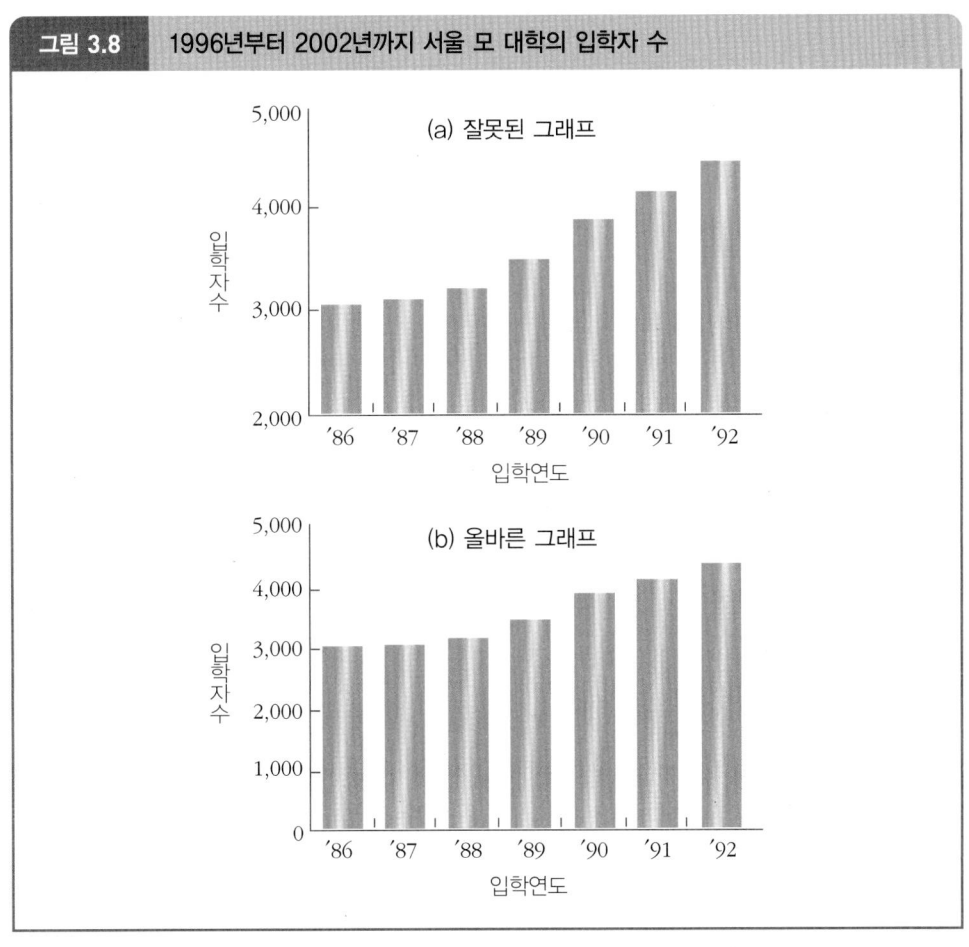

그림 3.8　1996년부터 2002년까지 서울 모 대학의 입학자 수

3.4.6 파이그림(pie chart, 파이도)

범주에 정렬된 자료를 나타내기 위해 그린 그림을 파이그림(**그림 3.9**)이라 하며, 여기에서는 하나의 원이 분포의 비율 도수와 일치하는 쐐기 모양으로 분할된다. 파이그림은 소수의 범주로 구성된 자료를 전달하는 데 유용하다.

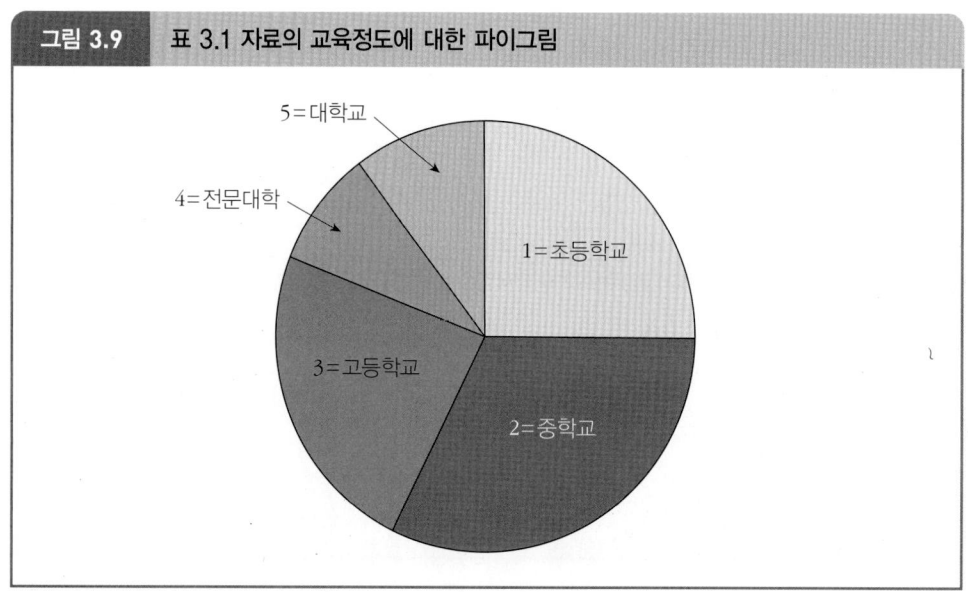

그림 3.9 표 3.1 자료의 교육정도에 대한 파이그림

3.4.7 상자그림(box plot)

줄기-잎 그림을 요약하여 전체 분포의 대칭성, 분포의 집중도, 범위 등을 한눈에 알 수 있도록 그린 그림이 바로 상자그림이다.

상자그림을 그리려면 우선 자료의 최소값, 최대값, 중앙값과 아울러 자료의 아래, 위 사분위수를 알아야 한다. 아래 사분위 수는 전체 자료를 크기순으로 나열했을 때 아래에서 $(n+1)/4$번째 점수를, 위 사분위 수는 $3(n+1)/4$번째 점수를 말한다. 만일 사분위 값의 위치가 정수가 아니면 인접한 두 점수 값의 평균을 사용한다. 이것을 표현한 그림이 **그림 3.10**이다.

| 그림 3.10 | 상자그림을 이용한 자료의 요약 |

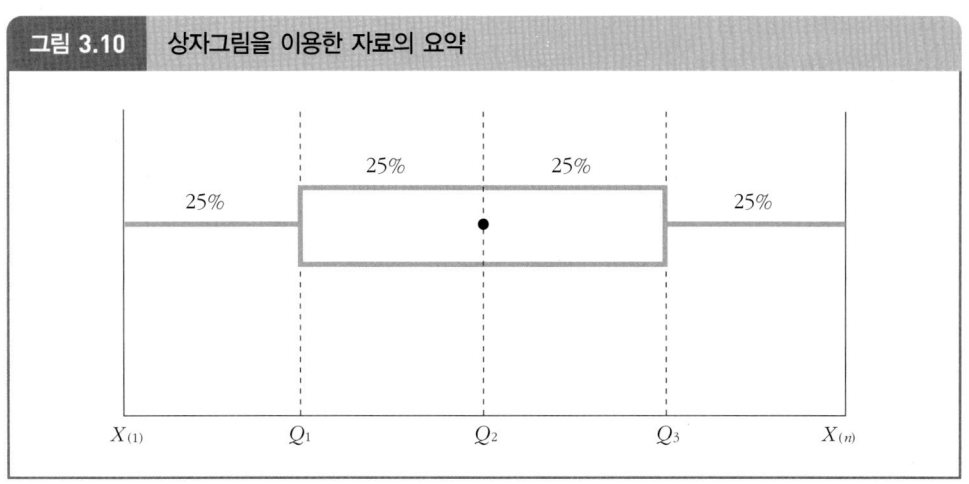

예를 들어 **표 3.1**에 있는 자료의 변수들 중에서 키에 대한 상자그림을 그려보자. 그림을 그릴 때 필요한 최소, 최대값 및 사분위 수를 구해보면 최소값=150, 중앙값=161.5, 최대값=175, Q_1(아래 사분위 수)=157, Q_3(위 사분위 수)=165가 나온다. 이를 이용해 상자그림을 그려보면 다음과 같다.

| 그림 3.11 | 표 3.1의 키에 대한 상자그림 |

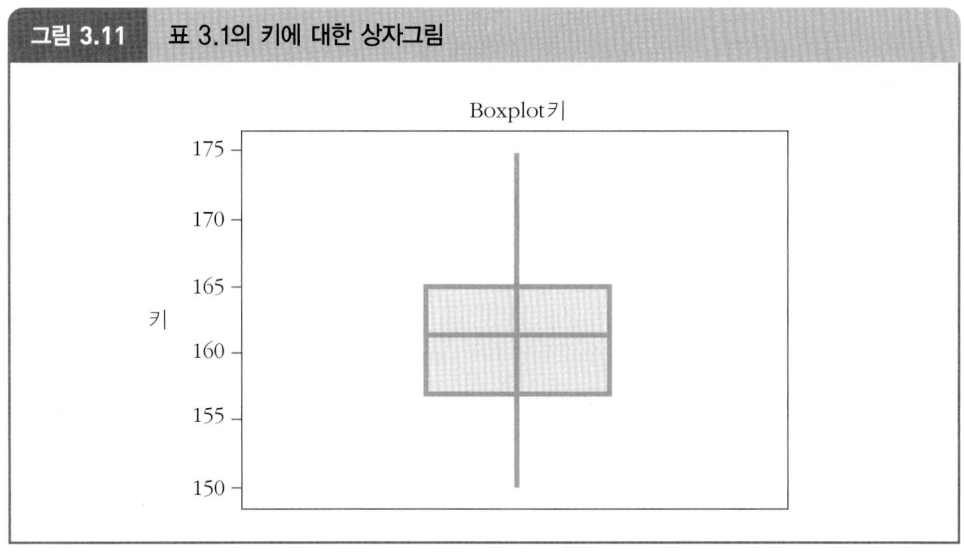

그림을 살펴보면 중앙값~Q3 사이의 폭이 Q1~중앙값 사이의 폭보다 좁은데 이는

자료의 분포가 대칭적이지 못하다는 것을 보여준다. 또한 최소값에서 최대값까지의 범위도 한눈에 알아볼 수 있다.

연습문제

3.1 표 3.1을 참조하여 다음을 설명하시오.
  a. 각 변수가 질적 자료인지 양적 자료인지 구분하시오.
  b. 양적 자료를 이산형 자료와 연속형 자료로 구분하시오.
  c. 각 변수를 표현하기에 가장 적절한 그래프를 설명하시오.

3.2 연습문제 3.1과 같이 표 2.2에서 변수를 구분하시오.

3.3 그림 3.3의 모양을 설명하시오. 표 3.4를 참조하여 흡연자의 수축기 혈압의 분포와 비흡연자의 혈압 분포의 모양이 비슷한지 설명하시오.

3.4 오른쪽으로 비대칭인 분포와 왼쪽으로 비대칭인 분포의 주요한 차이를 설명하시오.

3.5 다음 변수들에 대해서 두 가지 그래프 방법이 언급되어 있다. 어느 방법이 더 적절한지 선택하고, 다른 방법보다 선택한 방법이 왜 더 적절한지 설명하시오.
  a. 각 개인당 충치의 수 : 파이그림, 막대그림표
  b. 트리글리세리드(triglyceride)의 수치 : 도수다각형, 막대그림표
  c. 직업의 분류 : 파이그림, 히스토그램
  d. 연간 출생률 : 선 그래프, 히스토그램

3.6 표 3.1의 몸무게 자료를 이용하여 줄기-잎 그림을 그리시오.
  a. 가장 작은 몸무게 값과 가장 큰 몸무게 값을 구하시오.
  b. 가장 큰 빈도를 가지는 몸무게 값을 구하시오.

3.7 표 3.1의 키 자료를 이용하여 줄기-잎 그림(stem-and leaf display)을 그리시오.
  a. 가장 작은 키의 값과 가장 큰 키의 값을 구하시오.
  b. 가장 큰 빈도를 가지는 키의 값을 구하시오.

3.8 표 3.1의 교육수준 자료를 이용하여 막대그림표(bar chart)를 그리시오.
  a. 흡연자
  b. 비흡연자

- 두개의 막대그림표를 비교하여 설명하시오.

3.9 표 3.1의 교육수준 자료를 이용하여 파이그림(pie chart)을 그리시오.

3.10 5주간 체중조절 프로그램에 참여한 25명의 체중 감량정도에 대한 자료이다.
[9, 7, 10, 11, 10, 2, 3, 11, 5, 4, 8, 10, 9, 12, 5, 4, 11, 8, 3, 6, 9, 7, 4, 8, 9]
a. 6개(2-3, 4-5, 6-7, 8-9, 10-11, 12-13)의 구간을 이용하여 도수분포표를 만드시오.
b. 체중감량에 대한 히스토그램(Histogram)을 그리시오.
c. 도수다각형(Frequency polygon)을 그리고, 분포의 모양에 대해 설명하시오.
d. 분포의 모양에 대해 어떤 판단을 내릴 수 있는지 설명하시오.
e. 가장 큰 빈도의 체중감량 값을 구하시오.

Chapter 04

자료의 요약 : 기술통계량

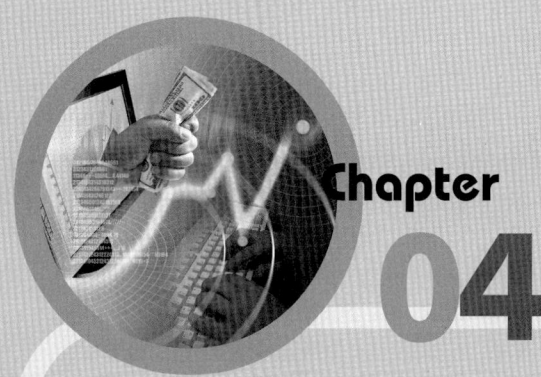

4.1 자료의 중심을 나타내는 척도
4.2 자료의 퍼짐을 나타내는 척도
4.3 변동계수(coefficient of variation)
4.4 모집단과 표본집단(표본)의 평균과 표준편차

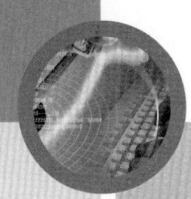

Chapter_4

자료의 요약 : 기술통계량

앞에서 표와 그림을 이용하여 시각적으로 자료의 구조와 형태(pattern)를 표현하는 방법을 설명하였다. 그러나 여러 종류의 자료의 집합을 서로 비교하고자 하는 경우 표와 그림보다는 수치로 나타내는 것이 효과적이다. 자료의 구조를 잘 나타낼 수 있는 수치적 표현에는 다음과 같은 것이 있다.

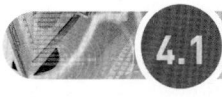 자료의 중심을 나타내는 척도

4.1.1 평균(mean)

자료 구조의 중심을 나타내는 수치적 척도로 가장 많이 사용하는 척도는 평균(산술평균)이다. 다음과 같이 $x_1, x_2, x_3, \cdots\cdots, x_n$으로 자료값이 주어졌을 경우 모든 자료값의 합을 자료의 개수로 나누어 구하게 되며, 평균은 다음 공식으로 계산된다.

$$평균 = \frac{x_1 + x_2 + x_3 + \cdots\cdots + x_n}{n} = \frac{1}{n}\sum_{i=1}^{n} x_i$$

평균은 통계적 분석과정에서 가장 많이 사용되나, 모든 관측값이 반영되므로 극단적으로 아주 큰 값이나 아주 작은 값(이상값)의 영향을 많이 받게 되는 단점이 있다.

⟨참고⟩

합계(sum) : 표본을 이루는 데이터 값을 모두 더한 값

$$\sum_{i=1}^{n} x_i = x_1 + x_2 + \cdots + x_n$$

제곱합(sum of squares) : 표본을 이루는 데이터의 제곱 값을 모두 더한 값

$$\sum_{i=1}^{n} x_i^2 = x_1^2 + x_2^2 + \cdots + x_n^2$$

4.1.2 중앙값(median)

자료값을 크기순으로 정렬하여 순서에 따라 배열할 경우 가장 가운데 있는 값(middle value)을 의미한다. 자료의 개수가 홀수이면 가장 가운데 있는 값이 하나이므로 중앙값이 바로 결정되지만, 자료의 개수가 짝수이면 가장 가운데 있는 값이 두 개가 되므로 두 값의 평균을 중앙값으로 사용한다.

중앙값은 크기순으로 배열할 때 관측값의 위치가 중요하며, 평균과 달리 아주 큰 관측값이나 아주 작은 관측값(이상값)에 영향을 받지 않아 관측값들의 변화에 민감하지 않다는 장점이 있다.

4.1.3 최빈값(mode)

관측된 자료값 중 빈도가 가장 많이 발생되는 값을 의미한다.

〈평균, 중앙값, 최빈값의 비교〉

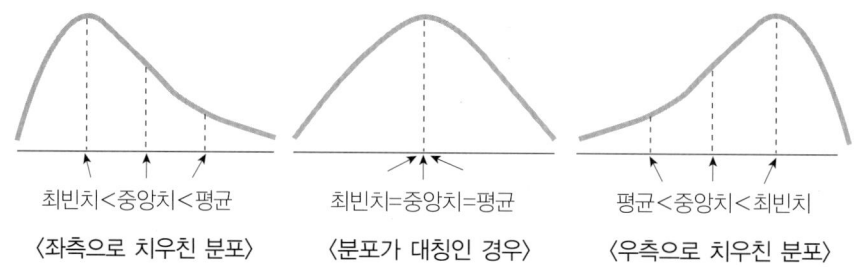

4.2 자료의 퍼짐을 나타내는 척도

중심의 위치를 아는 것은 분포를 파악하는 데 있어서 중요한 요소이나 중심위치만 가지고 분포를 파악하는 것은 부족한 점이 많다.

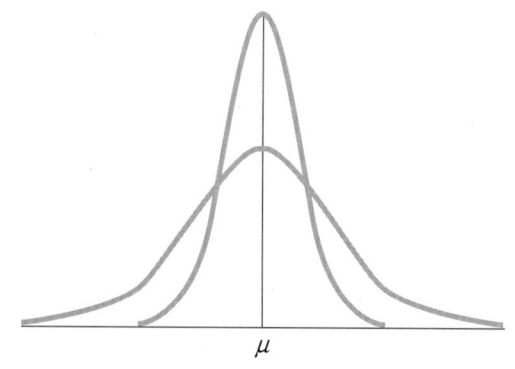

위에 두 개의 분포는 중심의 위치는 같지만 퍼진 정도가 다른 경우, 중심의 위치만 가지고 두 분포를 설명할 수 없음을 나타낸다. 따라서 중심위치에 대한 수치와 더불어 자료의 퍼진 정도를 설명하기 위한 수치 또한 필요하다는 것을 알 수 있다.

4.2.1 범위(range)

자료값 중 가장 큰 값을 최대값(maximum)이라 하고, 가장 작은 값을 최소값(minimum)이라 한다. 최대값에서 최소값을 뺀 값을 범위(range)라고 하며 R로 표기한다.

$$R = X_{max} - X_{min}$$

4.2.2 사분위수(quartile)

사분위수는 자료값을 작은 값부터 큰 값의 순서대로 나열하고 이를 4등분 했을 경우, 각각의 4등분 되는 위치에 해당되는 값이다. 제1사분위수(Q_1)는 순서대로 나열한 값의 25%에 해당하는 값이며, 제3사분위수(Q_3)는 순서대로 나열한 값의 75%에 해당하는 값이며, 제2사분위수(Q_2)는 순서대로 나열한 값의 50%에 해당하는 값으로 중앙값(median)이 된다.

사분위 범위(interquartile range)는 제3사분위수에서 제 1사분위수를 뺀 값이며, IQR로 표기한다.

$$IQR = Q_3 - Q_1$$

예 자료가 주어질 때, 작은 값부터 큰 값의 순서대로 나열한 경우

1 3 4 6 6 7 8 8 9 10 15
⇒ 자료의 개수가 11개이므로
Median(Q_2)은 6번째 값인 7이 중앙값이 되고
Q_1는 앞의 5개 값 중 가운데 값인 3번째 값 4이고,
Q_3는 뒤의 5개 값 중 가운데 값인 9번째 값 9이다.
따라서, $IQR = 9 - 4 = 5$가 된다.

4.2.3 상자와 수염 그림(box & whisker plot)

상자와 수염 그림을 구성하는 최소값, 제1사분위수, 중앙값, 제3사분위수, 최대값을 다섯 숫자 요약이라고 한다.

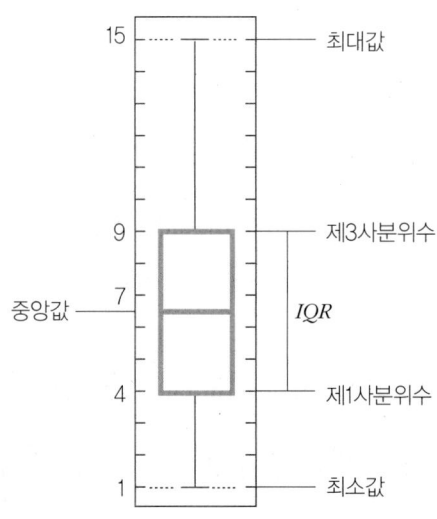

4.2.4 편차(deviation)

평균을 중심 척도로 하여 자료값과 중심 척도 간의 차이를 나타내는 값이다.

편차 = 자료값(x_i) - 평균($\bar{x}$)

모든 자료의 편차의 합은 언제나 0이 되므로 편차의 합을 퍼짐의 정도를 나타내는 척도로 쓸 수 없다.

편차의 합 = $\sum_{i=1}^{n}(x_i - \bar{x}) = 0$

4.2.5 분산(variation), 표준편차(standard deviation)

편차들이 서로 상쇄되는 것을 방지하기 위한 척도로 분산 또는 표준편차가 있다.

분산은 각 자료값에서 평균을 뺀 값, 즉 편차를 제곱하여 합한 값(편차의 제곱 합)을 자료의 개수에서 1을 뺀 값(자유도 : $n-1$)으로 나눈 값이며, 표준편차는 분산의 제곱근을 의미한다.

$$분산 = \frac{1}{n-1}\sum_{i=1}^{n}(x_i - \overline{x})^2 = \frac{1}{n-1}\left[\sum_{i=1}^{n}x_i^2 - \frac{1}{n}\left(\sum_{i=1}^{n}x_i\right)^2\right]$$

$$표준편차 = \sqrt{분산} = \sqrt{\frac{1}{n-1}\sum_{i=1}^{n}(x_i - \overline{x})^2}$$

자료가 단위를 가지고 있다면 분산은 단위의 제곱을 가지며, 표준편차는 같은 단위를 가지게 된다. 즉 자료의 단위가 m이라면 분산의 단위는 m^2이며, 표준편차의 단위는 m이 된다.

4.2.6 표준편차, 사분위 범위, 범위의 비교

- 표준편차 : 중심위치의 측도를 평균으로 사용할 경우에 적합하다. 하지만 극단적인 값에 영향을 많이 받는 단점이 있다.
- 사분위 범위 : 중앙값을 중심위치 측도로 사용할 경우에 적합하다. 하지만 각 관측값의 퍼진 정도를 전체적으로 반영하지 못하는 단점이 있다.
- 범위 : 전체 관측값의 퍼진 정도를 반영하지만, 극단적인 값에 영향을 받는 표준편차의 단점과 관측값을 골고루 반영하지 않는 사분위 범위의 단점을 모두 가지고 있어 실제로는 퍼진 정도의 측도로 많이 쓰지 않는다.

4.3 변동계수(coefficient of variation)

단위가 다르거나 중심위치가 다른 두 개 이상의 분포를 비교할 때 사용하는 수치로 상대적으로 퍼진 정도를 나타내는 수치이다. 변동계수는 단위가 없으므로 서로 다른 단위 사이에 퍼진 정도를 비교할 수 있다.

$$변동계수(CV) = \frac{표준편차}{평균} \times 100$$

4.4 모집단과 표본집단(표본)의 평균과 표준편차

모수(θ) : 모집단의 특성치 ($X_1, X_2, X_3, \cdots, X_N$)	통계량($\hat{\theta}$) : 표본의 특성치 ($x_1, x_2, x_3, \cdots, x_n$)
모평균(μ) = $\frac{1}{N}\sum_{i=1}^{N} X_i$	표본평균($\hat{\mu}, \overline{x}$) = $\frac{1}{n}\sum_{i=1}^{n} x_i$
모분산(σ^2) = $\frac{1}{N}\sum_{i=1}^{N}(X_i - \mu)^2$	표본분산(S^2, s^2) = $\frac{1}{n-1}\sum_{i=1}^{n}(x_i - \overline{x})^2$
모표준편차(σ) = $\sqrt{\sigma^2}$	표본의 표준편차(S, s) = $\sqrt{s^2}$

모집단을 구성하고 있는 데이터의 특성을 나타내는 상수 값을 모수(母數, parameter)라고 부른다. 모수를 알고 있다는 말은 모집단의 데이터가 이루는 분포의 특성을 알고 있다는 의미와 같다.

모수의 종류에는
1) 위치모수(location parameter) : 모집단의 데이터가 이루는 분포의 중심위치를 나타냄. 예 평균(μ)

2) 척도모수(scale parameter) : 모집단의 데이터가 퍼져있는 정도를 나타냄.
   - 예 분산(σ^2), 표준편차(σ)
3) 형상모수(shape parameter) : 모집단의 데이터가 이루는 분포의 형태를 나타냄.
   - 예 왜도(歪度, skewness) : 분포가 비스듬히 기운 정도
   - 예 첨도(尖度, kurtosis) : 분포의 뾰족한 정도

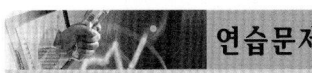
연습문제

4.1 주어진 자료 8, 5, 1, 5, 2, 3에서의 평균, 중앙값, 최빈값, 범위, 분산, 표준편차를 구하시오.

4.2 자료 3, 4, 6, 1, 10, 6을 이용하여

    a. 중앙값, 평균, 범위를 구하시오.

    b. $s=\sqrt{\dfrac{\sum_{i=1}^{n}(x_i-\bar{x})^2}{n-1}}$ 을 이용하여 표준편차를 구하시오.

    c. $s=\sqrt{\dfrac{\sum_{i=1}^{n}x_i^2-\dfrac{\left(\sum_{i=1}^{n}x_i\right)^2}{n}}{n-1}}$ 을 이용하여 표준편차를 구하시오.

    d. b와 c의 결과를 비교하고 왜 연습문제 4.1보다 표준편차가 크게 나왔는지 설명하시오.

4.3 표 2.2에 대한 범위, 중앙값, 최빈값을 구하시오.

4.4 다음을 구하시오.

    a. 표 3.1에 주어진 키와 몸무게 값에 대한 분산의 변동계수(CV)를 구하시오.

    b. 두 변동계수(CV) 값을 비교하여, 어느 것이 큰지, 얼마나 큰지 설명하시오.

4.5 다음을 구하시오.

    a. 표 3.1에 주어진 수축기 혈압에 대한 평균과 표준편차를 구하시오.

    b. $\bar{x}-s$ 와 $\bar{x}+s$ 를 구하시오.

    c. $\bar{x}-2s$ 와 $\bar{x}+2s$ 를 구하시오.

    d. $\bar{x}-3s$ 와 $\bar{x}+3s$ 를 구하시오.

    e. 계산된 b, c, d 의 구간에 해당하는 수축기 혈압의 확률값은 얼마인가?

4.6 표 3.1에 주어진 콜레스테롤 수치에 대한 평균은 216.96이고, 표준편차는 38.82이다. 분산을 구하시오.

4.7 다음을 구하시오.
   a. 표 3.1에서 주어진 수축기 혈압을 이용하여 다음의 평균과 표준편차를 구하시오.
      ⅰ) 교육을 받지 않은 사람들(code=1)
      ⅱ) 중간의 교육을 받은 사람들(code=3)
   b. 이 두 그룹 간의 표준편차를 비교하시오. 어느 그룹의 표준편차가 더 크며, 얼마나 큰지 구하시오.
   c. b의 비교를 이용하여, 두 그룹의 분산에 대한 결론을 설명하시오.

4.8 연습문제 4.5의 a와 연습문제 4.6을 이용하여 다음을 구하시오.
   a. 수축기 혈압에 대한 분산의 변동계수(CV)를 구하시오.
   b. 콜레스테롤 수치에 대한 분산의 변동계수(CV)를 구하시오.
   c. 두 변동계수(CV) 값을 비교하여, 어느 것이 큰지 설명하시오. 그리고 둘의 단위는 무엇인지 설명하시오.

4.9 다음 분포의 특징을 설명하시오.
   a. $\bar{x} = 15$이고 중앙값은 19인 경우
   b. $\bar{x} = 19$이고 중앙값은 15인 경우
   c. $\bar{x} = 17$이고 중앙값은 17인 경우

4.10 평균이 16이고 분산이 144인 자료의 표준편차를 구하시오.

4.11 다음을 설명하시오.
   a. $\bar{x}$ = 중앙값 = 최빈값인 경우는 어떤 분포인지 설명하시오.
   b. 중앙값 = 10, 최빈값 = 5, $\bar{x} = 15$인 분포를 설명하시오.

4.12 $\bar{x}$와 μ의 공식의 차이를 설명하시오.

Chapter 05

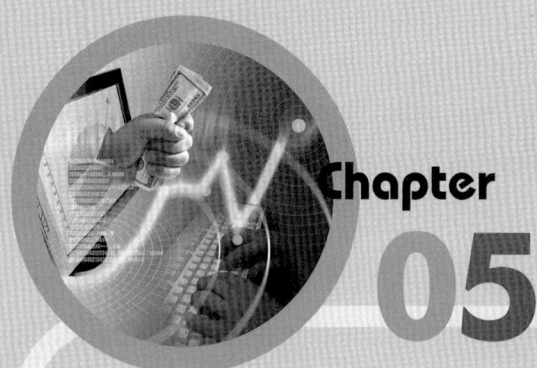

확률과 확률변수

5.1 확률(probability)
5.2 확률이론의 기본 용어
5.3 기본적인 확률 법칙
5.4 유한 모집단으로부터 확률표본을 뽑는 방법
5.5 확률분포(probability distribution)
5.6 확률변수(X)의 기대값(평균)과 표준편차
5.7 이산 확률분포(discrete probability distribution)

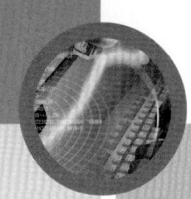

Chapter_5
확률과 확률변수

앞 장에서 표본과 모집단을 소개하고, 주어진 자료들을 그림으로 정리하고, 평균과 표준편차 등 요약된 통계량들을 계산하고 설명하는 방법들을 공부하였다. 표본에서 얻어진 정보를 기초로 하여 관심 있는 모집단의 특성을 추론하는 것이 주된 목표이며, 이러한 모집단의 특성치를 알 때 향후 발생 사건의 특성치를 추정하고, 이런 추론이 얼마나 믿을 만한 것인지를 제시하여 줄 수 있는 이론적 근거가 바로 확률인 것이다.

5.1 확률(probability)

확률(確率)이란 어떤 특정한 사상(事象, event)이 발생할 가능성을 0과 1 사이의 실수 값으로 나타낸 것이다. 따라서 확률의 정의가 성립되기 위해서는 발생 가능한 결과(사상), 모든 가능한 결과의 집합, 그리고 확률함수가 정의되어야 한다.

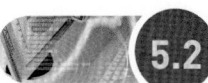

5.2 확률이론의 기본 용어

① 실험(experiment) : 다양한 결과를 갖는 하나의 현상을 관측하는 행위

② 표본공간(sample space) : 실험에서 나올 수 있는 모든 결과의 집합, 모집단에서 추출 가능한 모든 표본의 집합
③ 원소(elements) : 표본공간에 있는 각각의 결과
④ 사상, 사건(event) : 어떤 특성을 갖는 원소들의 모임
   즉 사상은 표본공간의 임의의 부분집합이다.

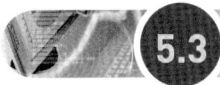 한 개의 동전을 두 번 던지고, 각각의 시행에 나타난 결과를 기록하는 실험을 한다.
앞면(H), 뒷면(T)으로 표기하면
표본공간은 $S = \{HH, HT, TH, TT\}$이고,
사상 A를 오직 한 번의 앞면이 나타나는 사건이라 하면 $A = \{HT, TH\}$이며, 사상 B를 전혀 앞면이 나타나지 않을 사건이라 하면 $B = \{TT\}$임을 알 수 있다.

5.3 기본적인 확률 법칙

5.3.1 확률이란?

한 사상의 확률이란 동일한 조건하에 실험이 반복적으로 행하여졌을 때 그 사상이 일어날 가능성을 나타낸 수치적인 비율이다. 즉 각 결과의 발생 가능성이 동일한 표본공간(S)의 N가지 모든 가능성의 결과 중에서 사상 A가 n개의 결과로 이루어져 있다면 사상 A의 발생확률은 $P(A)$로 표시하며 구하는 식은 다음과 같다.

$$P(A) = \frac{n}{N}$$

5.3.2 확률의 기본적 특성

- 사상 A가 일어날 확률 $P(A)$의 범위는 0과 1 사이의 수이다.

$0 \leq P(A) \leq 1$

$P(A) = 0$일 경우, 사상 A는 발생할 수가 없는 사상임을 의미한다.

$P(A) = 1$일 경우, 사상 A는 반드시 일어나는 사상임을 의미한다.

- 표본공간(S)은 가능한 모든 사건을 포함하고 있으므로, 표본공간이 일어날 확률은 1이다.

$P(S) = 1$

- A^c를 사상 A의 여집합이라고 표기하며

$P(A) + P(A^c) = 1$이다.

예 위의 예제를 참고할 경우, 사상 A와 B가 일어날 확률과 표본공간이 일어날 확률은

$P(A) = \frac{2}{4}$, $P(B) = \frac{1}{4}$, $P(S) = \frac{4}{4} = 1$이 된다.

5.3.3 확률의 덧셈 정리

- $P(A \cup B) = P(A) + P(B) - P(A \cap B)$
- 상호배반(mutually exclusive):

  두 사상 A와 B가 동시에 일어날 수 없을 경우 두 사상은 서로 배반이다.
- 두 사상 A, B가 배반사상일 경우,

  $P(A \cup B) = P(A) + P(B)$로 $P(A \cap B) = 0$, 즉 $A \cap B$가 공집합임을 의미한다.

5.3.4 확률의 곱셈 정리

- 독립사건(independent event):

  사상 A의 발생이 사상 B의 발생과 전혀 관계없이 영향을 받지 않을 경우 두 사상 A와 B는 서로 독립이다.

  $P(A \cap B) = P(A) \times P(B)$, 또는 $P(B|A) = P(B)$

  |참고| 사상 A, B가 서로 독립이면 사상 A^c, B^c도 서로 독립이다.

- 종속사건(dependent event) :

  한 사상의 발생이 다른 사상의 발생과 어떤 형태로든 영향을 받는 경우 두 사상은 서로 종속이다.

  $P(A \cap B) = P(A) \times P(B|A)$

- 조건부 확률(conditional probability) :

  사상 A가 발생하였다는 조건하에서 사상 B가 발생할 확률을 조건부 확률이라 부르며 $P(B|A) = \dfrac{P(A \cap B)}{P(A)}$로 정의할 수 있으며 $P(A \cap B) = P(A) \times P(B|A)$로 쓸 수 있다.

예 두 사상 A, B가 서로 독립일 때 다음 중 성립하지 않는 것은?

① $P(A \cap B) = P(A) \cdot P(B)$ ② $P(A \cap B) = 0$

③ $P(A|B) = P(A)$ ④ $P(B|A) = P(B)$

답 : ②

예 두 독립사상 A, B에 대하여 $P(A) = 0.4$, $P(B) = 0.5$일 때 $P(A \cup B)$를 구하시오.

답 : 두 사상 A, B가 독립사상이므로 $P(A \cap B) = P(A) \cdot P(B) = 0.4 \times 0.5 = 0.2$이다.

따라서 $P(A \cup B) = P(A) + P(B) - P(A \cap B) = 0.4 + 0.5 - 0.2 = 0.7$이다.

예 어떤 조사에서 조사 대상자의 몸무게와 고혈압의 상태에 따라 분류한 표이다.

	비만	정상	체중미달	계
고혈압	0.10	0.08	0.02	0.20
비고혈압	0.15	0.45	0.20	0.80
계	0.25	0.53	0.22	1.00

확률변수 A(고혈압), 확률변수 B(비만)라 할 때,

① 임의로 한 사람을 뽑았을 때 고혈압일 확률은 얼마인가?
  $\Rightarrow P(A) = 0.2$

② 임의로 뽑은 한 사람이 비만이었다. 그 사람이 또한 고혈압일 확률은 얼마인가?
  $\Rightarrow P(A|B) = \dfrac{0.10}{0.25} = 0.4$ ($P(A \cap B) = 0.10$, $P(B) = 0.25$)

③ 두 사상 A와 B는 독립인가?
  $\Rightarrow P(A) = 0.20$, $P(B) = 0.25$이므로 $P(A)P(B) = 0.05$이고 $P(A \cap B) = 0.10$이므로 $P(A \cap B) \neq P(A)P(B)$이다. (또는 $P(A) \neq P(A|B)$) 그러므로 두 사상 A와 B는 독립이 아니다.

5.4 유한 모집단으로부터 확률표본을 뽑는 방법

모집단과 표본의 크기가 모두 작을 때에는 모든 근원사건을 열거하기에 어렵지 않으나 모두 클 때에는 모든 가능한 표본을 열거하는 일도 쉽지 않을뿐더러 무의미한 일이다. 열거법(counting rule)은 이런 문제 해결에 많은 도움을 준다. 일단 모집단과 표본의 크기가 작아서 가능한 모든 표본을 나열하기가 쉬운 예제를 가지고 알아보도록 하겠다.

| 예 | 한 대학신문사에서 두 명의 편집위원을 뽑는데 다섯 명의 숙련된 지원자가 있다. 이들 중 두 명은 남자이고, 나머지는 여자이다. 만약 다섯 명의 지원자 중 두 명을 임의로 선택한다면 남자가 한명도 선택되지 않을 확률은 얼마인가?

| 풀이 | 세 명의 여자 지원자를 a, b, c라고 하고, 두 명의 남자를 d, e라 하자. 크기 5인 모집단으로부터 뽑힌 크기 2인 가능한 모든 표본을 나열해 보면 아래와 같다.

{a, b} {a, c} {a, d} {a, e}, {b, c} {b, d} {b, e}, {c, d} {c, e}, {d, e}

이들로부터 우리는 표본공간이 10개인 원소를 갖는다는 것을 알 수 있다. 또한 각 원소는 똑같은 확률을 가지므로 각 원소는 $\frac{1}{10}$의 확률을 가지게 될 것이다. 선택된 두 명의 위원이 모두 여자라는 사건(A)에 대한 원소를 나열하면 {a, b} {a, c} {b, c}와 같다. 따라서 $P(A) = \frac{A의 원소수}{S의 원소수} = \frac{3}{10} = 0.3$이다.

결국 확률계산은 표본공간 S의 원소수와 사건 A의 원소수 두 가지를 필요로 한다는 것을 알 수 있다. 위의 예제처럼 표본공간을 열거하지 않고 계산할 수 있는 방법 중 하나에는 조합이 있다.

	조합(combination)
공식	$\binom{N}{r} = \frac{N!}{r!(N-r)!}$ $= \frac{N \times (N-1) \times \cdots \times (N-r+1)}{r \times (r-1) \times \cdots 2 \times 1}$
표기	N개의 다른 개체를 가지고 있는 한 집단으로부터 r개의 개체를 선택할 때, 가능한 선택의 수를 $\binom{N}{r}$라 표기한다.

공식 $\binom{N}{r}$의 분자는 N에서 시작하여 아래로 r개의 정수들의 곱이다. 분모는 r부터 1까지의 연속되는 정수들의 곱이라 할 수 있다. 위의 예를 보면 5개의 문자 {a, b, c, d, e}로부터 2개의 문자를 선택할 때 가능한 선택의 수는 $\binom{5}{2} = \frac{5 \times 4}{2 \times 1}$가 된다.

그리고 $\binom{N}{r}$개라는 수는 대칭의 성질을 가진다. 즉 r개의 개체를 선택하는 경우의 수와 $(N-r)$개의 개체를 선택하는 경우의 수는 같다. 왜냐하면 r개의 개체를 선택한다는 것은 $(N-r)$개의 개체를 남긴다는 것과 같기 때문이다.

$$\binom{N}{r} = \binom{N}{N-r}$$

이러한 관계는 복잡한 계산식을 간편하게 할 때 종종 사용된다. 그리고 이 대칭 성질을 이용하면 $\binom{N}{N} = 1$이므로 $\binom{N}{0} = 1$이 된다는 것을 쉽게 알 수 있다.

5.5 확률분포(probability distribution)

표본공간을 구성하고 있는 원소가 숫자가 아닌 경우가 많이 있다. 따라서 이들을 숫자로 변환시킬 필요가 있으며 이러한 변환에 대한 규칙을 **확률변수**(random variable)라고 한다.

즉 확률변수 X란 표본공간을 구성하고 있는 실험의 결과들을 수치에 대응시키는 하나의 함수이다.

> **예** 밀도가 균일한 주사위를 한번 던지는 실험에서 표본공간은 $S = \{1, 2, 3, 4, 5, 6\}$이다. 여기서 확률변수 X를 실험결과가 3의 배수이면 1을 할당하고, 3의 배수가 아니면 0을 할당한다고 하자. 이러한 경우 표본공간의 구성원소와 확률변수 값의 관계는 다음과 같다.

표본공간(S)의 원소	1	2	3	4	5	6
확률변수 X의 값	0	0	1	0	0	1

확률변수의 확률은

$P(X = 1) = P(3) + P(6) = \dfrac{2}{6} = \dfrac{1}{3}$

$P(X = 0) = P(1) + P(2) + P(4) + P(5) = \dfrac{4}{6} = \dfrac{2}{3}$ 이고, 이러한 결과에 의한 확률분포표는 다음과 같다.

확률변수 X의 값(x)	확률 $P(X = x)$
0	$\dfrac{2}{3}$
1	$\dfrac{1}{3}$
합계	1

예 동전을 세 번 던지는 실험에서 앞면(H)이 나오는 횟수를 Y라 한다.

먼저 Y는 변수이므로 동전을 세 번 던지는 실험에서 취할 수 있는 임의의 값은 0, 1, 2, 3이다. 표본공간 $S = \{HHH, HHT, HTH, THH, HTT, THT, TTH, TTT\}$이다.

표본공간(S)의 원소	HHH	HHT	HTH	THH	HTT	THT	TTH	TTT
확률변수 Y의 값	3	2	2	2	1	1	1	0

$P(Y=3) = P(HHH) = \dfrac{1}{8}$

$P(Y=2) = P(HHT) + P(HTH) + P(THH) = \dfrac{3}{8}$

$P(Y=1) = P(HTT) + P(THT) + P(TTH) = \dfrac{3}{8}$

$P(Y=0) = P(TTT) = \dfrac{1}{8}$

확률분포표는 다음과 같다.

확률변수 Y의 값(y)	확률 $P(Y=y)$
0	$\dfrac{1}{8}$
1	$\dfrac{3}{8}$
2	$\dfrac{3}{8}$
3	$\dfrac{1}{8}$
합계	1

일반적으로 확률변수 X의 확률분포는 다음과 같은 함수

$$f(x_i) = P(X = x_i)$$

로 표현되고 다음을 만족한다.

① X의 모든 x_i 값에 대해 $P(X = x_i) \geq 0$

② 모든 확률값의 합은 $\sum_{i=1}^{n} P(X = x_i) = 1$

5.6 확률변수(X)의 기대값(평균)과 표준편차

확률분포의 중심과 산포에 대한 수치측도를 알아보고자 한다. 앞 장에서 자료집합의 중심에 대한 측도로서 평균과 자료의 퍼짐에 대한 표준편차의 개념에 대하여 소개하였다.

> **예** 4, 3, 4, 2, 5, 1, 6, 6, 5, 2
> 2, 6, 5, 4, 6, 2, 1, 6, 2, 4

관찰치들의 평균(표본평균)은 다음과 같이 계산한다.

$$\bar{x} = \frac{\text{관찰치들의 합}}{\text{표본의 크기}} = \frac{76}{20} = 3.8$$

다른 방법으로 평균을 계산하기 위해 먼저 각 값의 도수와 상대도수를 이용할 수 있다.

$$\bar{x} = 1\left(\frac{2}{20}\right) + 2\left(\frac{5}{20}\right) + 3\left(\frac{1}{20}\right) + 4\left(\frac{4}{20}\right) + 5\left(\frac{3}{20}\right) + 6\left(\frac{5}{20}\right) = 3.8$$

두 번째 계산방법에서 다음의 공식을 얻을 수 있다.

$$\text{표본평균}(\bar{x}) = \sum\{\text{값} \times \text{상대도수(확률)}\} = \sum x_i \cdot P(X = x_i)$$

(여기서 x_i는 확률변수 X가 가질 수 있는 모든 값을 나타낸다.)

확률변수(X)의 기대값 $E(X)$는 확률변수의 **평균**(mean)이라 부르며 μ로 표기하고 다음과 같이 정의된다.

$$E(X) = \sum x \cdot P(X = x)$$
$$E(X) = \mu$$

또한 확률변수(X)의 함수 $g(X)$에 대한 기대값 $E[g(X)]$는 다음과 같이 정의된다.

$$E[g(X)] = \sum g(x) \cdot P(X=x)$$

그리고 확률변수와 평균 사이의 편차의 제곱($(X-\mu)^2$)에 대한 기대값 $E[(X-\mu)^2]$을 분산(variance)이라고 부르며 Var(X) 또는 σ^2으로 표기한다. 즉 분산의 정의는 다음과 같다.

$$\text{Var}(X) = E[(X-\mu)^2] = \sum(x-\mu)^2 \cdot P(X=x)$$
$$\text{Var}(X) = \sigma^2$$

분산은 다음 공식으로 간편하게 구할 수 있다.

$$\text{Var}(X) = E[(X-\mu)^2] = E(X^2) - [E(X)]^2 = \sum x^2 \cdot P(X=x) - (\mu)^2$$

분산의 양의 제곱근을 **표준편차**(standard deviation)라고 부르며 $sd(X)$ 또는 σ로 표기한다.

$$sd(X) = \sqrt{\text{Var}(X)} = \sigma$$

예 다음 표를 보고 확률변수 X의 분포에 대한 평균, 분산, 표준편차를 계산하시오.

X	$P(X=x)$	$x \cdot P(X=x)$	$(x-\mu)$	$(x-\mu)^2$	$(x-\mu)^2 \cdot P(X=x)$
0	0.1	0.0	-2	4	0.4
1	0.2	0.2	-1	1	0.2
2	0.4	0.8	0	0	0.0
3	0.2	0.6	1	1	0.2
4	0.1	0.4	2	4	0.4
합계	1.0	2.0($=\mu$)			1.2($=\sigma^2$)

$E(X) = \mu = 2.0$

$Var(X) = \sigma^2 = 1.2$

$sd(X) = \sigma = \sqrt{Var(X)} = 1.095$

간편식에 의한 분산의 계산

X	$P(X=x)$	$x \cdot P(X=x)$	$x^2 \cdot P(X=x)$
0	0.1	0.0	0.0
1	0.2	0.2	0.2
2	0.4	0.8	1.6
3	0.2	0.6	1.8
4	0.1	0.4	1.6
합계	1.0	2.0(=μ)	5.2

$$Var(X) = \sigma^2 = E(X^2) - [E(X)]^2 = \sum x^2 \cdot P(X=x) - \mu^2$$
$$= 5.2 - (2.0)^2 = 1.2$$

평균, 분산, 표준편차는 다음과 같은 성질이 있다(단 a, b는 임의의 상수(constants)).

① $E(aX+b) = aE(X) + b$

② $Var(aX+b) = a^2 Var(X)$

③ $sd(aX+b) = |a| sd(X)$

예 동전 한 개를 던지는 실험에서 확률변수 X는 실험의 결과가 앞면(H)이면 1을 할당하고 실험의 결과가 뒷면(T)이면 0을 할당한다고 정의할 경우 확률변수 X의 함수 $-2X+3$의 기대값, 분산, 표준편차를 구하시오.

|풀이| 우선 확률변수 X의 기대값, 분산, 표준편차를 먼저 구한다.

$E(X) = 0 \cdot (0.5) + 1 \cdot (0.5) = 0.5$

$Var(X) = (0-0.5)^2 \cdot (0.5) + (1-0.5)^2 \cdot (0.5)$
$\qquad = \{0^2 \cdot (0.5) + 1^2 \cdot (0.5)\} - (0.5)^2$
$\qquad = 0.25$

$$sd(X) = \sqrt{\text{Var}(X)} = 0.5$$

임을 확인할 수 있다. 따라서

$$E(-2X+3) = -2E(X) + 3 = -2 \times 0.5 + 3 = 2$$
$$\text{Var}(-2X+3) = (-2)^2 \text{Var}(X) = 4 \times 0.25 = 1$$
$$sd(-2X+3) = |-2| \, sd(X) = 2 \times 0.5 = 1 \text{이다.}$$

5.7 이산 확률분포(discrete probability distribution)

확률변수가 취할 수 있는 값이 유한한 경우이다. 먼저 실험의 결과가 두 가지만 있는 경우(성공/실패, 양호/불량, 찬성/반대 등)와 관련된 분포를 알아보려 한다. 특히 이런 실험을 일정하게 반복할 때에는 확률변수를 한 가지의 도수(X : 성공한 횟수)로 정의할 수 있다. 따라서 이번에는 두 가지 형태의 원소들의 집합으로 되어있는 모집단으로부터의 표본추출상황에 적용될 다양한 확률모형을 소개하려 한다.

5.7.1 베르누이 시행(Bernoulli trial)

실험의 결과가 서로 독립이며 두 가지로 이루어지는 이항(Binomial)적인 표본추출 상황은 삶의 여러 분야에서 많이 일어난다. 예를 들면
- 공장에서 생산되는 일정 수의 제품 중 불량품의 개수를 헤아려 보기
- 신생아 기록에서 제왕절개에 의해 태어난 경우를 알아보기
- 쥐의 피를 조사해서 바이러스성 병원균을 보유하고 있는 쥐들이 얼마나 있는지 알아보기

등이 있다. 이러한 표본추출실험을 연속적으로 반복한다고 하자. 이 경우 각 반복을 시행(trial)이라고 하는데, 이는 두 가지 가능한 경우(성공S/실패F)로 나타난다. 대개 우리의 주된 관심은 성공의 경우이다.

반복실행이 스위스 수학자 야곱 베르누이의 이름에서 따온 베르누이 시행이 되기 위해서는 몇 가지 조건이 필요하다.

베르누이 시행
(1) 각 시행은 두 가지 경우(성공S/실패F) 중 한 가지에 해당한다. (2) 각 시행이 성공(S)할 확률은 $P(S) = p$이고, 실패할 확률은 $P(F) = q$이다. 　단, $p + q = 1$ (3) 각 시행들은 독립적이다.

가장 간단한 베르누이 시행의 예는 한 개의 동전을 던지는 실험이다. 이때 일어날 수 있는 경우는 동전의 앞면(H)과 뒷면(T) 중 한 가지이다. 밀도가 균일한 동전이라면 앞면(H)이 나올 확률(p)은 $\frac{1}{2}$이다. 그리고 뒷면(T)이 나올 확률(q)은 $1 - \frac{1}{2} = \frac{1}{2}$이다.

성공이 일어날 확률이 p인 베르누이 시행을 한 번 실시하여 성공이 일어나는 횟수를 확률변수 X로 정의할 때, 이러한 확률변수 X의 확률분포를 베르누이 분포라 부른다.

베르누이 분포	
베르누이 분포 함수식	$Pr(X = x) = p^x(1-p)^{1-x}$,　$x = 0, 1$
베르누이 분포를 따르는 확률변수(X)의 평균	$\mu = E(X) = 1 \times p + 0 \times (1-p) = p$
분산	$\sigma^2 = E[(X-\mu)^2] = (1-p)^2 \times p + (0-p)^2 \times (1-p)$ 　　$= p(1-p)$

베르누이 분포를 따르는 확률변수(X)의 평균과 분산은 단지 성공(S)이 일어날 확률 p에만 의존한다. 이것은 성공의 확률 p만 알면 확률변수의 평균과 분산을 알 수 있고, 확률변수의 분포 형태를 알 수 있다는 것이다. 이와 같은 베르누이 분포를 따르는 확률변수를 다음과 같이 표기한다.

　　$X \sim Bernoulli(p)$

5.7.2 이항분포(binomial distribution)

성공(S)의 확률이 p인 베르누이 시행을 n번 독립적으로 하기로 하자. 이때 성공한 횟수를 확률변수 X로 정의하면 이 확률변수 X를 **이항확률변수**(binomial random variable)라 하고, 이것의 확률분포를 **이항분포**라 한다.

n : 베르누이 시행 횟수
p : 각 시행에서 성공(S)의 확률
X : n번 시행에서 성공(S)한 개수

그리고 이항분포를 정의하기 위해서는 일반적인 3가지 가정이 필요하다.

이항분포의 조건

(1) 실험의 결과가 서로 독립인 성공(S)/실패(F)로 일어나는 베르누이 시행이고,
(2) 베르누이 시행을 독립적으로 n번 시행하며,
(3) 각 베르누이 시행에서 성공(S)이 일어날 확률 p는 일정하다.

예 근육통을 치료하는 새로운 방법이 60%의 성공률을 거두는 것으로 알려졌다. 임의로 4명의 환자를 선택하여 치료한다고 하였을 때, 확률변수 X는 치료가 성공한 사람의 수라고 한다. 이때 확률변수 X의 확률분포를 구하여라.

|풀이| 확률변수 X는 임의 추출된 4명의 환자 중 치료에 성공한 사람의 수이므로 확률변수 X가 가질 수 있는 값은 $X=0, 1, 2, 3, 4$이며, 새로운 치료 방법이 성공할 확률(p)은 0.6이다. 치료에 성공한 경우는 S로 표기하고 치료에 실패한 경우는 F로 나타내어 임의로 추출된 $n=4$명의 모든 가능한 경우를 열거하고 이와 관련된 확률과 확률변수 X의 값을 나타내면 다음과 같다.

		SSFF		
		SFSF		
	SFFF	SFFS	SSSF	
	FSFF	FSSF	SSFS	
	FFSF	FSFS	SFSS	
FFFF	FFFS	FFSS	FSSS	SSSS
$X=0$	$X=1$	$X=2$	$X=3$	$X=4$

치료의 결과는 서로 독립으로, 성공의 경우 $P(S) = 0.6$, 실패의 경우 $P(F)=1-0.6=0.4$로 두 가지 경우이며, 치료에 임하는 각각의 대상자는 다른 대상자의 결과에 영향을 주지도, 영향을 받지도 않으며, 대상자에 대한 치료의 성공확률은 0.6으로 동일하므로 이항분포를 위한 가정을 만족하고 있다고 할 수 있다.

먼저 $[X=0]$인 사상의 결과는 경우의 수가 $\binom{4}{0}=1$가지뿐이므로 확률은 $P[X=0]=1 \times P(FFFF) = 1 \times 0.4 \times 0.4 \times 0.4 \times 0.4 = (0.4)^4$이다.

사상 $[X=1]$의 결과는 $\binom{4}{1}=4$가지로 하나의 S와 3개의 F로 이루어져 있다.

각각의 확률은 $P(SFFF) = 0.6 \times 0.4 \times 0.4 \times 0.4 = (0.6)(0.4)^3$이므로 사상 $[X=1]$의 확률은 $P[X=1] = 4 \times P(SFFF) = 4(0.6)(0.4)^3$이 된다.

또한 사상 $[X=2]$가 일어날 경우의 수는 $\binom{4}{2}=6$가지이고, 각각의 확률은 $P(SSFF) = (0.6)^2(0.4)^2$이다.

따라서 사상 $[X=2]$의 확률은 $P[X=2] = 6(0.6)^2(0.4)^2$이다.

$[X=3]$과 $[X=4]$에도 같은 원리를 적용하면 다음의 표와 같이 정리된다.

X	$f(x)$
0	$\binom{4}{0}(0.6)^0(0.4)^4$
1	$\binom{4}{1}(0.6)^1(0.4)^3$
2	$\binom{4}{2}(0.6)^2(0.4)^2$
3	$\binom{4}{3}(0.6)^3(0.4)^1$
4	$\binom{4}{4}(0.6)^4(0.4)^0$

이 논리를 n번의 베르누이 시행으로 확장하면 n번 시행 중 성공의 경우가 x번 있을 경우의 수는 $\binom{n}{x}$이다. 이때 실패는 $(n-x)$번 있으므로 각 시행의 확률은 $p^x(1-p)^{n-x}$가 된다. 따라서 n번 시행의 이항분포의 공식은 다음과 같다.

이항분포	
이항분포 함수식	$f(x) = \Pr(X=x) = \binom{n}{x}p^x(1-p)^{n-x}, \ x = 0, 1, 2, \cdots, n$
이항분포를 따르는 확률변수(X)의 평균	$\mu = E(X) = np$
분산	$\sigma^2 = E[(X-\mu)^2] = np(1-p)$

즉 이항분포를 따르는 확률변수의 평균과 분산은 시행횟수 n과 성공의 확률 p에 의존함을 알 수 있다. 이는 시행횟수 n과 성공확률 p만 알면 확률변수의 평균과 분산을 알 수 있고, 따라서 분포의 형태를 알 수 있다는 말과 같다. 이와 같은 이항분포를 따르는 확률변수를 다음과 같이 표기한다.

$X \sim B(n, p)$

그리고 아래 그래프는 이항분포의 모양이 확률 p값에 따라 달라짐을 보여준다.
($n = 5$일 때 여러 가지 이항분포 그래프)

X	$f(x)$ $p=0.2$	$f(x)$ $p=0.5$	$f(x)$ $p=0.8$
0	0.328	0.031	0.000
1	0.410	0.156	0.006
2	0.205	0.313	0.051
3	0.051	0.313	0.205
4	0.006	0.156	0.410
5	0.000	0.031	0.328

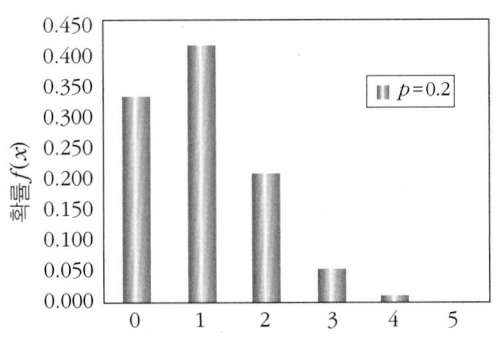

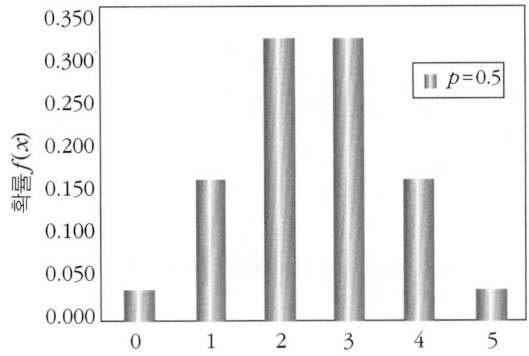

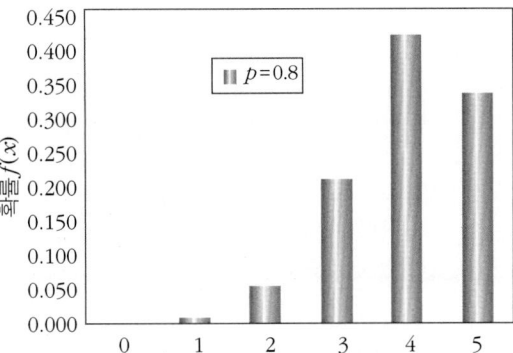

이산형 확률변수(X)의 확률분포 함수식 $f(x)$는 확률변수가 특정한 값(c)을 갖게 될 확률이라는 것을 알 수 있다. 그리고 다음과 같은 방법으로 각 x값에 대한 확률을 구할 수 있다.

누적확률은 $P(X \leq c) = \sum_{x=0}^{c} f(x)$와 같이 나타내므로 $P[X=a] = P(X \leq a) - P(X \leq a-1)$을 구할 수 있다.

(위의 예제에서)
확률분포표와 누적 확률분포표는 다음과 같다.

⟨확률분포표⟩		⟨누적 확률분포표⟩
X	확률 $f(x)$	$\sum_{0}^{c} f(x) = P(X \leq c)$
0	$f(0) = \binom{4}{0}(0.6)^0(0.4)^4$	$f(0) = P[X \leq 0]$
1	$f(1) = \binom{4}{1}(0.6)^1(0.4)^3$	$f(0) + f(1) = P[X \leq 1]$
2	$f(2) = \binom{4}{2}(0.6)^2(0.4)^2$	$f(0) + f(1) + f(2) = P[X \leq 2]$
3	$f(3) = \binom{4}{3}(0.6)^3(0.4)^1$	$f(0) + f(1) + f(2) + f(3) = P[X \leq 3]$
4	$f(4) = \binom{4}{4}(0.6)^4(0.4)^0$	$f(0) + f(1) + f(2) + f(3) + f(4) = P[X \leq 4]$ $= 1.000$
합계	1	

$P[X = 0] = f(0)$

$P[X = 2] = P[X \leq 2] - P[X \leq 1]$

$P[1 \leq X \leq 3] = f(1) + f(2) + f(3) = P[X \leq 3] - P[X \leq 0]$

$P[X \geq 3] = f(3) + f(4) = 1 - P[X \leq 2]$

이산형 확률분포함수의 성질

— 확률분포표로 표현 가능
① $0 \leq P(X = x) \leq 1$ ② $\sum_{x=0}^{n} P(X = x) = 1$
③ $P[a \leq X \leq b] = P(X \leq b) - P(X \leq a - 1)$ ④ $P[x - 1 < X < x] = 0$
⑤ $E(X) = \sum x_i \cdot P_i$, $\mathrm{Var}(X) = \sum (x_i - \mu)^2 \cdot P_i$

그리고 $P(X = a) \neq 0$이나 $P[x - 1 < X < x] = 0$임을 알 수 있다. 이는 관측 가능한 임의의 두 값 사이에는 관측이 가능하지 않은 이산형 데이터에 대하여 다루고 있음을 상기하면 자명한 현상이라고 할 수 있다.

연습문제

5.1 두 개의 동전을 던지고 그 결과를 확인하였다. 동전의 앞면이 0번, 1번, 2번 나올 경우의 확률을 구하시오.

5.2 한 개의 동전을 3번 던지는 시행을 하고 앞면이 나오는 횟수를 관찰하였다. 다음의 확률을 구하시오.
 a. 앞면이 2번 나올 확률
 b. 앞면이 2번 이하로 나올 확률

5.3 부부가 3명의 아이를 가질 계획이다. 나올 수 있는 모든 가능성을 적고, 다음의 확률을 구하시오.
 a. 2명의 소년과 1명의 소녀를 가지는 경우
 b. 소녀가 한명도 없는 경우
 c. 1명의 소녀 뒤에 2명의 소년을 가지는 경우
  -a와 c는 어떻게 다른가?

5.4 공정한 2개의 주사위를 1번 던진 경우, 다음 확률을 구하시오.
 a. 합이 8인 경우
 b. 합이 7이면서 두 주사위의 숫자가 각각 4보다 작은 경우

5.5 박스 안에 10개의 빨간색 공, 30개의 하얀색 공, 20개의 파란색 공, 15개의 오렌지색 공을 임의로 하나 선택한다고 한다. 다음의 확률을 구하시오.
 a. 오렌지색 공이나 빨간색 공을 선택
 b. 파란색 공은 제외하고 선택
 c. 빨간색 공이나 하얀색 공이나 파란색 공을 선택

5.6 독성 물질을 주입하는 실험에서 흰 쥐가 10시간 생존할 확률은 $\frac{7}{10}$이고, 검은 쥐가 10시간 생존할 확률은 $\frac{9}{10}$이다. 10시간 생존 실험에서 다음의 확률을 구하시오.
 a. 두 쥐가 모두 살아있을 확률
 b. 검은 쥐만 살아있을 확률
 c. 흰 쥐만 살아있을 확률

d. 적어도 한 쥐는 살아있을 확률

5.7 표 2.2에서 임의로 사람들을 선택하는 경우, 다음의 확률을 구하시오.
    a. 채식주의자
    b. 여성
    c. 남성 채식주의자

5.8 표 3.1에서 임의로 사람을 선택한다고 하였을 때, 다음의 확률을 구하시오.
    a. 고등학교 / 전문대학
    b. 활동량 거의 없음(code number=1)
    c. 혈중 콜레스테롤이 250 이상이면서 수축기 혈압이 130 이상인 경우

5.9 5가지 색깔의 대리석을 일렬로 세우는 방법은 몇 가지인지 구하시오.

5.10 10명의 모임에서 회장, 부회장, 서기, 총무 순서로 4명의 임원을 정하기 위해서 선택할 수 있는 방법은 몇 가지인지 구하시오.

5.11 9명 중에서 5명을 선택하는 방법은 몇 가지인지 구하시오.

5.12 10개의 물건을 두 그룹으로 나누는데, 한 그룹은 4개 다른 한 그룹은 6개로 나눌 때 그 방법의 수를 구하시오.

5.13 3세 이상 사람들의 약 50%가 안경 아니면 렌즈를 착용한다고 한다. 5명의 사람을 임의 추출한 경우 다음을 계산하여라.
    a. 3명이 안경이나 렌즈를 착용한 경우
    b. 많아야 1명 안경이나 렌즈를 착용한 경우

5.14 11세 소년의 25%가 썩거나, 빠지거나, 메운 이(DMF teeth)가 없다고 가정한다면, 다음 20명의 표본에서 확률을 구하시오.
    a. DMF teeth를 가지지 않은 소년이 3명
    b. DMF teeth를 가지지 않은 소년이 3명 미만

5.15 1년에 적어도 한 번 병원을 방문하는 인구는 10%이다. 한 지역사회에서 10명의 사람을 인터뷰했을 때, 다음을 구하시오.

   a. 10명 모두 1년 동안 1번 병원에 갔을 확률

   b. 적어도 3명 이상의 사람은 1년에 1번 병원에 갔을 확률

5.16 12~17세 청소년의 75%가 136(mmHg) 이하의 수축기 혈압을 가지고 있다. 다음 12명의 청소년을 표본으로 가지고 다음의 확률을 구하시오.

   a. 136 이상의 수축기 혈압을 가지는 청소년이 4명인 경우

   b. 136 이상의 수축기 혈압을 가지는 청소년이 적어도 4명 이상 경우

5.17 17세 이상의 사람 중에서, 남성의 반과 여성의 1/3이 흡연을 하고 있다고 가정할 때 남성 10명, 여성 15명을 임의표본으로 한 경우 다음을 구하시오.

   a. 10명이 흡연하는 경우(4명 남성, 6명 여성)의 확률

   b. 모두 흡연하는 경우의 확률

   c. 아무도 흡연하지 않는 경우의 확률

5.18 표 3.2와 표 3.3의 자료를 이용하여, 수축기 혈압에 따른 흡연, 비흡연자에 대한 새로운 도수분포표를 만드시오. 다음을 새 표에 적용하여 계산하시오.
(A=비 흡연자, B=흡연자, C=수축기 혈압이 170 이상인 자)

   a. $P(A)$

   b. $P(B)$

   c. $P(C)$

   d. $P(C|A)$

   e. $P(C|B)$

   -d와 e를 비교하여 설명하시오. 흡연과 수축기 혈압은 독립관계인가?

Chapter 06

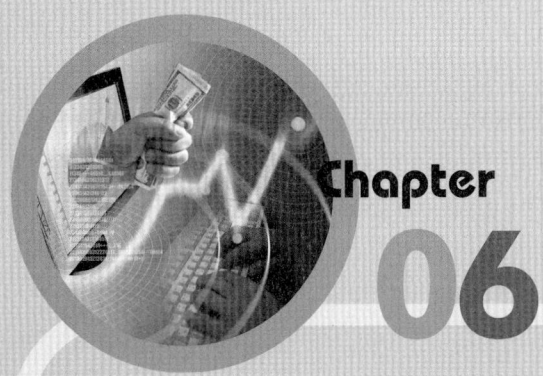

정규분포

6.1 연속 확률분포(continuous probability distribution)
6.2 정규분포(normal distribution)
6.3 표준화(standardization)
6.4 표준정규분포(standard normal distribution)

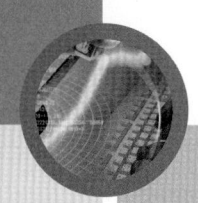

Chapter_6
정규분포

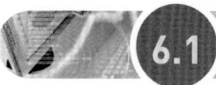 **연속 확률분포(continuous probability distribution)**

앞서 5.7에서 이산 확률분포의 확률변수를 다루었다. 이 절에서는 구간 내의 임의의 값을 갖는 확률변수가 취할 수 있는 값이 무한한 연속확률변수의 분포를 다루려 한다. 연속적인 척도로 측정된 변수는 무게, 힘, 온도 등이 있다.

연속형 확률분포의 개념은 상대도수 히스토그램으로부터 나온 것이다. 자료집합의 관찰값의 수(n)를 늘리면 히스토그램은 좁은 폭을 갖는 계급구간(class interval)에 의해 이루어진다.

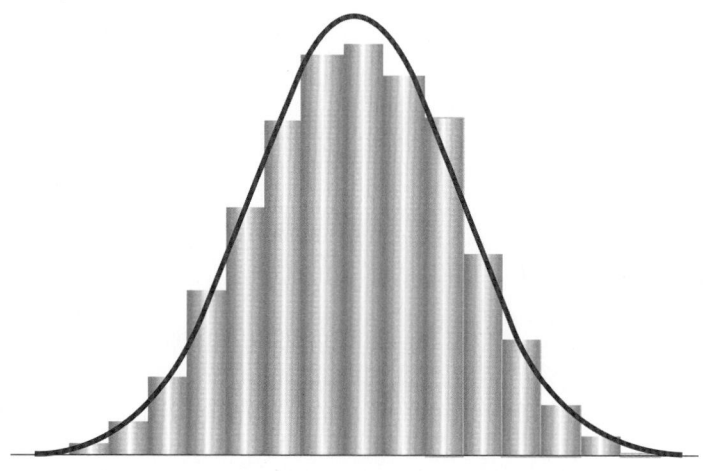

이렇게 히스토그램을 정교화 하는 과정에서 나타나는 곡선 형태를 연속확률변수 X의 확률밀도곡선(probability density curve)이라 한다. 이 곡선의 수학적 함수 $f(x)$를 연속확률변수 X의 확률밀도함수(probability density function)라 한다.

〈확률 밀도곡선의 여러 가지 모양〉

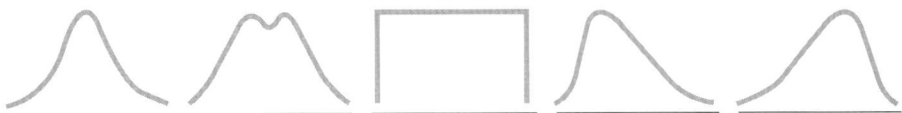

연속확률변수 X의 확률분포를 나타내는 확률밀도함수 $f(x)$는 모든 x에 대하여 0 이상의 값을 가지며, 확률밀도곡선 아래쪽의 총 면적은 1이다. 그리고 $P[a \leq X \leq b] = \int_a^b f(x)\,dx$로 a와 b 사이의 확률밀도곡선 아래쪽의 면적으로 적분형태로 표현된다.

연속형 확률밀도함수의 성질

- 확률밀도함수의 일정구간의 면적으로 확률이 표시됨.
- 적분을 통하여 확률을 구함.

① $0 \leq f(x)$
② $\int_{-\infty}^{\infty} f(x)\,dx = 1$
③ $P(a \leq X \leq b) = \int_a^b f(x)\,dx$
④ $P(X = a) = 0$
⑤ $E(X) = \int_{-\infty}^{\infty} xf(x)\,dx,\ Var(X) = \int_{-\infty}^{\infty} (x-\mu)^2 f(x)\,dx$

이산확률분포와는 다르게 $P[X = x] = 0$이다. 이는 연속확률변수의 경우 X는 특정한 값에서 취할 확률은 0이며 확률변수 X가 한 구간 내에 들어갈 확률만이 의미가 있다는 것을 말한다.

$P[X = a] = P[X = b] = 0$이므로
$P[a \leq X \leq b] = P[a < X \leq b] = P[a \leq X < b]$
$\qquad\qquad\qquad = P[a < X < b]$

이다. 그러나 이런 확률의 관계는 이산형 분포에서는 성립하지 않는다.

6.2 정규분포(normal distribution)

연속형 확률변수 X의 분포가 평균이 μ이고 분산이 σ^2(또는 표준편차가 σ)인 종모양의 형태를 따를 경우 그 확률변수는 평균이 μ이고 분산이 σ^2인 정규분포를 따른다고 하며, 다음과 같이 표기한다. 그리고 자연적, 사회적 현상의 많은 경우가 정규분포를 따르고 있다.

$X \sim N(\mu, \sigma^2)$

정규분포	
정규분의 확률밀도함수	$f(x) = \dfrac{1}{\sqrt{2\pi}\,\sigma} e^{-\frac{1}{2}\left(\frac{x-\mu}{\sigma}\right)^2}, \quad -\infty < x < +\infty$ 단, $\pi = 3.1416$ 이고 $e = 2.7183$ 이다.

다음은 평균(μ)과 분산(σ^2)이 다른 정규분포의 그림들이다.

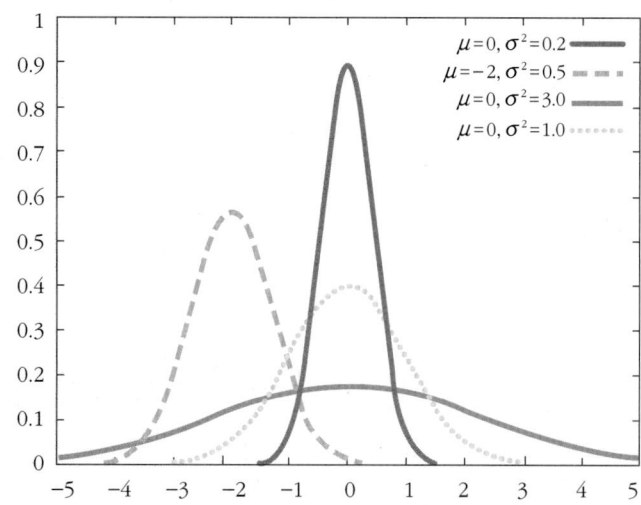

확률변수 X가 정규분포를 따를 경우 $X \sim N(\mu, \sigma^2)$ 다음과 같은 성질이 성립된다.

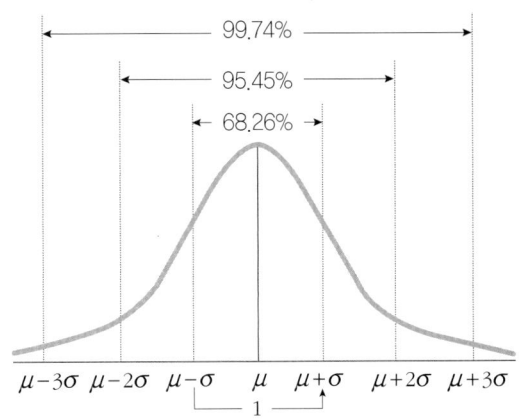

① 분포의 형태는 평균 μ를 중심으로 대칭이다.(평균 = 중위수 = 최빈수)
② 확률변수 X가 구간 $(\mu - \sigma, \mu + \sigma)$ 사이에 있을 확률은 0.683이다.
　이는 데이터의 68.3%가 그 구간 안에 있다는 것을 의미한다.
　⇒ $P(\mu - \sigma \leq X \leq \mu + \sigma) = 0.683$
③ 확률변수 X가 구간 $(\mu - 2\sigma, \mu + 2\sigma)$ 사이에 있을 확률은 0.954이다.
　이는 데이터의 95.4%가 그 구간 안에 있다는 것을 의미한다.
　⇒ $P(\mu - 2\sigma \leq X \leq \mu + 2\sigma) = 0.954$
④ 확률변수 X가 구간 $(\mu - 3\sigma, \mu + 3\sigma)$ 사이에 있을 확률은 0.997이다.
　이는 데이터의 99.7%가 그 구간 안에 있다는 것을 의미한다.
　⇒ $P(\mu - 3\sigma \leq X \leq \mu + 3\sigma) = 0.997$
⑤ 평균이 변해도 표준편차가 같다면 곡선의 모양은 변하지 않는다.
⑥ 같은 평균에 대해 표준편차가 달라지면 곡선의 높이와 모양이 달라진다.
　σ가 작아질수록 최대높이는 증가한다. 이는 μ에 대한 일정구간의 확률의 증가를 의미한다.

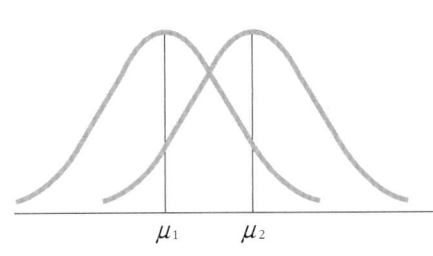

다른 평균 ($\mu_1 < \mu_2$)과 같은 표준편차 (σ)

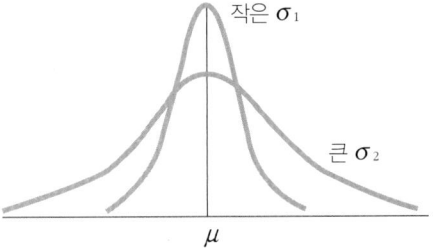

같은 평균 (μ)과 다른 표준편차($\sigma_1 < \sigma_2$)

6.3 표준화(standardization)

관심이 있는 확률변수 X에서 그 확률변수의 평균 μ를 빼는 것을 중심화(centralization)라고 한다. 그리고 중심화된 변수를 그 확률변수의 표준편차 σ로 나누는 것을 표준화라고 하며, 일반적으로 표준화된 확률변수를 Z로 표기한다.

중심화된 확률변수 $(X-\mu)$는 평균이 0이고 분산이 σ^2이며,
표준화된 확률변수 $Z = \dfrac{X-\mu}{\sigma}$는 평균이 0이고 분산은 1이 된다.

6.4 표준정규분포(standard normal distribution)

정규분포를 따르는 확률변수 X의 표준화된 확률변수 Z의 분포는 평균이 0이고 분산이 1인 정규분포를 따르며, 이 분포를 표준정규분포라고 부른다.
$Z \sim N(0, 1)$

표준정규분포
$X \sim N(\mu, \sigma^2)$이면, 표준화된 변수 $Z = \dfrac{X-\mu}{\sigma}$는 $Z \sim N(0, 1)$로 표준정규분포를 따른다.

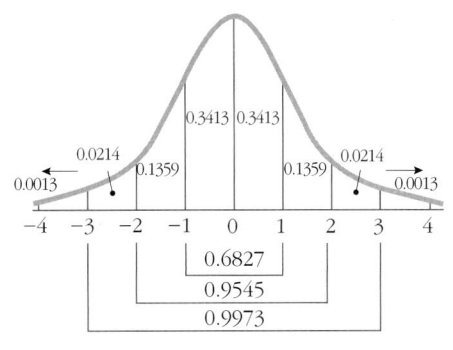
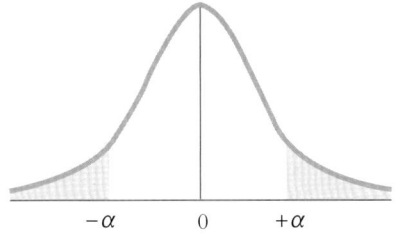

표준정규분포의 형태와 그 중요한 성질은 다음과 같다.

① 분포의 형태는 평균 0을 중심으로 대칭이다.

이는 양의 실수 a에 대하여 $P(Z \geq a) = P(Z \leq -a)$라는 것을 의미한다.

또한, 이 성질을 통해 $P(Z \leq 0) = 0.5$임을 알 수 있다.

② 확률변수 Z가 구간 $(-1, +1)$ 사이에 있을 확률은 0.683이다.

이는 데이터의 68.3%가 그 구간 안에 있다는 것을 의미한다.

⇒ $P(-1 \leq Z \leq +1) = 0.683$

③ 확률변수 Z가 구간 $(-2, +2)$ 사이에 있을 확률은 0.954이다.

이는 데이터의 95.4%가 그 구간 안에 있다는 것을 의미한다.

⇒ $P(-2 \leq Z \leq +2) = 0.954$

④ 확률변수 Z가 구간 $(-3, +3)$ 사이에 있을 확률은 0.997이다.

이는 데이터의 99.7%가 그 구간 안에 있다는 것을 의미한다.

⇒ $P(-3 \leq Z \leq +3) = 0.997$

모집단을 이루고 있는 관심 있는 확률변수(X)의 분포가 정규분포를 따를 경우 그 확률변수(X)의 표준화된 확률변수(Z)는 표준정규분포를 따른다. 이 경우 모집단을 이루는 i번째 데이터(x_i)의 표준화된 확률변수의 값 $z_i = \dfrac{x_i - \mu}{\sigma}$를 **표준화된 점수**(standardized score)라고 부른다. 그리고 $P[Z \leq z_i]$는 표준화된 점수보다 작은 값을 갖게 될 확률을 의미하며 표준정규분포의 함수를 z_i 이하 구간에서 적분한 값이 된다.

이러한 적분값의 의미는 모집단의 분포가 정규분포를 따를 경우 각 구성원이 전체 집단에서 차지하는 상대적인 위치를 표준화시켜 비교할 수 있다는 점에서 실용적인 의미가 크다.

예 학생들이 치른 수학시험 점수(X)의 평균(μ)이 35이고 표준편차(σ)가 5인 정규분포를 따른다고 한다. A의 수학성적이 42점이라고 할 경우 A의 표준화된 점수(z)와 $P[Z \geq z]$의 확률을 구하시오.

|풀이| $X \sim N(35, 5^2)$이므로 표준화된 변수 $Z = \dfrac{X-35}{5}$이다.
$x = 42$이면 $z = \dfrac{42-35}{5} = 1.4$이다.
따라서 $P[X \geq 42] = P[Z \geq 1.4] = 0.0808$로 (⇐표준정규분포표에서)
이는 A라는 학생보다 수학성적이 좋은 학생의 비율이 약 8.1%라는 것을 의미한다.

예 점심식사로 곁들여 먹을 상추 칼로리는 평균이 200이고 표준편차가 5인 정규분포를 따른다고 할 때, 다음을 계산하시오.
(1) 208cal를 넘을 확률
(2) 190cal와 200cal 사이에 있을 확률

|풀이| 상추의 칼로리를 X라고 하면 표준화된 변수는 $Z = \dfrac{X-200}{5}$이다.
(1) $x = 208$은 $z = \dfrac{208-200}{5} = 1.6$이다.
따라서 $P[X \geq 208] = P[Z \geq 1.6] = 1 - P[Z \leq 1.6] = 1 - 0.945 = 0.055$이다.
이는 208이상의 칼로리를 가질 상추의 비율이 5.5%라는 것을 의미한다.
(2) $x = 190$과 $x = 200$은 각각 $z = \dfrac{190-200}{5} = -2.0$과 $z = \dfrac{200-200}{5} = 0.0$이다.
따라서 $P[190 \leq X \leq 200] = P[-2.0 \leq Z \leq 0.0] = 0.5 - 0.0228 = 0.4772$이다.
이는 190과 200 사이의 칼로리를 가질 상추의 비율이 47.7%라는 것을 의미한다.

정규분포의 확률 계산

① 표준정규분포로 전환한다(Z값 구하기).

② 표준정규분포표에서 Z값에 해당하는 면적을 구한다.

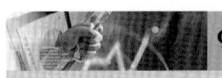

6.1 다음 주어진 Z값의 사이에 해당하는 정규분포 곡선 아래의 면적 값을 구하시오.
   a. $Z = 0$에서 $Z = 2.37$
   b. $Z = -1.85$에서 $Z = 1.85$
   c. $Z = 0$에서 $Z = 3.09$

6.2 다음 주어진 Z값의 오른쪽에 해당하는 정규분포 곡선 아래의 면적 값을 구하시오.
   a. $Z = 1.73$
   b. $Z = 2.55$
   c. $Z = 5$

6.3 정규분포 곡선 아래의 다음 면적에 해당하는 Z값을 구하시오.
   a. $+Z$값의 오른쪽 면적이 0.05인 경우, Z값을 구하시오.
   b. $+Z$, $-Z$ 값을 넘는 양쪽 끝의 면적 합이 0.05인 경우, $\pm Z$ 값을 구하시오.
   c. $+Z$, $-Z$ 값 사이의 면적 합이 0.90인 경우, $\pm Z$ 값을 구하시오.

6.4 다음에 해당하는 Z값을 구하시오.
   a. 95%
   b. 50%

6.5 다음은 남자들을 모집단으로 수축기 혈압에 대한 분포를 보여주는 그래프이다.

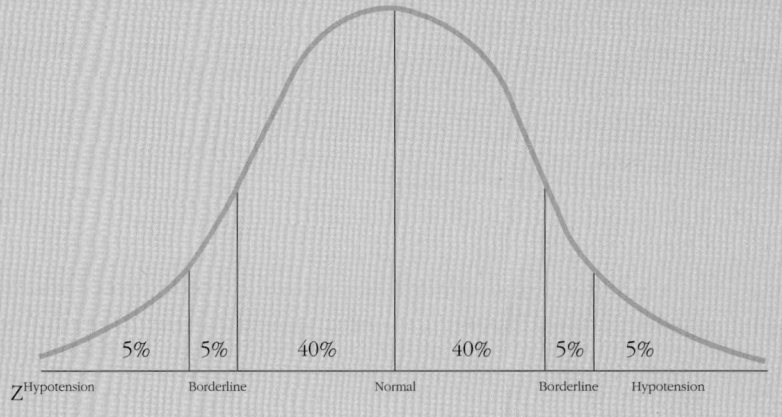

a. 그래프상의 나뉜 부분들에 대한 Z값을 구하시오.

b. 평균이 120 표준편차가 15일 경우, 그래프상의 나뉜 부분들에 대한 수축기 혈압을 구하시오.

c. 95%에 해당하는 값을 구하시오.

6.6 젊은 남성의 키가 평균이 60인치, 표준편차가 10인 정규분포를 따른다고 가정하는 경우, 다음 제시되는 소년들의 키에 대한 퍼센트를 구하시오.

a. 45에서 75 사이

b. 50보다 작은 경우

c. 75 이상인 경우

6.7 한 교사가 기말 시험문제를 준비하며, 상위 10% 학생에게 A를 주겠다고 하였다. 과거 같은 시험에서 평균은 75점이고 표준편차는 8점이었다. 이번 학생들이 이 시험을 치른다면, 얼마의 점수를 얻어야 A를 받을 수 있겠는가?

6.8 질병 X에 발병 연령은 평균이 50세이고 표준편차가 12년인 표준정규분포를 따른다고 가정할 때, 이 질병이 35세 이전에 발생할 확률은 얼마인가?

6.9 다음을 설명하시오.

a. 정규분포와 표준정규분포와의 차이점에 대해 설명하시오.

b. 통계학에서 왜 정규분포보다 표준정규분포를 더 선호하는지 설명하시오.

6.10 다음을 구하시오.

a. 25세 남성의 기대여명(life expectancy)은 평균이 55세이고 표준편차는 6년이다. 그렇다면 25세 남성이 65세 이상까지 살 수 있는 확률을 구하시오.

b. 위의 답을 얻기 위해서 전제되어야 할 조건이 무엇인지 설명하시오.

6.11 SAT점수는 수학영역과 언어영역에서 모집단의 평균(μ)이 500 모집단의 표준편차(σ)가 100으로 표준화 된다. 다음의 수학영역에 대한 질문에 답하시오.

a. 상위의 학교에 입학하기 위해서 상위 5%에 들어야 한다면 최소한 몇 점의 점수를 얻어야 하는지 구하시오.

b. 1만 명의 학생이 SAT시험을 치른다면 몇 명의 학생이 상위의 학교에 입학할 수 있는지 구하시오.
c. 60%에서 90% 사이에 있는 학교를 목표로 하는 학생들은 SAT점수를 얼마나 받아야 하는지 구하시오.
d. 위의 c에 해당하는 학교에서 60에서 90%에 속하는 학생들 모두에게 메일을 보내려 한다. 만일 1만 명의 학생이 SAT를 치렀다면 몇 통의 메일을 보내야 하는가?
e. SAT를 치른 90%의 학생의 최고점수와 최하점수를 구하시오.
f. 350점 이하의 SAT점수를 획득한 학생은 몇 %인지 구하시오.

6.12 의식상실의 역치는 평균이 4.7G 표준편차가 0.8G인 정규분포를 따른다. 임의로 한 조종사를 선택한 경우 3.5G 이하의 의식상실 역치를 가질 확률을 구하시오.

6.13 대학생들로부터 혈청 콜레스테롤 수치를 조사한 결과 정규분포를 따랐다. 남학생의 경우 평균이 195이고 표준편차가 10이었다. 여학생의 경우 평균이 185 표준편차가 12였다.
a. 상위 5% 남성의 콜레스테롤 수치를 구하시오.
b. 콜레스테롤 수치가 180 이하인 남성의 확률을 구하시오.
c. 콜레스테롤 수치가 180에서 200 사이에 속하는 남성의 확률을 구하시오.

Chapter 07

표본분포

7.1 표본분포와 표본평균의 분포
7.2 중심극한 정리(central limit theorem)
7.3 평균의 표준오차(standard error)
7.4 (스튜던트의) t 분포

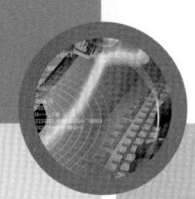

Chapter_7

표본분포

우리가 관심을 가지는 대상인 모집단을 잘 대표할 수 있는 표본을 추출하는 것이 표본추출의 목적이다. 이런 표본을 얻으려면 모집단을 구성하고 있는 각 데이터들이 표본에 동일한 확률로 추출되어야 한다는 것을 의미한다. 이러한 추출을 **확률표본추출**(probability sampling)이라 부르고, 확률표본추출에 의하여 추출된 표본을 **확률표본**(random sample)이라 부른다.

이렇게 얻어진 표본을 이용하여 모집단을 **추론**(inference)한다는 것은 표본에서 얻어진 관측값을 이용하여 모집단의 일반적인 특징을 이끌어내는 것이다. 경우에 따라 표본을 통해서만 모집단에 접근할 수 있다면, 모수에 대한 추론은 표본으로부터 계산된 값에 의존할 수밖에 없는 것이다. 즉 표본평균($\overline{X}$)과 같은 통계량의 변동을 통해 모집단 변동의 관련성을 이해하는 것이다.

여기서 모집단의 수치적 특성을 나타내는 값을 '**모수**'라 부르고, 표본에 근거한 값은 '**통계량**'이라 부르며 표본평균, 표본중앙값, 표본표준편차 등이 있다.

표본과 통계량에 관한 세 가지 중요한 점을 지적하면

① 표본은 모집단의 일부이므로 통계량으로부터 계산된 수치값은 정확히 모수의 참값과 일치할 것이라고 기대할 수는 없다.

② 통계량의 관측값은 많은 가능한 표본자료 중에서 추출된 특정한 하나의 표본에만 의존한다.

③ 표본을 반복적으로 추출한다면 그로부터 계산된 통계량 값은 달라지므로 그 값들은 변동을 가지게 된다.

실제로 우리는 많은 가능한 표본 중에서 하나의 표본만을 추출하게 되고, 따라서 하나의 표본평균값($\bar{x}$)만을 관측하게 된다. 그러나 표본을 반복적으로 추출할 때 $\bar{x}$값은 각기 달라질 것이고, $\bar{x}$값들이 얼마만큼의 변동을 가지는가를 알게 되면 $\bar{x}$를 통해 μ값을 얼마나 정확하게 알아낼 수 있는가를 결정할 수 있다.

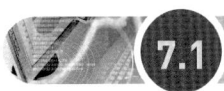

7.1 표본분포와 표본평균의 분포

앞에서 반복된 표본에서 통계량의 값이 변한다는 사실을 공부하였다. 통계량은 그 자체가 확률변수이고 따라서 확률분포를 가지게 된다.

표본분포

통계량의 확률분포를 표본분포(sample distribution)라 한다.

모집단으로부터 추출된 확률표본 $X_1, X_2, \cdots, X_n$이 서로 독립적으로 추출되었고, 각각의 분포가 모집단과 동일할 때, X_i를 '모집단으로부터 추출된 크기가 n인 확률표본' 이라 부른다. 이 확률표본들로부터 구한 통계량(예 : 표본평균, 표본분산 등)의 확률분포를 **표본분포**(sample distribution)라 한다.

평균이 μ이고 분산이 σ^2인 정규분포를 따르는 모집단으로부터 추출한 크기가 n인 확률표본들 $X_1, X_2, \cdots, X_n$의 표본평균($\overline{X}$)의 분포는 평균이 μ이고 분산이 $\dfrac{\sigma^2}{n}$인 정규분포를 따른다.

$$\overline{X} = \frac{1}{n}\sum_{i=1}^{n} X_i, \quad \overline{X} \sim N\left(\mu, \frac{\sigma^2}{n}\right)$$

표본평균($\overline{X}$) 분포	
평균	$E(\overline{X}) = \mu$ (=모평균)
분산	$Var(\overline{X}) = \dfrac{\sigma^2}{n}$ $\left(= \dfrac{\text{모분산}}{\text{표본 크기}}\right)$
표준편차	$sd(\overline{X}) = \dfrac{\sigma}{\sqrt{n}}$ $\left(= \dfrac{\text{모표준편차}}{\sqrt{\text{표본 크기}}}\right)$

7.2 중심극한 정리(central limit theorem)

모집단이 정규분포를 따르지 않을 때, 표본평균 $\overline{X}$의 분포는 모집단의 분포가 무엇이냐에 따라서 달라진다. 그러나 모집단의 분포가 무엇이든지 관계없이 모집단에서 추출한 표본의 크기(n)가 클 경우(일반적으로, $n \geq 30$)이면 표본평균 $\overline{X}$의 분포는 근사적으로 정규분포를 따르게 된다. 이를 중심극한정리라고 한다.

중심극한정리

평균이 μ, 분산이 σ^2인 임의의 모집단으로부터
표본의 크기(n)가 크면

표본평균 $\overline{X}$는 근사적으로 평균이 μ, 분산이 $\dfrac{\sigma^2}{n}$인 정규분포를 따른다.

$$\overline{X} \sim N\left(\mu, \dfrac{\sigma^2}{n}\right)$$

따라서 $\overline{X}$를 표준화한 $Z = \dfrac{\overline{X} - \mu}{\dfrac{\sigma}{\sqrt{n}}}$는 근사적으로 표준정규분포를 따른다.

$$Z \sim N(0, 1)$$

중심극한정리의 실용적인 의미는 모집단의 분포가 연속형이든 이산형이든 또는 대칭이든 비대칭이든 상관없이 모평균과 모분산이 유의하게 존재하기만 하면 중심극한

정리를 사용할 수 있다는 것이다. 표본의 크기가 충분히 크기만 하다면 표본평균($\overline{X}$)의 분포는 언제나 정규분포에 가깝고, 이런 의미에서 정규분포는 통계학적 방법의 개발에 있어서 중심 역할을 한다고 할 수 있다.

예 산업체 근로자들의 악력(쥐는 힘)의 모평균(μ)은 110, 표준편차(σ)는 10으로 알려져 있다. 75명의 근로자들의 확률표본을 추출할 때 악력의 표본평균이
(1) 109와 112 사이에 있을 확률은?
(2) 111보다 클 확률은?

|풀이| 표본의 크기 $n = 75$로 충분히 크므로, 중심극한정리에 의하여 표본평균($\overline{X}$)의 분포는 평균 $E(\overline{X}) = \mu = 110$, 표준편차 $sd(\overline{X}) = \dfrac{\sigma}{\sqrt{n}} = \dfrac{10}{\sqrt{75}} = 1.155$ 인 정규분포에 가깝다.

표본평균을 표준화하면 $Z = \dfrac{\overline{X} - \mu}{\sigma/\sqrt{n}} = \dfrac{\overline{X} - 110}{1.155}$ 이다.

(1) 각각의 z값을 계산하면, $\dfrac{109 - 110}{1.155} = -0.866$, $\dfrac{112 - 110}{1.155} = 1.732$가 된다.
따라서, 구하고자 하는 확률은
$P[109 \leq \overline{X} \leq 112] = P[-0.866 \leq Z \leq 1.732] = 0.958 - 0.193 = 0.765$이다.
즉, 근로자들의 악력이 109와 112에 있을 비율은 76.5%라는 것을 의미한다.

(2) z값은 $\dfrac{111 - 110}{1.155} = 0.866$으로, 구하고자 하는 확률은
$P[\overline{X} \geq 111] = P[Z \geq 0.866] = 1 - P[Z \leq 0.866] = 1 - 0.807 = 0.193$이다.
이는 근로자들의 악력이 111보다 클 확률이 19.3%라는 것을 의미한다.

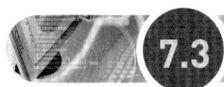

7.3 평균의 표준오차(standard error)

앞의 정리를 이용하면, 비록 우리가 현실적으로 모집단에 대하여 관심을 가지고는 있지만 구체적인 정보가 없을지라도 표본평균의 분포는 근사적으로 정규분포를 따른다는 사실을 이용하여 모집단의 모수, 특히 모평균(μ)에 대한 유용한 정보를 이끌어

낼 수 있다는 것을 의미한다. 좀더 구체적으로 말하자면 표본평균($\overline{X}$)을 토대로 모평균의 값(μ)이 어느 정도 되는지를 말하는 모평균에 대한 신뢰구간(confidence interval)을 구할 수 있으며, 모평균이 특정한 값이라는 가설을 검정하는 것이 가능하게 된다. 이에 대한 구체적인 내용은 뒤에서 다루기로 한다.

> 모수를 추정하기 위해서 사용되는 통계량을 추정량(estimator)이라 부른다. 이 추정량의 표준편차를 표준오차(standard error)라 부르고 S.E.라고 표시한다.

확률표본으로부터 모평균을 추정할 때 가장 직관적인 추정량은 표본평균($\overline{X}$)일 것이다. 이 $\overline{X}$를 이용하여 모평균 μ를 추정한다면, 이 값을 μ의 **점추정값**(point estimate) 또는 **추정값**(estimate)이라 부른다. 그러나 하나의 값으로 모수를 추정할 때 정밀도에 관한 언급이 필요하게 된다. 이때 추정량의 분포가 갖는 변동의 크기를 함께 명시하는데, 추정량의 표준편차(표준오차)는 이 변동에 대한 정보를 제공해 준다. 즉 추정량 $\overline{X}$가 모수 μ의 참값으로부터 $2 \times \dfrac{\sigma}{\sqrt{n}}$ 내에 있을 확률이 0.954라면 이 확률은 $\overline{X}$가 μ를 얼마나 가깝게 추정하였는가를 의미한다.

7.4 (스튜던트의) t 분포

많은 경우 모집단의 표준편차(σ)를 알지 못한다. σ값을 알지 못하면 우리는 Z값도 구할 수 없게 된다. 그러나 우리는 σ값을 알지 못하더라도 σ값의 추정량인 표본의 표준편차(s)를 이용하여 그 값을 추정할 수 있다. 4장에서 우리는 표본 표준편차(s)를 다음과 같이 구하였다.

$$s = \sqrt{\dfrac{\sum_{i=1}^{n}(x_i - \overline{x})^2}{n-1}}$$

하지만 과연 이 s값을 σ값 대신에 쓸 수 있을까? 다행히도 그렇다. 하지만 더 이상 표준 정규 분포를 사용할 수는 없게 된다. 그 대신 영국인 고셋(W. S. Gosset)에 의해 처음 연구된 Student's t분포를 사용한다. 고셋은 1908년에 필명인 Student를 사용하여 자기의 연구결과를 발표하였다. t값은 다음과 같다.

$$t = \frac{\overline{X} - \mu}{\frac{s}{\sqrt{n}}}$$

새로운 기호 t는 표준정규 확률변수 Z와 구분하기 위해 사용되었다. 사실 t는 σ 대신 추정량 s를 사용하므로 표준화된 확률변수가 아니고, s를 사용하기 때문에 표본의 크기(n)의 영향을 받게 된다. 즉 대표본($n \geq 30$)에서는 σ 대신 추정량 s를 사용하여도 분포가 거의 변하지 않지만, 소표본에서는 큰 차이가 나게 되는 것이다.

앞 장에서 대표본을 이용할 수 있을 경우 모평균에 대한 추론을 다루었다. 이 추론 방법들은 $\overline{X}$의 분포가 근사적으로 정규분포임을 말해준다는 중심극한정리에 의하여 가능하였다. 그러나 통계조사에서 소표본(일반적으로 $n \geq 30$)으로부터 통계적 추론을 해야 할 경우도 있다. n이 작을 때는 $\overline{X}$의 분포는 모집단의 분포의 형태에 많이 의존하게 되고, 소표본에서는 중심극한정리를 더 이상 적용할 수 없기 때문에 통계적 방법의 전개에 있어서 모집단의 분포에 관한 더 많은 정보를 필요로 한다. 달리 말하자면, 모집단 분포가 특정 조건을 만족하면 적절한 추론 방법을 찾을 수 있는 것이다.

그러므로 t분포를 정의할 때는 반드시 '자유도(degree of freedom)= $n-1$'이라는 단서를 필요로 한다. 표본의 크기 n이 달라지면 t분포가 달라지기 때문에 자유도(df)는 반드시 명시되어야 한다. 이때 $n-1$은 s^2값의 분모와도 일치한다.

t 분포

$X_1, X_2, \cdots, X_n$이 정규모집단 $X \sim N(\mu, \sigma^2)$에서 추출된 확률표본이고

$$\overline{X} = \frac{1}{n} \sum_{i=1}^{n} X_i, \quad s^2 = \frac{\sum_{i=1}^{n}(X_i - \overline{X})^2}{n-1} \text{ 이면,}$$

$$t = \frac{\overline{X} - \mu}{s/\sqrt{n}} \text{의 분포를}$$

자유도(df) = $n-1$인 t분포라 부른다.
(Student's t-distribution with n-1 degree of freedom).

아래 그림은 자유도가 각각 1, 5 인 t분포의 확률밀도곡선과 표준정규분포의 확률밀도 곡선을 나타내고 있다. t분포는 0을 중심으로 대칭이지만, $N(0, 1)$보다 두꺼운 꼬리를 가지고 있다. 그러나 자유도가 커짐에 따라 t분포는 $N(0, 1)$에 가까워진다. 이는 "n이 클 때, t값은 근사적으로 표준정규분포를 따른다"는 것을 알려준다.

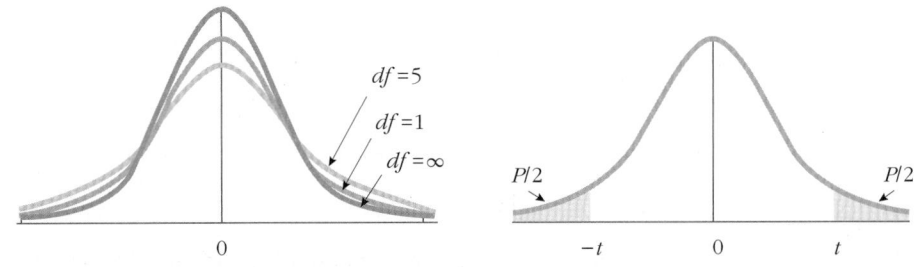

부록 [표 3]에는 각 자유도(df)에서 유의수준 α의 여러 가지 값에 대하여 t분포의 상위 α인 점 t_α를 수록하고 있다. t분포의 확률밀도곡선은 0을 중심으로 대칭이므로 하위 α인 점은 $-t_\alpha$가 된다. 부록의 표에서 $df=\infty$라고 표시된 마지막 행은 $N(0,1)$ 분포의 α인 점 Z_α와 정확히 일치한다.

〈모집단 분포와 표본평균 분포〉

	모집단 분포	표본평균 분포
평균	μ	$\mu_{\bar{x}} = \mu$
표준편차	σ	$\sigma_{\bar{x}} = \dfrac{\sigma}{\sqrt{n}}$
Z값	$Z = \dfrac{x-\mu}{\sigma}$	$Z = \dfrac{\bar{x}-\mu}{\sigma/\sqrt{n}}$
t값		$t = \dfrac{\bar{x}-\mu}{s/\sqrt{n}}$

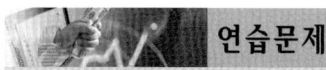

연습문제

7.1 연습문제 6.5의 모집단으로부터 $n=36$의 표본을 뽑았다고 가정하는 경우, 이 표본의 평균($\bar{x}$)과 표준편차(σ)를 구하시오.

7.2 연습문제 6.6의 모집단으로부터 $n=25$의 표본을 뽑았다고 가정하는 경우, 다음 표본평균의 백분율을 구하시오.
   a. $57 < \bar{x} < 63$
   b. $\bar{x} > 61$

7.3 연습문제 6.8을 참조로 하여
   a. $n = 16$일 때 평균의 표준오차(stand error)를 구하시오.
   b. $n = 64$일 때 평균의 표준오차(stand error)를 구하시오.
   c. n과 $SE(\bar{x})$ 사이에는 어떤 관계가 있는가?

7.4 20세 남자의 신장은 거의 정규분포를 따르며, 평균(μ)이 71이고 모집단의 표준편차(σ)는 5라고 가정한다. 이 모집단에서 15명의 20세 남자를 표본추출하고 키를 측정하였을 때 다음의 표본평균($\bar{x}$)에 대한 백분율을 구하시오.
   a. $\bar{x} \geq 77$
   b. $65 < \bar{x} < 75$

7.5 신생아 신장의 평균(μ)이 52.5cm, 표준편차(σ)가 4.5cm라고 가정한다. 표본의 수가 $n=10$일 때와 $n=15$일 경우, 표본평균($\bar{x}$)가 56cm보다 큰 값을 가질 때의 백분율을 구하시오.
   a. $n = 10$일 때, $P(\bar{x} > 56)$
   b. $n = 15$일 때, $P(\bar{x} > 56)$

7.6 신생아 체중의 평균(μ)이 3,360g, 표준편차(σ)가 490g이라고 가정한다. 다음 값을 계산하기 전에 분포에 대한 어떤 가정을 해야 하는지 밝히고, 그 값을 구하시오.
   a. $P(2300 < x < 4300)$
   b. $P(x \geq 5000)$

7.7 연습문제 7.6의 모집단으로부터 49명의 신생아 표본을 뽑았다고 가정한다. 다음 값을 계산하기 전에 분포에 대한 어떤 가정을 해야 하는지 밝히고, 그 값을 구하시오.
   a. 이 표본분포의 평균($\bar{x}$)과 표준오차(SE)를 구하시오.
   b. $P(3100 < \bar{x} < 3600)$
   c. $P(\bar{x} < 2500)$

7.8 다음을 설명하시오.
   a. 모집단 관찰값의 분포와 표본평균의 분포의 차이
   b. 표준편차(standard deviation)과 표준오차(standard error)의 차이
   c. 표준편차(standard deviation)와 표준오차(standard error)의 사용

7.9 A지역 남성의 콜레스테롤 수치는 평균($\bar{x}$)이 200, 표준편차(σ)가 25인 정규분포를 따른다고 가정한다. 이 모집단에서 49명의 남자를 임의로 표본 추출한 경우 표본평균의 190과 205 사이에 있을 확률을 구하시오.

7.10 11세 백인 남아의 노력성 폐활량(FVC)은 평균($\bar{x}$)이 2,400cc, 표준편차(σ)가 400cc인 정규분포를 따른다고 가정한다. $n=64$로 표본 추출한 경우 표본평균의 확률을 구하시오.
   a. $P(\bar{x} > 2500)$
   b. $P(2300 < \bar{x} < 2500)$
   c. $P(\bar{x} < 2350)$

7.11 17세 여성의 수축기 혈압(BP)은 평균($\bar{x}$)이 118mmHg, 표준편차(σ)가 12mmHg인 정규분포를 따른다고 가정하고 다음을 구하시오.
   a. 혈압이 112mmHg와 124mmHg 사이에 있을 확률
   b. 임의로 16명의 소녀들을 표본추출하여 수축기 혈압의 평균을 구한 경우, 각각의 표본들의 평균이 112mmHg와 124mmHg 사이에 있을 확률
   c. a와 b의 결과를 비교해 보고, 둘의 차이점에 대한 이유

7.12 표 2.2에서 $\bar{x}=73$, $\sigma^2=121$이다. 임의로 사람들을 추출한 경우, 이완기 혈압에 대한 확률을 구하시오.

a. $P(80 < x < 100)$
   b. $P(x > 90)$

7.13 $\bar{x} = 150$, $s = 40$인 정규분포를 따르는 자료들에 대하여 다음의 확률을 구하시오.
   a. $P(x < 100)$
   b. $P(100 < x < 200)$
   c. $P(x > 160)$
   d. $P(x < 160)$

7.14 연습문제 7.13에서 $n = 100$인 표본을 추출하는 경우, 구해진 x값이 160 이하일 확률을 구하시오.

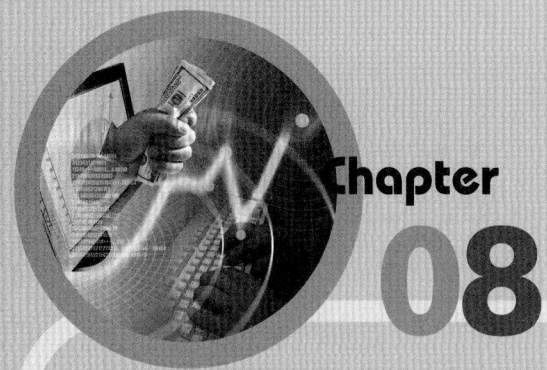

Chapter 08

추정과 가설검정

8.1 통계적 추론의 개념
8.2 모수의 추정
8.3 가설검정(hypothesis testing)
8.4 단일표본에서의 모평균에 대한 가설검정

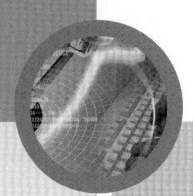

Chapter_8
추정과 가설검정

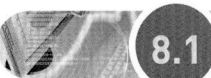 **통계적 추론의 개념**

통계 자료 분석의 가장 중요한 목적은 모집단에서 표본을 추출하여 자료를 수집한 후 표본자료에 함축된 정보를 가지고 모집단의 특성을 찾아내는 것이다. 이와 같이 표본으로부터의 정보를 이용하여 모집단에 대한 추측 또는 결정을 하는 과정을 **통계적 추론**(statistical inference)이라고 한다. 모집단의 분포를 가정하였으면 모집단의 특성을 알아보기 위하여 모수에 대하여 통계적 추론을 하게 된다. 대부분의 경우 모수란 모평균, 모분산, 모표준편차, 모비율 등의 수치를 말한다.

통계적 추론은 다음의 두 분야로 나누어진다.
- **모수의 추정**(Estimation of Paramerters)
    - 점 추정(Point Estimation)
    - 구간 추정(Interval Estimation)
- **통계적 가설 검정**(Statistical Hypothesis Testing)

추정에는 모수의 값을 몰라서 표본으로부터 그 값이 얼마인가를 한 개의 값으로 택하는 점추정과, 모수의 참값이 포함될 것으로 기대되는 범위를 택하는 과정인 구간 추정이 있다. 가설 검정은 모집단의 어떤 현상에 대한 예상 또는 주장이 옳은지 틀린지를 표본자료를 이용하여 판단하는 것이다. 즉 모수의 값이 지정된 범위 내에 존재하는지 여부를 통계적으로 결정하는 추론이다.

8.2 모수의 추정

8.2.1 점 추정

단 하나의 값으로 모수를 추정하는 과정을 점추정이라 한다. 흔히 관심 있는 모수들은 한 모집단의 경우 평균, 분산, 표준편차, 비율 등이며, 두 모집단의 경우 상관계수 등이다. 이들 모집단의 모수를 추정하는 데 사용하는 통계량을 추정량(estimator)이라고 하며 추정량의 관측값을 추정값(estimate)이라 한다.

모수를 θ로 나타낸다면 추정량은 흔히 $\hat{\theta}$로 나타낸다.

표 8.1 모수와 추정량

모수 (θ)		추정량 ($\hat{\theta}$)	
모평균	μ	표본평균	$\overline{X}$
모분산	σ^2	표본분산	s^2
모표준편차	σ	표본표준편차	s
모비율	p	표본비율	$\hat{p}$

추정량 $\hat{\theta}$는 미지의 모수 θ를 추정하기 위하여 수집된 표본관측들의 함수이다. 추정량 $\hat{\theta}$는 통계량이며 확률변수이다. 따라서 확률분포를 갖는다. 추정량 $\hat{\theta}$에 관측값을 대입하여 계산된 값을 추정값이라 한다. 추정량은 동일하지만 표본에 따라서 계산되는 추정값은 달라지게 된다.

그렇다면 적당한 추정량을 어떻게 구할 수 있을까? 무엇보다도 추정량 $\hat{\theta}$는 미지의 모수 θ를 정확히 추정할 수 있어야 한다. 그러나 현실적으로 완벽한 추정량은 구할 수 없다. 하나의 표본을 추출하여 추정값을 계산하고, 다시 새로운 표본을 추출하여 추정값을 계산했을 때 이들의 값이 같기란 어렵다. 그러나 반복적으로 추출된 표본으로부터의 추정값들의 평균값이 미지의 모수와 일치한다면 바람직할 것이다. 다시 말하면 추정량의 분포의 중심이 추정하려는 모수여야 한다. 분포의 중심에 대한 측도 중의 하나는 기대값이다. 일반적으로 미지의 모수 θ에 대한 추정량 $\hat{\theta}$의 바람직한 선택 기준은 $E(\hat{\theta}) = \theta$라고 할 수 있다. 이러한 성질을 갖는 추정량을 **불편의추정량**(Unbiased Estimator)이라고 한다.

만일 $E(\hat{\theta}) = \theta$이면 추정량 $\hat{\theta}$은 모수 θ에 대하여 비편향(unbiased)이라고 하며, 그렇지 않으면 $\hat{\theta}$를 모수 θ에 대한 편향추정량(biased estimator)이라 한다. 그리고 미지의 모수 θ에 대한 추정량으로서 최소의 분산을 갖는 비편향추정량을 선택해야 하며 이러한 성질을 갖는 추정량을 θ에 대한 **최소분산 비편향추정량**(minimum variance unbiased estimator)이라고 부른다.

일단 추정량이 선택되면 다음은 얻은 관측값들을 추정량의 공식에 집어넣어 추정값, 즉 점 추정값을 계산하는 것이다. 추정값의 정확도는 추정량 분포의 퍼짐성, 곧 변동(variability)의 정도에 따라 결정된다. 변동의 정도는 보통 추정량의 표준편차 값으로 주어지며 이것을 추정량의 표준오차(standard error)라고 한다.

모집단의 평균 μ에 대한 점 추정량은 모집단으로부터 추출한 랜덤 표본의 평균 $\bar{X}$이며, 모집단의 표준편차 σ에 대한 점 추정량은 모집단으로부터 추출한 랜덤 표본의 표본편차 s이다.

8.2.2 구간 추정

모수의 추정값으로서 단일 숫자를 사용하기보다는 모수가 포함될 만한 숫자들의 범위를 명시하는 추정 방법이 더 보편적이다. 예를 들어 전구의 수명을 추정하기 위하여 $n = 10$개의 표본을 임의로 뽑아서 조사한 결과 $\bar{x} = 1,200$시간을 구했다면 평균수명은 1,200시간으로 추정될 것이다. 그런데 이와 같은 점추정에서는 오차의 개념이 없기 때문에 1,200시간이 얼마나 정확한 추정값인지 판단할 수가 없다. 그러므로 $\bar{X}$의 값과 σ값을 같이 사용한 개념이 필요하다. 즉 표본평균의 값이 추정하려는 모평균과 일치하기를 기대할 수 없으므로 추정값 자체를 표본오차까지 고려하여 구간으로 만드는 것이 더 낫다는 말이다. 모수를 추정하기 위하여 사용되는 값의 범위를 구간추정값(Interval Estimate)이라 하고 이러한 값들의 범위로 모수를 추정하는 과정을 구간추정(Interval Extimation)이라 한다.

일반적으로 모수 θ에 대해 통계량 L과 U가 있어서

$$P(L < \theta < U) = 1 - \alpha$$

일 때 구간 (L, U)의 관측값 (l, u)를 θ의 $100(1-\alpha)\%$ 신뢰구간(confidence interval)이라 하며, l은 신뢰하한(lower confidence limit), u를 신뢰상한(upper confidence limit)이라 한다. $1-\alpha$를 신뢰수준(confidence level), 또는 신뢰계수(confidence coefficient)라 하며, α는 유의수준(significance level)이라고 한다.

모평균 μ의 신뢰구간을 구해보자. 정규분포에서 $\overline{X}$의 분포로부터 다음이 성립한다.

$$1 - \alpha = P\left(-z_{\frac{\alpha}{2}} < \frac{\overline{X} - \mu}{\frac{\sigma}{\sqrt{n}}} < z_{\frac{\alpha}{2}}\right)$$

$$= P\left(\overline{X} - z_{\frac{\alpha}{2}} \frac{\sigma}{\sqrt{n}} < \mu < \overline{X} + z_{\frac{\alpha}{2}} \frac{\sigma}{\sqrt{n}}\right)$$

따라서 모평균 μ의 $100(1-\alpha)\%$ 신뢰구간은 다음과 같다.

$$\overline{X} \pm z_{\frac{\alpha}{2}} \frac{\sigma}{\sqrt{n}} = \left(\overline{X} - z_{\frac{\alpha}{2}} \frac{\sigma}{\sqrt{n}}, \ \overline{X} + z_{\frac{\alpha}{2}} \frac{\sigma}{\sqrt{n}}\right)$$

예를 들어 $\alpha = 0.05(5\%)$ 일 때, μ의 95% 신뢰구간은

$$\overline{X} \pm z_{0.05} \frac{\sigma}{\sqrt{n}} = \left(\overline{X} - 1.96 \frac{\sigma}{\sqrt{n}}, \ \overline{X} + 1.96 \frac{\sigma}{\sqrt{n}}\right)$$

이다. 이와 같이 신뢰구간의 범위를 나타내는 값인 $1.96\frac{\sigma}{\sqrt{n}}$을 $\overline{X}$의 오차한계라고 하며, $\overline{X}$의 표준편차에 해당하는 $\frac{\sigma}{\sqrt{n}}$를 $\overline{X}$의 표준오차(standard error)라고 한다. σ를 알지 못할 때는 $\overline{X}$의 표준오차를 $\frac{s}{\sqrt{n}}$로 추정하며 편의상 이 추정값을 표준오차라고 부르기도 한다. 이를 요약하면 다음과 같다.

정규모집단에서 σ를 알 때 $\overline{X}$를 이용한 μ의 추정

표준오차 : $SE(\overline{X}) = \frac{\sigma}{\sqrt{n}}$ (또는 $\frac{s}{\sqrt{n}}$)

$100(1-\alpha)\%$ 오차한계: $z_{\frac{\alpha}{2}} \frac{\sigma}{\sqrt{n}}$

$100(1-\alpha)\%$ 신뢰구간 : $\overline{X} \pm z_{\frac{\alpha}{2}} \frac{\sigma}{\sqrt{n}}$

이제 신뢰구간의 의미를 생각해 보면 모평균 μ의 95% 신뢰구간은 $\overline{X} \pm z_{\frac{\alpha}{2}} \frac{\sigma}{\sqrt{n}}$이며 관측을 반복할 때마다 $\overline{X}$의 값이 변하므로 신뢰구간의 위치가 달라진다. 이와 같이 신뢰구간을 반복해서 구할 때 전체 신뢰구간 중 95%는 μ를 포함한다고 기대할 수 있다는 뜻이다.(그림 8.1)

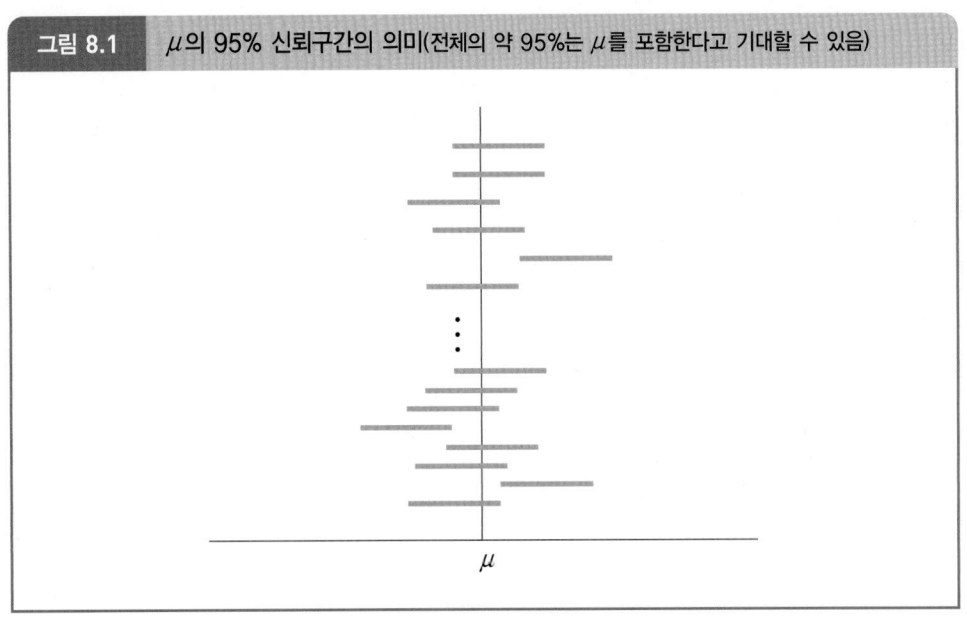

그림 8.1 μ의 95% 신뢰구간의 의미(전체의 약 95%는 μ를 포함한다고 기대할 수 있음)

8.3 가설 검정(hypothesis testing)

표본으로부터 주어지는 정보를 이용하여 모수에 대한 예상, 주장 또는 단순한 추측 등의 옳고 그름을 판정하는 과정을 통계적 가설검정(statistical hypothesis testing) 또는 간단히 검정이라고 한다. 통계적 가설은 모집단에 대한, 다시 말하면 모수에 대한 진술이다. 이러한 가설은 표본에 포함된 정보를 토대로 옳고 그름을 판정하게 된다. 이때 연구자가 새롭게 주장하고자 하는 것을 대립가설로 설정하고 지금까지 믿고 있었던 사실, 또는 대립가설과 반대되는 것을 귀무가설로 설정한다. 통계적 가설 검정은 표본자료를 가지고 계산한 결과를 토대로 귀무가설을 기각할지 아니면 채택할지를 결정하는 절차이다. 이것을 유의성 검정(significance testing)이라고도 하며 그 절차는 다음과 같다.

1. 귀무가설(null hypothesis)과 대립가설(alternative hypothesis)을 설정한다.
2. 표본으로부터 적절한 자료를 수집하여 기초통계량을 계산한다.
3. 귀무가설에 해당하는 검정 통계량(test statistic) 값을 계산한다.
4. 검정통계량 값을 이미 알려진 확률분포의 값과 비교한다.
   ① 검정통계량 값이 기각역에 속하는지를 검토한다.
   ② *p-value*(*p*-값)를 계산하고 유의수준과 비교한다.
   ③ 신뢰구간을 계산하고 가정한 값을 포함하는지 검토한다.
5. 통계적 결정과 결론을 내린다.

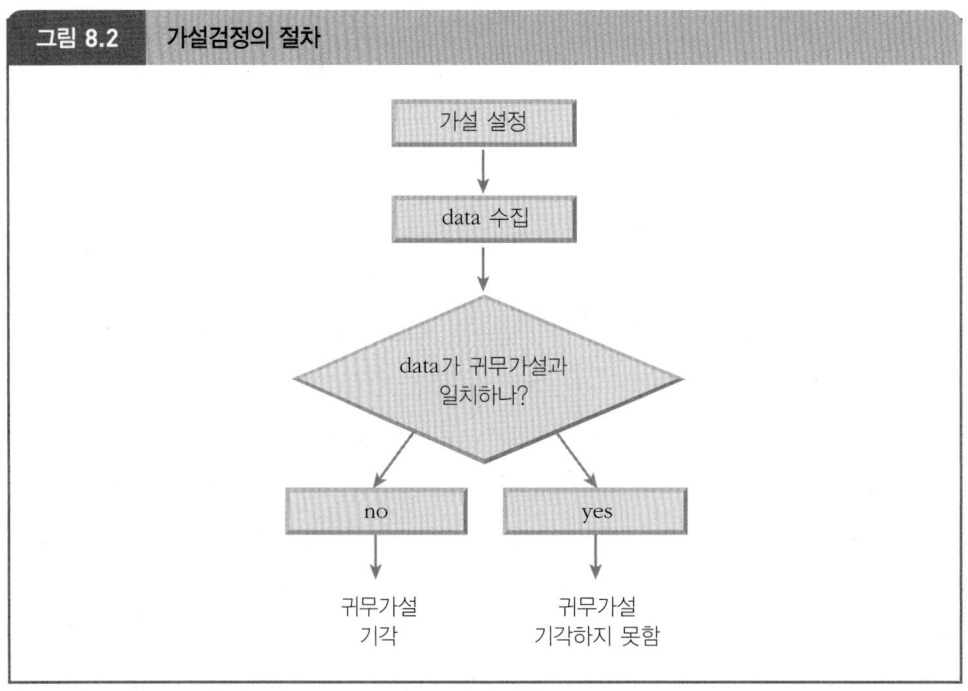

그림 8.2 가설검정의 절차

8.3.1 통계적 가설(statistical hypothesis)

통계적 가설이란 모집단의 특성이나 모수에 대한 예상, 주장 또는 단순한 추측 등과 이에 대하여 대립되는 두 가지 주장에 대하여 통계적으로 정리해 놓은 것이다. 특히 자료로부터 강력한 증거에 의하여 입증하고자 하는 가설을 대립가설(H_1, alternative hypothesis)이라 한다. 즉 연구자가 연구하고자 하는 이론과 직접적인 관련이 있는, 또는 주장하고자 하는 가설이다. 그러므로 대립가설을 연구가설(research hypothesis)이라고도 한다. 그리고 이에 상반되는 가설을 귀무가설(H_0, null hypothesis)이라 한다.

표본자료를 분석하기 전에 반드시 해당가설을 설정하는 일반적인 요령은 다음과 같다.
① 귀무가설은 모수를 어떤 특정한 값과 차이가 없다는 것으로 표현하며, 귀무가설은 대립가설에 대한 확실한 근거가 없을 때 받아들이는 가설이다.

$$H_0 : \mu = \mu_0$$

② 대립가설은 귀무가설에서 지적한 모수의 값이 아닌 어떤 영역으로 나타내는데, 양쪽을 다 고려하는 양측검정과 한쪽만 고려하는 단측검정이 있다.

$$H_1 : \mu \neq \mu_0 \quad \text{양측검정}$$
$$H_1 : \mu > \mu_0 \quad \text{단측검정}$$
$$H_1 : \mu < \mu_0 \quad \text{단측검정}$$

이때 대립가설에서 '≠'의 형태로 모수의 영역을 표시하면 귀무가설의 μ_0보다 작거나 큰 양쪽영역을 모두 포함하므로 양측검정(two side test)이라 하고 '>' 또는 '<'와 같이 표시하면 한쪽 영역만 고려하므로 단측검정(one side test)이라고 한다.

8.3.2 검정통계량(test statistic)

가설검정에 사용하는, 즉 귀무가설과 대립가설 중 어느 하나를 택하는 데에 사용되는 통계량을 검정통계량이라 한다. 즉 표본자료를 사용해 가설검정에 사용될 공식을 계산하게 된다면 이 공식을 검정통계량이라고 한다. 검정통계량은 자료가 가설이 맞지 않다는 증거를 얼마만큼이나 반영해 주고 있는지를 알려주는 척도이다.

표 8.3 검정모수와 검정통계량

검정하려는 모수	검정통계량
μ	$\overline{X}$
$\mu_1 - \mu_2$	$\overline{X} - \overline{Y}$
p	$\hat{p}$
$p_1 - p_2$	$\hat{p}_1 - \hat{p}_2$

8.3.3 유의수준(significance level)

귀무가설이 참일 때 귀무가설을 기각하고 대립가설을 채택한다면 오류를 범하게 된다. 이와 같이 귀무가설을 기각하는 결정의 근거로 선택한 기준점을 검정에 대한 유의수준(α)이라고 한다. 통계적 가설검정에서는 α를 일반적으로 0.05 또는 0.01 등의 값을 사용하는데, 이렇게 선택된 α값을 유의수준이라고 한다. 즉 유의수준이란 유의를 할 수준(잘못을 저지를 수준)을 미리 허용한 값이다. 유의수준 5%라는 것은 100번 중 5번 정도 귀무가설을 잘못 기각하게 될 수 있다는 의미이다.

8.3.4 기각역(rejection region)

유의 수준 α에 대한 임계점(critical point)과 기각역을 구하여 표본으로부터 계산된 검정 통계량의 값이 기각역에 속하는지에 따라 귀무가설의 기각여부를 결정하게 된다. 귀무가설을 기각하게 되는 검정통계량의 관측값의 영역을 기각역(rejection region, critical region)이라고 하고, 검정방법은 검정통계량과 기각역에 의해 정해진다. 반면, 귀무가설을 채택하게 되는 영역을 채택역(acceptance region)이라고 한다. 기각역과 채택역의 경계를 임계점이라 하는데 양측검정에서는 두 개의 임계점 a와 b, 단측검정에서는 하나의 임계점 a' 또는 b'가 존재한다. 임계점이 결정되어 기각역이 결정되고, 만일 검정통계량이 이 기각역에 속하게 되면 귀무가설을 기각하게 된다. 임계점은 유의수준에 따라 결정된다.(표 8.3, 그림 8.3)

표 8.3 대립가설의 형태에 따른 검정의 기각역

대립가설의 형태		기각역
$H_1 : \mu \neq \mu_0$ 양측검정	→	$\overline{X} < a$ 또는 $\overline{X} < b$
$H_1 : \mu > \mu_0$ 단측검정	→	$\overline{X} > b'$
$H_1 : \mu < \mu_0$ 단측검정	→	$\overline{X} < a'$

그림 8.3 대립가설의 유형과 기각역

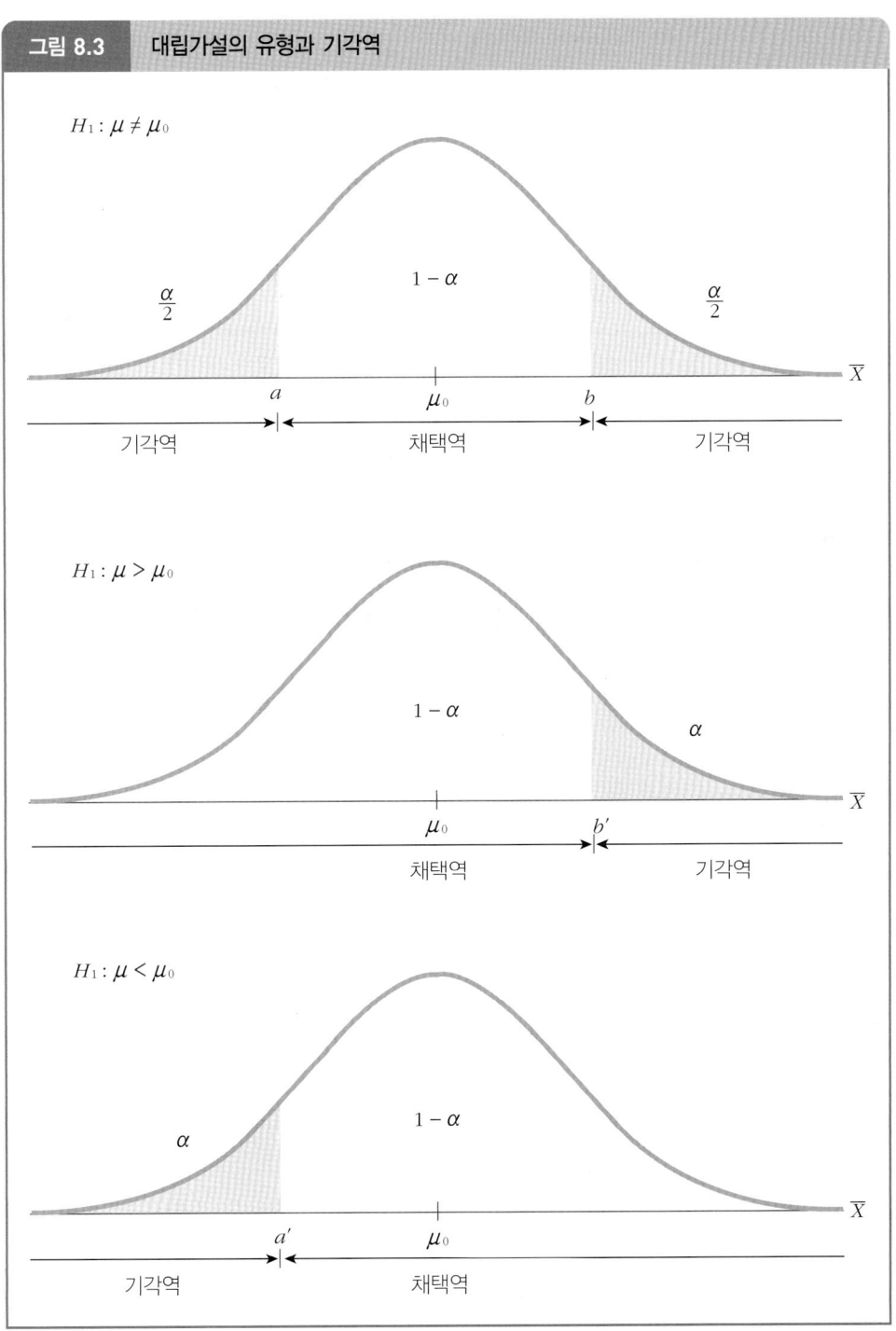

8.3.5 신뢰구간(Confidence Interval)

유의수준 α하에서 검정할 경우 모평균에 대한 $(1-\alpha)100\%$ 신뢰구간은

$$\overline{X} - z_{\frac{\alpha}{2}} \frac{\sigma}{\sqrt{n}} < \mu < \overline{X} + z_{\frac{\alpha}{2}} \frac{\sigma}{\sqrt{n}}$$ 가 되므로

유의수준 $\alpha = 0.05$하에서 검정할 경우 모평균에 대한 95% 신뢰구간은

$$\overline{X} - z_{0.025} \frac{\sigma}{\sqrt{n}} < \mu < \overline{X} + z_{0.025} \frac{\sigma}{\sqrt{n}}$$ 가 된다.

이는 여러번 반복하여 실험을 하여 매번 위와 같은 구간을 구한다면 이들 구간 중 95%는 모수(μ)를 포함하고 있을 것을 의미한다. 양측검정에서 만일 이 95% 신뢰구간이 모평균일 것이라고 가정한 값 μ_0를 포함하고 있지 않다면 유의수준 5%하에서 귀무가설을 기각하게 된다. 그러나 만일 신뢰구간이 μ_0를 포함하고 있다면 귀무가설을 기각하지 않는다.

신뢰구간은 관심효과(예를 들면 평균의 차이)를 정량화하고 결과가 내포하고 있는 의미를 임상적으로 평가할 수 있게 해주는 방법이다. 신뢰구간은 실제효과의 크기에 관한 예상범위를 제공해주므로 이를 이용하여 의사결정을 할 수 있다. 예를 들어 만일 효과에 대한 가정값(예를 들면 0)이 95% 신뢰구간 밖에 존재한다면 이 가정된 값이 매우 비현실적인 값이라고 간주하고 H_0를 기각할 수 있다. 이 경우에는 정확한 크기를 알 수는 없지만 해당 p값이 유의수준보다는 작을 것이라고 예상할 수 있다.

8.3.6 p값(p-value)

p-$value$란 검정통계량의 관측값에 대하여 귀무가설을 기각시키는 최소의 유의수준이다. 즉 귀무가설이 사실일 때의 확률분포에서 검정통계량의 값보다 더 어긋나게 될 확률로서 유의확률이라고도 한다. 다시 말하면 수집한 표본의 data를 가지고 가설검정을 하여 귀무가설을 기각할 경우 유의할 확률, 즉 잘못을 저지를 확률을 계산한 값이다.

p-*value*를 이용하여 귀무가설의 기각여부를 결정할 수도 있다. p-*value*가 작으면 작을수록 귀무가설이 틀리다는 증거는 더 커지게 된다. 일반적으로 p-*value*가 유의수준 0.05보다 작으면 귀무가설을 기각할 수 있는 충분한 근거가 있다고 본다. 이런 경우에 귀무가설을 기각(reject)하고 5% 수준에서 유의하다(significant)라고 한다. 반면에 p-*value*가 0.05와 같거나 이보다 크다면 귀무가설을 기각할 만한 충분한 증거가 없다고 결정하게 된다. 이런 경우에는 귀무가설을 기각하지 않으며(do not reject) 5% 수준에서 유의하지 않다(not significant)라고 한다. 이것은 귀무가설이 사실이라는 것을 의미하는 것은 아니며, 단지 귀무가설을 기각할 만한 충분한 증거가 없을 뿐이라는 의미이다.

즉 p값(p-*value*)을 이용한 가설의 검정은
① 검정통계량에 대한 p값을 구한다.
② 만일 p값이 유의수준 α보다 작으면 귀무가설을 기각하고, p값이 유의수준 α보다 크면 귀무가설을 기각하지 못한다.

p값을 이용하여 가설을 검정하는 경우는 여러 가지 α값에 대한 귀무가설의 채택여부를 검토할 수 있으며, 귀무가설을 기각하였을 때 그 기각에 대한 확실성의 정도를 알 수 있다. 대부분의 통계패키지에서는 가설검정을 포함한 각종 자료 분석 결과로 p값을 제시하므로, 확률분포표에서 확률값을 찾지 않고, p값을 이용하여 가설 검정의 결론을 내릴 수 있다.

8.3.7 통계적인 결정

가설검정의 절차에서 마지막 단계는 의사결정의 단계인데 귀무가설을 기각할 것인지 아닌지 여부를 다음과 같이 3가지 방법으로 할 수 있다.

1) 기각역을 이용하는 방법
검정통계량의 값이 기각역에 속하면 H_0를 기각하고, 채택역에 속하면 H_0를 채택한다.

2) p값(p-value)을 이용하는 방법

p값이 유의수준보다 작으면 H_0를 기각하고, 유의수준보다 크면 H_0를 채택한다.

3) 신뢰구간을 이용하는 방법

양측검정에서 신뢰구간이 귀무가설에서 가정한 값을 포함하고 있지 않다면 H_0를 기각하고, 포함하고 있으면 H_0를 채택한다.

8.3.8 검정 오류

가설의 검정은 완벽할 수 없다. 표본조사의 결과가 귀무가설이 맞을 가능성이 큰 경우에는 귀무가설을 채택하고 틀릴 가능성이 큰 경우에는 귀무가설을 기각하므로 '확률적으로 맞을 가능성이 얼마이다' 라고 표현할 수 있다. 반면 귀무가설은 아무도 모르는 미지의 사실이므로 어떠한 결정을 내리더라도 오류(α오류 또는 β오류)를 범하게 되는데 이것을 검정오류(test error)라고 한다. 따라서 이 두 오류를 범할 확률을 최소화하는 것이 바람직하지만 그러나 이 오류를 범할 확률을 동시에 최소화할 수는 없다. 그러므로 통계적인 가설검정에서는 α를 0.01 또는 0.05 등과 같이 작은 값으로 고정시킨 다음 β를 최소화한다.

표 8.4 통계적 결정

검정결과 \ 미지의 현상	H_0 : 사실	H_0 : 거짓
H_0 채택	옳은 결정 ($1-\alpha$)	제2종 오류 (β)
H_0 기각	제1종 오류 (α)	옳은 결정 ($1-\beta$)

1) 제1종 오류(Type I error)

어느 제약회사에서 위장암 치료약을 새로 개발한 경우 이 약이 암치료에 정말로 효과가 있는지 없는지는 아직 아무도 모르는 미지의 현상이다. 그러므로 동물실험을 하여 data를 수집하고 귀무가설을 '새로 개발한 약이 효과가 없다' 라고 설정하고 통계적인 가설검정을 하여 결론을 내리고자 한다.

만일 미지의 현상에 대해 설정한 귀무가설이 옳았음에도 불구하고 잘못하여 이를 기각하고 대립가설을 채택한 경우에는 오류를 범하게 된다. 이를 제1종의 오류라고 하며 이는 확률 α로 표기한다. 다시 말하면 실제로는 효과가 없는데도 효과가 있다고 결론을 내리게 되는 오류이다.

제1종 오류 = $P[H_0$ 기각 $| H_0$ 사실$] = \alpha$

2) 제2종 오류(Type II error)

미지의 현상에 대해 설정한 귀무가설이 거짓인 경우에 귀무가설을 기각하지 않고 채택하게 되는 오류를 제2종의 오류라고 하며 이는 확률 β를 의미한다. 예를 들면 실제로 효과가 있는데도 불구하고 효과가 없다고 결론을 내리는 오류이다.

제2종 오류 = $P[H_0$ 채택 $| H_0$ 거짓$] = \beta$

이와 같은 오류를 범할 확률을 가능한 한 작게 하는 것이 바람직한 검정법일 것이다. 그러나 두 가지 오류를 범할 확률을 동시에 최소로 하는 검정법은 존재하지 않는다. 연구자는 H_0를 기각하고 H_1을 주장하고자 하므로 제1종의 오류를 범할 확률을 미리 지정된 확률 이하로 해주는 검정법을 찾는 것이다. 이때 제1종의 오류를 범할 확률의 최대 허용한계를 유의수준이라고 하며, 흔히 $\alpha = 0.01$, $\alpha = 0.05$와 같이 나타낸다. 유의수준 α인 검정법이란 제1종의 오류를 범할 확률이 α 이하인 검정법을 말한다.

8.3.9 신뢰수준(confidence level)

가설검정의 결과가 올바른 결정이 될 확률을 생각해 보면 귀무가설이 사실일 때 이를 채택하게 되는 확률$(1 - \alpha)$을 검정의 신뢰수준이라고 한다.

8.3.10 검정력(power of the test)

귀무가설이 거짓일 때 귀무가설을 기각하고 대립가설을 채택하게 될 확률$(1-\beta)$을 검정력이라 한다.

$$검정력 = P[H_0\ 기각 \mid H_0\ 거짓\,] = 1 - \beta$$

즉 검정력 = 1 − (제2종 오류의 확률)이다.

가설의 검정에서는 두 가지 검정오류인 α와 β를 최소로 하는 기각역을 구하는 것이 최선이다. 그러나 α를 너무 작게 하려고 하면 β가 커지는 관계가 있다. 검정력을 크게 하는 것이 가장 이상적이지만 제2종의 오류를 범할 가능성은 항상 존재한다. 검정력의 크기에 영향을 미치는 요인들을 고려하면 검정력을 높일 수 있다.

검정력의 크기에 직접적인 영향을 미치는 요인들은 다음과 같다.

1. **표본수(sample size)** : 표본수가 커지면 일반적으로 검정통계량의 분산이 작아지므로 검정력도 증가한다. 표본을 많이 사용하면 일반적으로 중요한 효과를 탐지해 낼 수 있는 가능성은 점점 더 높아지게 된다.
2. **유의수준(significance level)** : 유의수준이 커질수록 검정력도 커지게 된다. 이는 제2종의 오류를 범할 확률이 작아질수록 제1종의 오류를 범할 확률은 커진다는 것과 동일한 의미이다.
3. **관측값의 변동량(variability of observations)** : 관측값들의 변동이 작으면 작을수록 검정력은 증가하게 된다.
4. **효과크기(effect size)** : 효과가 크면 클수록 검정력도 커지게 되므로 가설검정은 효과의 크기가 작은 경우보다는 큰 경우에 이를 더 쉽게 탐지해 낸다.

8.4 단일표본에서의 모평균에 대한 가설검정

가장 기본적인 검정으로 모평균 μ에 대한 가설을 검정한다. 단일 집단의 사람들로부터 얻은 표본이 있고, 한 개의 수치형 변수를 평가하고자 하는 경우, 연구의 관심은 이 변수의 모평균이 어떤 특정한 값을 취한다고 볼 수 있는지에 관한 여부이다. 예를 들어 건강한 사람들의 혈액 내 중성지방 수준은 1.74 mmol/L인 것으로 알려져 있는데 어떤 환자집단의 중성지방 수준 역시 이 값과 동일한지 여부를 파악하고자 한다. 추정의 경우와 마찬가지로 표본수가 크거나 모집단의 표준편차 σ를 아는 경우는 정규분포를 이용하고 또 표본수가 작으며 σ를 모르는 경우는 t분포를 이용한다. 모수 μ에 대한 점추정량은 표본평균 $\bar{X}$이므로 이를 검정통계량으로 사용한다.

8.4.1 단일표본 z검정

z검정은 다음 경우에 적용할 수 있다.
- 대표본($n > 30$)일 때(모분산 σ^2을 모를 경우에는 표본분산 s^2을 사용한다.)
- 모집단의 분포가 정규분포이고 소표본 ($n \leq 30$))이며 σ^2을 알 때

〈가설검정의 단계〉

1) 가설설정

   귀무가설 　　　　　　　　$H_0 : \mu = \mu_0$
   대립가설　　양측검정　　$H_1 : \mu \neq \mu_0$
   　　　　　　단측검정　　$H_1 : \mu < \mu_0$
   　　　　　　　　　　　　$H_1 : \mu > \mu_0$

2) 표본으로부터 자료 수집하여 기초통계량 계산

3) 검정통계량 : $z = \dfrac{\bar{X} - \mu_0}{\dfrac{\sigma}{\sqrt{n}}}$　　　$\bar{X}$를 표준화 시킨 z는 표준정규분포를 따른다.

4) ① 기각역 :

양측검정 $|z| \geq z_{\frac{\alpha}{2}}$ $\left[\overline{X} < \mu_0 - z_{\frac{\alpha}{2}}\frac{\sigma}{\sqrt{n}} \text{ 또는 } \overline{X} > \mu_0 + z_{\frac{\alpha}{2}}\frac{\sigma}{\sqrt{n}}\right]$

단측검정 $z < -z_\alpha$ $\left[\overline{X} < \mu_0 - z_\alpha \frac{\sigma}{\sqrt{n}}\right]$

$z > z_\alpha$ $\left[\overline{X} > \mu_0 + z_\alpha \frac{\sigma}{\sqrt{n}}\right]$

② 신뢰구간 : 모평균 μ에 대한 $100(1-\alpha)\%$ 신뢰구간

$$\overline{X} - z_{\frac{\alpha}{2}}\frac{\sigma}{\sqrt{n}} < \mu < \overline{X} + z_{\frac{\alpha}{2}}\frac{\sigma}{\sqrt{n}}$$

③ p-*value*를 구한다.

5) 결론을 내린다.

예제 8-1

다음은 신생아의 평균 체중을 알아보고자 9명의 신생아의 체중을 조사한 자료이다. 과거의 경험에서 신생아 체중은 정규분포를 따르고 표준편차 σ는 0.4kg이라고 알려져 있다. 유의수준 5%하에서 다음의 가설을 기각역을 구하고 검정하시오.

자료(단위 : kg) 3.4 3.3 4.2 4.4 3.7 4.5 4.6 3.8 4.1

1) 가설설정
   귀무가설 $H_0 : \mu = 3.8$ (신생아의 평균체중은 3.8 kg이다.)
   대립가설 $H_1 : \mu \neq 3.8$ (신생아의 평균체중은 3.8 kg이 아니다.)

2) 표본으로부터의 기초통계량 계산
   $\overline{X} = (3.4 + 3.3 + 4.2 + 4.4 + 3.7 + 4.5 + 4.6 + 3.8 + 4.1)/9 = 4.0$

3) 검정통계량 : $z = \dfrac{\overline{X} - \mu_0}{\frac{\sigma}{\sqrt{n}}} = \dfrac{4.0 - 3.8}{\frac{0.4}{\sqrt{9}}} = 1.5$

4) ① 기각역 : $|z| \geq z_{\frac{\alpha}{2}} = z_{0.025} = 1.96$
   ② μ에 대한 신뢰구간 :
   $$4.0 - 1.96\frac{0.4}{\sqrt{9}} < \mu < 4.0 + 1.96\frac{0.4}{\sqrt{9}}$$

> $4.0 - 0.261 < \mu < 4.0 + 0.261$
> ∴ 신뢰구간(3.739, 4.261)
> ③ P-value
> $z = 1.5$에 해당하는 P-value는 0.0668로 $\frac{\alpha}{2} = 0.025$보다 크다.
> 5) 결론 : 검정통계량 z의 값(1.5)은 기각역($|z| \geq 1.96$)에 속하지 않았으므로 H_0를 기각하지 못한다. 그러므로 신생아의 평균체중은 3.8kg이라고 할 수 있다.

8.4.2 단일표본 t 검정

표본이 추출된 모집단의 분포가 정규분포를 따른다고 가정해도 무리가 없고 소표본($n \leq 30$)이며 모분산 σ^2을 모를 경우 t검정을 사용한다. 이때 모르는 σ 대신 표본으로부터 계산한 표본표준편차 s를 사용하고, 검정통계량은 t통계량을 사용하며, 검정절차는 다음과 같다.

〈가설검정의 단계〉

1) 가설설정
   - 귀무가설　　　　　　　$H_0 : \mu = \mu_0$
   - 대립가설　양측검정　　$H_1 : \mu \neq \mu_0$
   　　　　　　단측검정　　$H_1 : \mu > \mu_0$
   　　　　　　　　　　　　$H_1 : \mu < \mu_0$

2) 표본으로부터 자료 수집하여 기초통계량 계산

3) 검정통계량 : $t = \dfrac{\overline{X} - \mu_0}{\dfrac{s}{\sqrt{n}}}$　　이 t-값은 자유도(df)가 $n-1$인 t-분포를 따른다.

4) ① 기각역 :
   - 양측검정　$|t| \geq t_{\frac{\alpha}{2}, n-1}$　　$\left[\overline{X} < \mu_0 - t_{\frac{\alpha}{2}, n-1} \dfrac{s}{\sqrt{n}} \text{ 또는 } \overline{X} > \mu_0 + t_{\frac{\alpha}{2}, n-1} \dfrac{s}{\sqrt{n}} \right]$
   - 단측검정　$t > t_{\alpha, n-1}$　　$\left[\overline{X} > \mu_0 + t_{\alpha, n-1} \dfrac{s}{\sqrt{n}} \right]$
   　　　　　　$t < -t_{\alpha, n-1}$　　$\left[\overline{X} < \mu_0 - t_{\alpha, n-1} \dfrac{s}{\sqrt{n}} \right]$

② 모평균 μ에 대한 $100(1-\alpha)\%$ 신뢰구간 :

$$\overline{X} - t_{\frac{\alpha}{2}, n-1} \frac{s}{\sqrt{n}} < \mu < \overline{X} + t_{\frac{\alpha}{2}, n-1} \frac{s}{\sqrt{n}}$$

5) 검정통계량 값이 기각역에 속해 있는지를 검토하고 결론을 내린다.

예제 8-2

건강한 사람의 혈중 알부민의 농도는 4.5 gm/100ml 이다. 어떤 병에 걸린 10명의 환자의 혈액검사 결과 혈장 내 알부민의 농도가 3.4 gm/100ml, 표준편차는 0.5 gm/100ml이었다. 유의수준 0.01에서 환자들의 혈장 알부민 농도가 정상인과 다르다고 할 수 있는지 검정하시오. 단 표본이 추출된 모집단의 분포가 정규분포를 따른다고 한다.

1) 가설설정
    귀무가설 $H_0 : \mu = 4.5$ (환자의 혈장 알부민 농도는 정상인과 같다.)
    대립가설 $H_1 : \mu \neq 4.5$ (환자의 혈장 알부민 농도는 정상인과 다르다.)

2) 표본의 기초통계량 계산
    $$\overline{X} = 3.4, \ s = 0.5, \ n = 10, \ \frac{s}{\sqrt{n}} = \frac{0.5}{\sqrt{10}} = 0.16$$

3) 검정통계량 계산 $t = \dfrac{\overline{X} - \mu_0}{\frac{s}{\sqrt{n}}} = \dfrac{3.4 - 4.5}{0.16} = -6.9$

4) 기각역 : 유의수준 0.01, 자유도 9 일 때의 임계값은 $t_{\frac{\alpha}{2}} = t_{0.005} = 3.25$이다. 그러므로 기각역은 $t > 3.25$ 또는 $t < -3.25$ 인데 검정통계량 값이 -6.9로 기각역에 속해있다.

5) 결론 : 유의수준 0.01에서 귀무가설을 기각할 수 있다. 즉 환자의 혈장 알부민 농도는 정상인의 혈장 알부민 농도와 다르다고 할 수 있다.

*μ에 대한 신뢰구간 : 환자의 평균 혈장알부민 농도의 99% 신뢰구간은 다음과 같다.

$$\overline{X} - t_{\frac{\alpha}{2}, n-1} \frac{s}{\sqrt{n}} < \mu < \overline{X} + t_{\frac{\alpha}{2}, n-1} \frac{s}{\sqrt{n}}$$

$$\Rightarrow \overline{X} \pm t_{0.005, 9} \frac{s}{\sqrt{n}} = 3.4 \pm 3.25 \frac{0.5}{\sqrt{10}} = [2.9, \ 3.9]$$

해석 : 신뢰구간 [2.9, 3.9]가 환자의 평균 혈장 알부민 농도를 포함하지 않으므로 유의수준 1%하에서 귀무가설을 기각할 수 있다.

예제 8-3

건강한 사람들의 혈액 내 중성지방 수준은 1.74 mmol/L인 것으로 알려져 있으며, 중성지방 수준이 높은 것은 심장병과 관련이 있다고 한다. 심장병이 발생한 232명의 남자들을 뽑아 이들의 중성지방 수준을 조사하였다. 이들 표본이 모집단의 건강한 인구집단의 중성지방 수준과 같은지 검정하시오. 중성지방의 그래프는 치우쳐 있으므로 자료를 로그변환하여 분석하였다. 심장병 발생 남자들의 로그변환된 값의 평균은 0.31, 표준편차는 0.23이었다.

$\log_{10} 1.74 = 0.24$, 즉 건강한 사람들의 로그중성지방 평균은 0.24이다.

1) $H_0 : \mu = 0.24$ (심장병 발생 남자들 모집단의 평균 $\log_{10}$(중성지질)은 /0.24 log(mmol/L)이다.)

   $H_1 : \mu \neq 0.24$ (심장병 발생 남자들 모집단의 평균 $\log_{10}$(중성지질)은 /0.24 log(mmol/L)가 아니다.)

2) 표본의 기초통계량

   표본수 : $n = 232$

   로그변환된 값의 평균 : $\bar{x} = 0.31 \log_{10}$ (mmol/L)

   로그변환된 값의 표준편차 : $s = 0.23 \log_{10}$ (mmol/L)

3) 검정통계량 : $t = \dfrac{0.31 - 0.24}{\dfrac{0.23}{\sqrt{232}}} = 4.64$

4) 유의수준 $\alpha = 0.05(5\%)$에서 자유도 231에 해당하는 $t_{\frac{\alpha}{2}} = t_{0.025}$ 값은 약 1.96이므로 $|t| = |4.64| > t_{\frac{0.05}{2}} \approx 1.96$. 그러므로 검정통계량 값이 기각역에 속한다.

   또는 p값이 아주 작은 값(0.001보다 작음)이므로 p값 $< \alpha = 0.05$이다.

5) 그러므로 심장병이 발생한 남자들이 추출된 모집단의 평균 $\log_{10}$(중성지방)은 0.24 $\log_{10}$(mmol/L)이라는 귀무가설을 기각할 충분한 근거가 있다.

   또한 신뢰구간을 살펴보자.

   $$\bar{X} - t_{\frac{\alpha}{2}, n-1} \frac{s}{\sqrt{n}} < \mu < \bar{X} + t_{\frac{\alpha}{2}, n-1} \frac{s}{\sqrt{n}}$$

   $0.31 \pm 1.96 \times \dfrac{0.23}{\sqrt{232}} = (0.28, 0.34)$

   신뢰구간 (0.28, 0.34)는 귀무가설에서 가정한 값 0.24을 포함하지 않으므로 유의수준 5%하에서 귀무가설을 기각한다.

연습문제

8.1 어느 지역에 살고 있는 남자 100명을 뽑아서 체중을 측정한 결과 평균이 64kg이고 표준편차가 8.61인 경우 95% 신뢰 구간과 99% 신뢰구간을 구하시오.

8.2 성인남자의 혈중 콜레스테롤의 농도는 200mg/100ml이고 표준편차는 16.67mg이다. 과체중인 남자 49명을 뽑아서 혈중 콜레스테롤의 농도를 측정한 결과 평균 211mg이었다. 과체중인 남자들의 혈중 콜레스테롤의 농도는 보통 성인남자보다 높다고 할 수 있는지 유의수준 5%하에서 검정하시오.

8.3 한국인 남자들의 키의 평균은 170cm이고 표준편차는 16이라고 알려져 있다. 강원도에서 20세 이상 남자 25명을 뽑아서 키를 측정한 결과 평균 177이었다. 이것으로 미루어 강원도 남자는 한국인의 평균보다 키가 크다고 할 수 있는지 검정하고 95% 신뢰구간을 구하시오.

8.4 어떤 병에 걸린 환자 50명의 혈액검사결과 혈액 중 칼륨농도가 3.35mEQ/ℓ였고 표준편차는 0.5mEQ/ℓ였다. 정상인의 평균농도는 4.6mEQ/ℓ이다. 환자의 농도는 정상인의 농도보다 낮은가? 유의수준 5%에서 검정하고 환자의 칼륨 농도의 95% 신뢰구간을 구하시오.

8.5 헤로인 복용자 9명의 혈액을 조사한 결과 혈액 속의 포도당 농도가 $450/10^9$이고 표준편차가 $63.5/10^9$이었다. 정상인의 농도는 $375/10^9$이다. 헤로인 복용자의 혈액 속의 포도당 농도는 정상인과 다르다고 할 수 있나? 유의수준 5%에서 검정하라.

Chapter 09

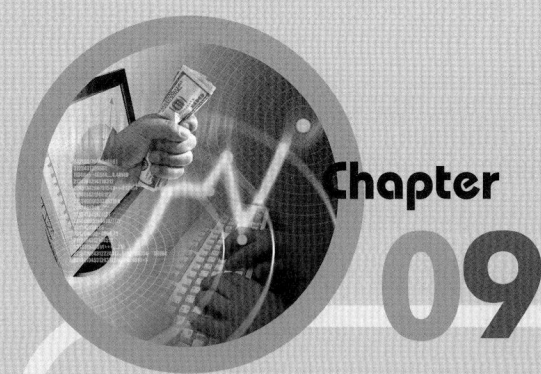

두 모집단의 비교

9.1 두 독립표본의 평균비교(Two independent sample)
9.2 짝지어진 표본의 *t*검정(paired t-test)
9.3 두 모집단의 분산 비교

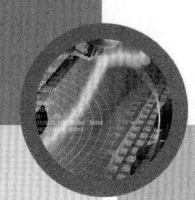

Chapter_9

두 모집단의 비교

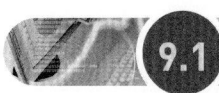 **9.1 두 독립표본의 평균비교(Two independent sample)**

지금까지 단일 모집단의 모수들에 관한 통계적인 추론을 다루어 왔다. 그러나 이 장에서는 서로 다른 두 모집단의 모수들에 대한 추론을 하도록 한다. 서로 관련이 없는 두 개의 독립적인 집단에서 얻어진 표본이 있고 변수는 수치형 변수인 경우, 이 변수의 모평균이 두 집단 간에 서로 차이가 있는지를 검정할 경우가 있다. 두 모평균의 차이에 대한 추정, 검정 문제를 보통 이표본 문제라고 한다.

서로 다른 두 모집단 비교의 예를 들면 품종이 다른 두 종류의 씨앗에 대한 수확량 비교, 학력 차이에 따른 소득의 비교, 성별에 따른 체력의 비교 등이다. 두 모집단의 평균을 비교하려면 각 모집단으로부터 독립적으로 랜덤표본을 추출하여 적절한 통계 절차를 밟아야 한다.

두 모집단을 다음과 같이 표기하기로 한다.

	모집단 1	모집단 2
모평균	μ_1	μ_2
모분산	σ_1^2	σ_2^2
랜덤 표본	$X_1, X_2, \cdots, X_{n_1}$	$Y_1, Y_2, \cdots, Y_{n_2}$
표본 평균	$\overline{X} = \dfrac{1}{n_1}\sum_{i=1}^{n_1} X_i$	$\overline{Y} = \dfrac{1}{n_2}\sum_{i=1}^{n_2} Y_i$
표본 분산	$s_1^2 = \dfrac{\sum_{i=1}^{n_1}(X_i - \overline{X})^2}{n_1 - 1}$	$s_2^2 = \dfrac{\sum_{i=1}^{n_2}(Y_i - \overline{Y})^2}{n_2 - 1}$

두 모집단은 즉 모집단 1과 모집단 2는 각 집단별로 정규분포를 하며 모평균과 모분산은 각각 μ_1, σ_1^2과 μ_2, σ_2^2이다. 모집단 1에서 n_1개의 랜덤표본을 추출하고, 모집단 2에서 n_2개의 랜덤표본을 추출하여 추출된 표본 자료를 토대로 표본 평균과 표본 분산을 계산한다. 이상과 같이 추출된 두 랜덤표본을 독립 랜덤표본 또는 독립표본이라고 한다.

두 모집단은 각각 정규분포를 하며, 모집단에서의 표본들이 서로 독립이라는 가정과 두 집단의 분산은 동일한 공통분산을 갖는다는 가정하에서 분석을 하게 된다. 두 모평균 μ_1과 μ_2를 비교하기 위하여, 두 모수값의 차이, 즉 $\mu_1 - \mu_2$에 대하여 추론하고자 한다. 표본평균 $\overline{X}$, $\overline{Y}$의 분포는 둘 다 정규분포이므로 그 차이 $\overline{X} - \overline{Y}$도 정규분포이며, 이들의 기댓값은 $\mu_1 - \mu_2$이다. 또한 두 모집단은 서로 독립이며 두 모집단의 분산들이 같다고 가정했으므로 이들의 분산은
$\text{Var}(\overline{X} - \overline{Y}) = \dfrac{\sigma_1^2}{n_1} + \dfrac{\sigma_2^2}{n_2}$이 된다. 따라서 $\overline{X} - \overline{Y} \sim N\left(\mu_1 - \mu_2, \sigma\sqrt{\dfrac{1}{n_1} + \dfrac{1}{n_2}}\right)$이며, 이를 표준화하면 다음과 같다.

$$Z = \dfrac{(\overline{X} - \overline{Y}) - (\mu_1 - \mu_2)}{\sigma\sqrt{\dfrac{1}{n_1} + \dfrac{1}{n_2}}} \sim N(0, 1)$$

그러나 여기서 $\mu_1 - \mu_2$에 대한 추론을 하려면, 즉 표본평균이 차이를 검정하려면 가정된 공통분산 σ^2의 값을 모르므로 표본으로부터 추정해야 한다. 두 모집단의 표준편차가 서로 같다고 가정하였으므로 각 표본 분산 s_1^2과 s_2^2의 추정치들을 병합하여 다음과 같이 표준편차를 추정한다.

$$S_P = \sqrt{\frac{\sum_{i=1}^{n_1}(X_i-\overline{X})^2 + \sum_{i=1}^{n_2}(Y_i-\overline{Y})^2}{n_1+n_2-2}} = \sqrt{\frac{(n_1-1)s_1^2+(n_2-1)s_2^2}{n_1+n_2-2}}$$

합동표준편차 S_P는 합동 분산의 제곱근이며, 공통 모표준편차 σ의 추정량이다. 위에서 유도한 표준화 통계량 Z에 σ 대신 S_P를 대입한 통계량을 t로 표기하면 t통계량은 자유도 $n+n_2-2$인 t분포를 한다.

$$t = \frac{(\overline{X}-\overline{Y})-(\mu_1-\mu_2)}{S_P\sqrt{\frac{1}{n_1}+\frac{1}{n_2}}} \sim t(n_1+n_2-2)$$

이를 이용하여 두 모평균의 차이를 검정할 수 있다. 예를 들면 새로 개발된 약의 효능을 실험하기 위해 어느 집단 사람들에게 이 약을 복용하게 하고 또 다른 집단에는 아무 약도 복용하지 않게 한 후 두 집단사람들에게서 나타난 약의 효능을 검사하여 비교한다.

μ_1과 μ_2를 비교하는 가설은 $H_0 : \mu_1 = \mu_2$이며 H_0하에서 $\mu_1 - \mu_2 = 0$이므로 검정통계량은

$$t = \frac{\overline{X}-\overline{Y}}{S_P\sqrt{\frac{1}{n_1}+\frac{1}{n_2}}}$$

이 된다. 이와 같은 검정에서 X표본과 Y표본은 서로 독립이므로 이런 비교를 독립표본 t검정이라고 한다. 독립표본 t검정에 대한 것을 요약하면 다음과 같다.

〈독립표본 t검정〉

1) 귀무가설과 독립가설을 설정
　　귀무가설　　　　　　　　$H_0 : \mu_1 = \mu_2$
　　대립가설　　양측검정　　$H_1 : \mu_1 \neq \mu_2$
　　　　　　　　단측검정　　$H_1 : \mu_1 > \mu_2$
　　　　　　　　　　　　　　$H_1 : \mu_1 < \mu_2$

2. 두 표본 집단으로부터 적절한 데이터 수집하여 기초통계량 계산
3. H_0에 해당하는 검정통계량 값 계산

   검정통계량 : $t = \dfrac{\overline{X}-\overline{Y}}{S_P\sqrt{\dfrac{1}{n_1}+\dfrac{1}{n_2}}}$ 이 t값은 자유도가 $(n+n_2-2)$인 t분포를 따른다.

4. 유의수준 α에서의 기각역과 p값

   $H_1 : \mu_1 \neq \mu_2$일 경우 $|t| \geq t_{\frac{\alpha}{2}}(n+n_2-2)$, p값 $= P\{|T| \geq t\}$

   $H_1 : \mu_1 > \mu_2$일 경우 $t \geq t_\alpha(n+n_2-2)$, p값 $= P\{T \geq t\}$

   $H_1 : \mu_1 < \mu_2$일 경우 $t \leq -t_\alpha(n+n_2-2)$, p값 $= P\{T \leq t\}$

5. 계산된 검정통계량 값이 부록 표 3의 t분포로부터 찾은 t임계값과 비교하여 기각역에 속하면 H_0를 기각한다. 만일 두 집단의 표본수가 모두 크면 t분포는 근사적으로 정규분포와 가깝게 된다. 따라서 이 t값의 절대값이 1.96보다 크면 유의수준 5%하에서 귀무가설을 기각한다.

   p값을 이용하여 검정을 할 경우는 p값이 유의수준 α보다 작을 경우 H_0를 기각한다.

일반적으로 모수의 추정량의 분포가 t분포를 따르면, 모수에 대한 신뢰구간의 양끝은 언제나

   모수의 추정량 ± (모수 추정량의 표준편차) × (t값)

의 형태를 갖는다. 그러므로 모평균차 $\mu_1 - \mu_2$의 $100(1-\alpha)\%$ 신뢰구간은 $(\overline{X}-\overline{Y}) \pm t_{\frac{\alpha}{2}} SE(\overline{X}-\overline{Y})$이다.

따라서 $\mu_1 - \mu_2$의 95% 신뢰구간은

   $(\overline{X}-\overline{Y}) \pm t_{\frac{\alpha}{2}}(n_1+n_2-2) S_P \sqrt{\dfrac{1}{n_1}+\dfrac{1}{n_2}}$ 이다.

예제 9-1

비타민 B_1이 버섯의 성장을 촉진시킨다는 가설을 확인하기 위하여 다음과 같은 실험을 하였다. 20개의 버섯을 임의추출하여 10개는 비타민 B_1을 투여하였고 10개는 투여하지 않았다. 일정기간 후에 버섯의 무게를 측정한 결과 다음과 같은 자료를 얻었다. 비타민 B_1이 버섯의 성장을 촉진한다고 할 수 있는지 유의수준 5%하에서 검정하고 버섯의 평균 무게의 차에 대한 95% 신뢰구간을 구하시오.

처리군(X)	12	18	16	22	23	19	22	22	25	20
대조군(Y)	15	17	19	16	13	19	18	16	12	18

1) 가설설정 : $H_0 : \mu_1 = \mu_2$
   $H_1 : \mu_1 > \mu_2$

2) 자료의 기초통계량 계산 : $\overline{X} = 19.7$, $\overline{Y} = 16.3$, $s_1^2 = 14.01$, $s_2^2 = 5.79$이므로

$$S_p^2 = \frac{(n_1-1)s_1^2 + (n_2-1)s_2^2}{n_1 + n_2 - 2} = \frac{126.1 + 52.1}{18} = 9.9$$

3) 검정통계량 : $t = \dfrac{\overline{X} - \overline{Y}}{S_P\sqrt{\dfrac{1}{n_1} + \dfrac{1}{n_2}}} = \dfrac{19.7 - 16.3}{\sqrt{9.9}\sqrt{\dfrac{1}{10} + \dfrac{1}{10}}} = 2.42$

4) 기각역 : $t \geq t_{0.05}(18) = 1.734$

5) 결론 : 검정통계량이 기각역에 속하므로 H_0를 기각시키며 유의수준 5%에서 비타민 B_1이 버섯 성장에 효과가 있다고 할 수 있다.

$\mu_1 - \mu_2$의 $100(1-\alpha)\%$ 신뢰구간은
$(\overline{X} - \overline{Y}) \pm t_{0.025}(18) S_p\sqrt{\dfrac{1}{n_1} + \dfrac{1}{n_2}} = 3.4 \pm (2.101)(1.407) = (0.444, 6.356)$

9.2 짝지어진 표본의 t검정(paired t-test)

두 모평균을 비교하는 문제에서 독립표본보다 서로 종속관계에 있는 표본이 더 유용한 경우도 있다. 즉 서로 관련이 있는 두 집단으로부터 얻어진 표본이 있고 변수는 수치형인 경우 예를 들면 다음과 같다.

동일한 사람에 대해 변수를 두 번 측정하는 경우가 있다. 동일인에게 어떤 처리를 적용하기 전에 측정한 값과 처리를 적용한 후에 측정한 값, 즉 사전측정값과 사후측정값, 또는 각 환자로부터 한 변수에 대해 두 개의 측정값, 즉 활성약을 복용한 경우와 대조약을 복용한 경우, 각 표본에 있는 개인들이 서로 다른 사람들일지라도 서로 관련이 있는 경우, 예를 들면 짝지은 사례-대조 연구의 경우, 사례집단의 환자들 각각을 대조집단의 사람들과 개별적으로 짝짓기를 하는 경우 등을 생각할 수 있다.

이와 같은 자료들을 **짝지어진 자료**(paired data)라고 한다. 짝지어진 자료의 경우에는 두 표본들 간의 상호의존성을 고려하여 자료를 분석해야 한다. 즉 짝지어진 자료들 간의 차이값을 이용하여 분석하게 되므로 두 집단 비교의 문제는 차이값에 대한 단일 표본 문제로 바뀌게 된다.

짝지어진 자료의 추론에서 필요한 가정은 해당 모집단에서 각 차이값들은 특정 분산을 가지는 정규분포를 따른다는 것이다. 표본수는 이 정규성 가정을 검토할 수 있을 정도로 충분히 크다. 만일 두 측정값들이 평균적으로 서로 동일하다면 해당 모집단에서 측정값들의 차이에 대한 평균 μ_d는 0이 될 것이다. 따라서 짝지어진 t검정은 차이값을 사용하는 단일표본 t검정이 된다.

표본 1	표본 2	차이
x_1	y_1	$x_1 - y_1 = d_1$
x_2	y_1	$x_2 - y_2 = d_2$
x_3	y_1	$x_3 - y_3 = d_3$
$\vdots$	$\vdots$	$\vdots$
x_n	y_n	$x_n - y_n = d_n$

$$\bar{d} = \frac{\sum d_i}{n}$$

즉 자료가 $(x_1, y_1), \cdots, (x_n, y_n)$으로 주어질 때 $d_i = x_i - y_i$, $i=1, \cdots, n$으로 정의하고 $d_1, d_2, \cdots, d_n$에 단일표본 방법을 적용시킨다. 이들 n개 차이값들의 표본평균은 $\bar{d}$로, 표준편차는 s_d로 표기한다.

$$\bar{d} = \frac{\sum d_i}{n}, \quad s_d^2 = \frac{\sum (d_i - \bar{d})^2}{n-1}$$

으로 정의할 때 검정방법은 다음과 같다.

1. 귀무가설과 대립가설 설정

   귀무가설 $H_0 : \mu_d = \mu_1 - \mu_2 = 0$ (모집단에서 두 집단 간 평균차이는 0이다.)

   대립가설 $H_1 : \mu_d \neq 0$ (모집단에서 두 집단 간 평균차이는 0이 아니다.)

   $H_1 : \mu_d > 0$

   $H_1 : \mu_d < 0$

2. 상호 관련있는 두 표본으로부터 적절한 자료 수집

3. H_0에 해당하는 검정통계량 값 계산

   검정통계량 : $t = \dfrac{\overline{d} - 0}{SE(\overline{d})} = \dfrac{\overline{d} - \mu_d}{\dfrac{s_d}{\sqrt{n}}}$

   이 $t-$값은 자유도가 $n-1$인 $t-$분포를 따른다.

4. 유의수준 α에서의 기각역

   $H_1 : \mu_d \neq 0$ 일 때 기각역 $|t| > t_{\frac{\alpha}{2}, n-1}$

   $H_1 : \mu_d > 0$ 일 때 기각역 $t > t_{\alpha, n-1}$

   $H_1 : \mu_d < 0$ 일 때 기각역 $t < -t_{\alpha, n-1}$

5. 결론 : 만일 검정통계량 t값이 기각역에 속하면 H_0를 기각한다.

   또는 P값이 유의수준보다 적으면 H_0를 기각한다.

* $\overline{d}$의 $100(1-\alpha)\%$ 신뢰구간은 $\overline{d} \pm t_{\frac{\alpha}{2}, n-1} \dfrac{s_d}{\sqrt{n}}$ 이므로

따라서 $\overline{d}$의 95% 신뢰구간은 $\overline{d} \pm t_{0.025, n-1} \dfrac{s_d}{\sqrt{n}}$

예제 9-2

어떤 다이어트 약을 개발하여 비만에 효과가 있는지 알아보기 위하여 5명의 비만환자에게 복용시켰다. 다이어트 약을 먹기 전에 환자의 체중을 측정하였고 10주 후 체중을 측정한 결과는 다음과 같다. 체중의 차이는 정규분포를 따른다고 가정하고 유의수준 5%에서 다이어트 약의 효과가 있는지 검정하시오.

단위 : pound

환자	복용 전 체중	복용 후 체중	체중의 차이
1	140	143	+3
2	138	136	−2
3	142	138	−4
4	130	125	−5
5	152	150	−2

1) 가설설정
   귀무가설 $H_0 : D = 0$ (다이어트약은 체중감소에 효과가 없다.)
   대립가설 $H_1 : D \neq 0$ (다이어트약은 체중감소에 효과가 있다.)

2) 자료의 단순통계량 계산 : $\sum d_i = -10$, $\sum d_i^2 = 58$

$$\bar{d} = -2.0, \quad s_d = 3.08, \quad \frac{s_d}{\sqrt{n}} = \frac{30.8}{\sqrt{5}} = 1.38$$

3) 검정통계량 : $t = \dfrac{\bar{d} - D}{\frac{s_d}{\sqrt{n}}} = -\dfrac{2.0}{1.38} = -1.45$

4) 기각역 : 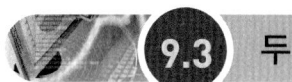 $|t| > t_{\frac{\alpha}{2}, n-1} = t_{0.025, 4} = 2.776$

5) 결론 : 검정통계량 t값(−1.45)은 기각역에 속하지 않으므로 H_0를 기각할 수 없다. 즉 새로 개발된 다이어트 약은 체중감소에 효과가 없다는 귀무가설은 기각되지 않는다.

9.3 두 모집단의 분산 비교

두 모집단의 산포정도에 대한 비교를 필요로 하는 경우가 있다. 두 모평균의 차에 대한 추론문제에서 두 모집단의 분산이 같다는 가정하에 σ^2의 합동추정량을 이용해서 t통계량을 만들고 이를 이용하여 두 모평균의 차에 대한 추론문제를 다루었다. 이러한 결과를 이용하기 위해서는 우선 두 모분산 검정을 해야 한다. 즉 두 모평균을 비교할 때의 등분산(equal variance) 가정($\sigma_1^2 = \sigma_2^2$)이 과연 합당한가를 확인하는 것이다.

1. 가설설정

   귀무가설 $H_0 : \dfrac{\sigma_1^2}{\sigma_2^2} = 1$

   대립가설   양측검정 $H_1 : \dfrac{\sigma_1^2}{\sigma_2^2} \neq 1$

               단측검정 $H_1 : \dfrac{\sigma_1^2}{\sigma_2^2} > 1$

                          $H_1 : \dfrac{\sigma_1^2}{\sigma_2^2} < 1$

2. 자료의 기초통계량 계산

3. 검정통계량 : $F = \dfrac{S_1^2}{S_2^2}$

4. 유의수준 α에서 기각역

   $H_1 : \dfrac{\sigma_1^2}{\sigma_2^2} \neq 1$ $F \geq F_{\frac{\alpha}{2}}(n_1-1, n_2-1)$ 또는 $F \leq F_{1-\frac{\alpha}{2}}(n_1-1, n_2-1)$

   $H_1 : \dfrac{\sigma_1^2}{\sigma_2^2} > 1$ $F \geq F_{\alpha}(n_1-1, n_2-1)$

   $H_1 : \dfrac{\sigma_1^2}{\sigma_2^2} < 1$ $F \leq F_{1-\alpha}(n_1-1, n_2-1)$

5. 계산된 검정통계량 값이 부록 표 5의 F값과 비교하여 기각역에 속하면 H_0를 기각한다. p값을 이용한 검정을 할 경우는 p값이 유의수준 α보다 작을 경우 H_0를 기각한다.

예제 9-3

대학생의 Health data를 이용하여 남녀 간에 에너지섭취량에 차이가 있는지를 검정하시오. 우선 두 모집단의 분산에 차이가 있는지를 검정한 후 모평균의 차이를 검정하시오.

부록 표 11 대학생 Health data는 대학생들을 대상으로 설문지를 이용하여 나이, 성별, 키, 체중, 가구의 수입, 거주형태, 식사횟수, 흡연여부 등 일반적인 사항에 대하여 조사하였고, 건강상태, 치아상태, 골절경험 등 건강에 대한 것을 면담을 통하여 알아보았다. 그리고 하루 동안 먹은 식품의 종류와 양을 기록하도록 하여 컴퓨터 프로그램을 이용하여 하루에 섭취한 영양소의 양을 계산하였다. 모든 data, 즉 일반사항, 건강상태, 영양섭취 data를 모두 합쳐서 하나이 health.xls 라는 엑셀 data file로 만들었으며 health.xls은 부록 11에 제시하였다. Health data에 포함된 관측치(observation)의 수는 90명이고,

변수(variable)의 수는 20개이다. 모든 변수이름과 그에 대한 설명은 **표 9-1**과 같다. 엑셀 데이터는 다른 통계 프로그램으로 변환시켜 컴퓨터 통계 프로그램을 이용하여 통계분석을 할 수 있다.

표 9-1 Health data의 변수 설명

변수명	변수설명	변 수 내 용
1. ID	번호	
2. age	나이(세)	
3. ht	키(cm)	
4. wt1	체중1(kg)	
5. gender	성별	1 남자, 2 여자
6. income	가정의 수입	① 150만원 이하 ② 150만 ~ 250만원 ③ 250만 ~ 350만원 ④ 350만 ~ 450만원 ⑤ 450만원 이상
7. resid	주거형태	① 부모와 함께 ② 자취 ③ 하숙 ④ 기숙사
8. meal	식사횟수(회)	1일 식사횟수(회)
9. smoke	흡연	① 안 피움 ② 피움
10. health	건강상태	① 아픔 ② 늘 피곤함 ③ 건강한 편 ④ 매우 건강함
11. tooth	치아상태	① 건강 ② 충치 ③ 풍치 ④ 기타질환
12. frac	골절경험	① 없다. ② 있다.
13. wt2	체중2(kg)	1달 동안 다이어트를 실시한 후의 체중
14. energy	에너지(kcal)	1일 에너지섭취량(kcal)
15. fat	지방(g)	1일 지방섭취량(g)
16. protein	단백질(g)	1일 단백질섭취량(g)
17. fiber	섬유소(g)	1일 섬유소섭취량(g)
18. iron	철분(mg)	1일 철분섭취량(mg)
19. vitA	비타민A(μgRE)	1일 비타민A(μgRE)
20. vitC	비타민C(mg)	1일 비타민C(mg)

컴퓨터 통계프로그램인 SAS를 이용한 SAS 프로그램과 분석 결과는 다음과 같다.

SAS프로그램
```
proc ttest data= stat.health;
  class gender;
  var energy ; run;
```

분석결과

The TTEST Procedure
Statistics

Variable	gender	N	Lower CL Mean	Mean	Upper CL Mean	Lower CL Std Dev	Std Dev	Upper CL Std Dev	Std Err
energy	1	33	2221.5	2669.1	3116.7	1015.1	1262.3	1669.6	219.74
energy	2	57	2058.9	2292.7	2526.4	743.67	880.86	1080.6	116.67
energy Diff(1-2)			-73.9	376.42	826.75	902.92	1035.9	1215.3	226.6

T-Tests

Variable	Method	Variances	DF	t Value	Pr > |t|
energy	Pooled	Equal	88	1.66	0.1002
energy	Satterthwaite	Unequal	50.3	1.51	0.1365

Equality of Variances

Variable	Method	Num DF	Den DF	F Value	Pr > F
energy	Folded F	32	56	2.05	0.0181

1. 모분산의 검정

① 가설설정

귀무가설 $H_0 : \dfrac{\sigma_1^2}{\sigma_2^2} = 1$

대립가설 $H_1 : \dfrac{\sigma_1^2}{\sigma_2^2} \neq 1$

② 자료의 기초통계량 계산 :

남자 : $n_1 = 33$ $\overline{X}_1 = 2669.1$ $s_1^2 = 1262.3^2$

여자 : $n_1 = 57$ $\overline{X}_2 = 2292.7$ $s_2^2 = 880.86^2$

③ 검정통계량 : $F = \dfrac{S_1^2}{S_2^2} = \dfrac{1262.3^2}{880.86^2} = 2.05$

④ $p-value = 0.0181$

⑤ 통계적인 결정 : 유의수준 5%하에서 검정할 경우 $p-value$는 유의수준보다 작으므로 H_0를 기각할 수 있다.

⑥ 결론 : 남자와 여자의 에너지섭취량의 모집단의 분산을 같다고 할 수 없다.

2. 모평균의 검정

① 가설설정

　귀무가설　$H_0 : \mu_1 = \mu_2$

　대립가설　$H_1 : \mu_1 \neq \mu_2$

② 자료의 기초통계량 계산 : $\bar{x} = 2669.1$, $\bar{y} = 2292.7$

③ 검정통계량 : 위에서 두 모집단의 분산을 비교한 결과 남자와 여자의 에너지섭취량의 모집단의 분산을 같다고 할 수 없었다. 그러므로 두 모평균의 검정은 모분산이 같지않을 경우인 Satterthwaite 방법에 의해 검정통계량과 $p-value$를 계산해야 한다. 컴퓨터 분석결과 Satterthwaite 방법에 의한 검정통계량 t값은 1.51이고 $p-value$는 0.1365이다.

　　$t = 1.51$

④ $p-value = 0.1365$

⑤ 통계적인 결정: 유의수준 5%하에서 검정할 경우 $p-value$는 유의수준보다 크므로 H_0를 기각할 수 없다.

⑥ 결론 : 남자와 여자의 에너지섭취량의 모평균은 같다고 할 수 있다.

연습문제

9.1 부록 표 11의 대학생의 Health data를 이용하여 남녀 성별에 따라 키에 차이가 있는지 모분산을 비교한 후 모평균을 비교하시오.

9.2 부록 표 11의 대학생의 Health data를 이용하여 한 달 동안 다이어트를 한 효과가 있는지 다이어트 전후의 체중을 비교하시오.

9.3 여성흡연자와 비흡연자의 맥박을 측정한 결과는 다음과 같다. 두 그룹 간에 유의적인 차이가 있는지 5% 유의수준하에서 검정하시오.

	n	맥박																
흡연자	14	78	100	88	62	94	88	76	90	85	82	77	91	90	68				
비흡연자	18	72	82	62	84	61	68	72	64	76	62	66	68	96	58	87	80	78	69

9.4 여대생들을 채식자와 비채식자로 나누어 이완기 혈압을 측정하여 다음과 같은 결과를 얻었다. 두 그룹 간에 유의적인 차이가 있는지 유의수준 5%하에서 검정하시오.

그룹	n	평균	표준편차
채식자	40	72.9	11.7
비채식자	43	73.5	11.4

9.5 남자 38명의 $\bar{x}_1 = 74.9$, $s_1^2 = 144$이고 여자 45명의 $\bar{x}_2 = 71.8$ $s_2^2 = 121$일 때 남자와 여자의 모평균의 차이인 $\mu_1 - \mu_2$의 99% 신뢰구간을 구하시오.

Chapter 10

비율에 관한 추론

10.1 이항분포의 평균과 표준편차
10.2 이항분포의 정규분포로의 접근성
10.3 이항비율의 검정
10.4 두 모비율의 차에 대한 검정
10.5 신뢰구간

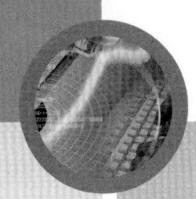

Chapter_10

비율에 관한 추론

백혈병으로 인한 사망위험률에 있어 남녀의 차이가 있는가? 몇 십 년 전 흡연이 인체에 해롭다고 홍보하였을 당시와 현재의 흡연율에 차이가 있는가? 이와 같은 질문들은 앞에서 다루었던 방법들로서는 쉽게 답을 얻을 수 없다.

왜냐하면 앞에서 언급한 방법들은 신장, 체중, 혈압 등 평균과 표준오차를 계산할 수 있는 양적자료(quantitative data)에 적용될 수 있기 때문이다. 그러나 개인적인 양적 측정치는 얻을 수 없지만 흡연의 경우에서처럼 어떤 특정치의 존재여부와 관련된 자료인 질적자료(qualitative data)에서 다룰 수 있기 때문이다. 이러한 질적자료에서는 어떠한 특성을 가지는 개인들의 비율인 참 모비율(P)의 추정치인 $\hat{P}$이 있다.

앞 장의 양적자료에서는 개인들이 모여 이루어진 집단의 어떤 특성값의 평균인 $\bar{x}$를 다루었다. 본 장에서는 (1) 이항분포에서의 평균과 표준편차, 일어날 수 있는 사건의 수 (2) 표본에서 관찰된 일어날 수 있는 사건의 비율(성공률)인 P의 평균과 표준오차에 초점을 맞추고 있다.

이항사건(x)과 이항비율(P)의 분포의 차이를 가장 잘 이해하기 위해서는 양적자료의 경우와 유사한 질적자료의 분포를 비교해 보자.

대략적으로 말하면 모평균 μ와 모표준편차 σ를 가진 분포에서의 양적 x값에 해당하는 이항분포의 x값들을 비교해 보는 것이다. 이항분포의 비율들이 평균 $\mu_{\bar{x}}$와 표준오차 $\frac{\sigma}{\sqrt{n}}$를 가진 표본평균들($\bar{x}_s$)의 분포에 해당되는 것이다.

본 장에서는 비율들의 유의성 검정과 두 모비율의 차, 이들에 대한 신뢰구간에 대해 알아보고자 한다.

10.1 이항분포의 평균과 표준편차

5장에서 한 번의 시행에서 어떤 사건이 일어날 수 있는 확률이 p, 일어나지 않을 확률이 $1-P$인 경우에 n개의 독립적인 시행에서 어떤 사건이 x번 일어날 수 있는 확률이 다음과 같은 식에 의해 구할 수 있다는 것을 배웠다.

$$p(X=x) = \binom{n}{x} P^x (1-P)^{n-x} \tag{10.1}$$

또한 이항분포에서 일어날 수 있는 수 x의 모평균은

$\mu = np$
모 표준편차는 $\sigma = \sqrt{np(1-p)}$ 또는 $\sqrt{npq}$ (여기에서 $q = 1-p$) $\tag{10.2}$

10.2 이항분포의 정규분포로의 접근성

표본수가 클 경우 표본분포는 중심극한 정리에 따라 점근적인 정규분포를 한다. 따라서 Z분포를 다음 식을 이용하여 이항분포에 적용해 볼 수 있다.

$$Z = \frac{x - np}{\sqrt{npq}} \tag{10.3}$$

일어날 수 있는 경우(수)가 30 이상일 때 특정사건의 정확한 발생률을 알아내기 위해 이항전개 하는 것은 귀찮은 일이다. 수리 통계학자들은 $np \geq 5$, $nq \geq 5$를 만족시킬 경우 연속분포인 정규분포는 이산분포인 정규분포에 잘 접근한다고 증명하였다.

예제 10-1

각각의 의사마다 만성 백혈병 환자 25명씩 치료하였다.

5년 생존율이 0.2로 알려진 만성 백혈병을 치료받았던 환자 중 9명이 5년 이상 생존하였다. 이런 현상이 비정상적으로 발생한 것인가를 알고 싶다. 25명의 환자 중 9명 이상이 성공(이 경우 5년 이상 생존)할 확률을 구할 때 우선 평균과 표준편차를 구해야 한다.

$$\mu = np = (25)(.2) = 5$$
$$\sigma = \sqrt{npq} = \sqrt{(25)(.2)(.8)} = 2$$

그 다음에 Z값을 계산한다.

$$Z = \frac{x - np}{\sqrt{npq}} = \frac{9 - 5}{\sqrt{(25)(.2)(.8)}} = 2$$

결과: 이항분포상에서 9명의 5년 생존자를 관찰하는 것은 그림 10.1에서 보는 바와 같이 정규분포상에서 Z값이 2인 것에 해당된다. $Z = 2.0$ 이상이 나올 확률은 0.023이다. 따라서 1명의 환자가 5년 생존할 확률이 0.2인 데 비해 25명 중 최소한은 9명이 5년 생존할 확률은 0.023이다.

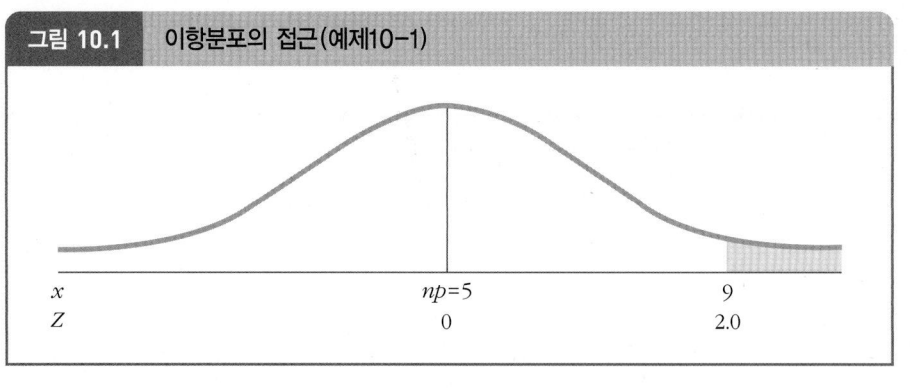

그림 10.1 이항분포의 접근(예제10-1)

정규분포(연속분포)를 이산분포인 이항분포에 접근시켰기 때문에 continuity correction을 하여 보정할 필요가 있다. 이때 분자의 절대값에서 1/2을 빼줌으로써 보정이 이루어진다.

위 예의 경우

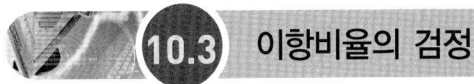

$P(Z > 1.75) = .0401$, 이 결과는 보정을 하지 않았을 경우(0.023)의 약 2배이다. 그러나 n이 클 경우 보정 결과에는 별 차이가 없다.

10.3 이항비율의 검정

앞의 절에서는 이항사건 x의 분포에 관한 것이었지만 이번 절에서는 이항비율 P의 분포를 다룬다.

$$P = \frac{x}{n} = \frac{\text{모집단에서 어떤 사건이 일어난 수}}{\text{모집단수}} \tag{10.4}$$

$\hat{P}$의 표준오차는 $SE(\hat{P}) = \sqrt{\dfrac{pq}{n}}$ (10.5)

n이 매우 크다면 $\hat{P}$는 정규분포에 접근하므로 특정한 $\hat{P}$에 해당하는 Z값을 찾을 수 있어 유의성 검정을 할 수 있다.

예제 10-2

만약에 우리나라에서 1년간 백혈병으로 245명이 사망하였다고 할 때 그중 남자가 145명이었다면

$$\hat{p} = \frac{145}{245} = .59$$

100명이 여성이면 $\hat{q} = 1 - \hat{p} = \dfrac{100}{245} = .41$

관찰된 남자의 사망비율 .59와 기대 사망비율 .49(우리 나라의 남자비율)에 유의한 차이가 있는가?

$$P = .49 \quad q = .51 \quad n = 245$$
$$SE(\hat{P}) = \sqrt{\frac{pq}{n}} = \sqrt{\frac{(.49)(.51)}{245}} = .032$$

1. 가설설정 $H_0 : P = .49$, 관찰된 사망비율은 모집단의 사망비율과 차이가 없다.
2. $\alpha = 0.05$
3. 검정통계량

$$Z = \frac{\hat{P} - P}{SE(\hat{P})} = \frac{.59 - .49}{.032} = \frac{.10}{.032} = 3.12 \tag{10.6}$$

4. 기각역

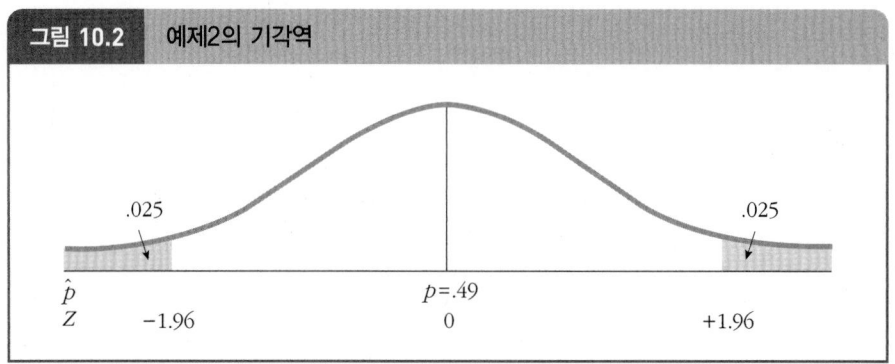

그림 10.2 예제2의 기각역

5. 검정통계량 3.12는 기각값 1.96보다 크므로 관찰된 사망비율이 모집단의 비율과 같다는 가설을 기각한다.

10.4 두 모비율의 차에 대한 검정

도시지역과 시골지역 주민의 비만율의 차이, 한국인과 미국인의 동물성식품 섭취비율의 차이 등 두 이항 모집단의 성공률인 p_1과 p_2에 대한 비교를 해야 하는 경우가 흔히 있다.

X_1이 이항분포 $B(n_1, p_1)$을 따르고 X_2가 이항분포 $B(n_2, p_2)$를 따를 때 두 모비율의 차인 $p_1 - p_2$에 관한 검정에 대하여 알아보자.

귀무가설 $H_0 : p_1 = p_2$ (또는 $p_1 - p_2 = 0$)

대립가설 $H_1 : p_1 \neq p_2$

$H_1 : p_1 > p_2$

$H_1 : p_1 < p_2$

단순통계량계산 : $\overline{P} = \dfrac{x_1 + x_2}{n_1 + n_2}$

$$\widehat{\sigma}_{\hat{P}_1 - \hat{P}_2} = SE(\hat{P}_1 - \hat{P}_2) = \sqrt{\dfrac{\overline{P}(1-\overline{P})}{n_1} + \dfrac{\overline{P}(1-\overline{P})}{n_2}}$$

검정통계 : $Z = \dfrac{\hat{p}_1 - \hat{p}_2}{\widehat{\sigma}_{\hat{P}_1 - \hat{P}_2}}$

유의수준 α에서 기각역과 p값

$H_1 : p_1 \neq p_2$ 일 때 $|Z| \geq z_{\frac{\alpha}{2}}$ $P(|Z| \geq |Z^*|)$

$H_1 : p_1 > p_2$ 일 때 $Z \leq z_\alpha$ $P(Z \geq Z^*)$

$H_1 : p_1 < p_2$ 일 때 $Z \leq -z_\alpha$ $P(Z \leq -Z^*)$

예제 10-3

겨울철에 연령별로 감기 유병률을 조사한 결과 30대는 조사대상자 400명 중 120명이 감기에 걸렸으며, 60대는 조사대상자 300명 중 120명이 감기에 걸렸다. 30대와 60대 연령층의 감기유병률이 동일하다는 가설을 5% 유의수준에서 검정하시오.

1. 가설설정

   귀무가설 $H_0 : p_1 = p_2$

   대립가설 $H_1 : p_1 \neq p_2$

2. 자료의 단순통계량 계산 : 30대 : $\hat{p}_1 = \dfrac{120}{400} = 0.3$ 60대 : $\hat{p}_2 = \dfrac{120}{300} = 0.4$

    $\overline{P} = \dfrac{120 + 120}{400 + 300} = \dfrac{240}{700} = 0.34$

3. 검정통계량 : $Z = \dfrac{\hat{p}_1 - \hat{p}_2}{\sqrt{\dfrac{\overline{p}_1(1-\overline{p}_1)}{n_1} + \dfrac{\overline{p}_2(1-\overline{p}_2)}{n_2}}} = \dfrac{0.3 - 0.4}{\sqrt{\dfrac{(.34)(.66)}{300} + \dfrac{(.34)(.66)}{400}}}$

    $= -2.77$

4. 기각역 : $|Z| \geq z_{\frac{\alpha}{2}} = z_{0.025} = 1.96$

5. 결론 : 검정통계량이 기각역에 속하므로 H_0를 기각한다. 즉 30대와 60대 연령층의 감기유병률은 동일하다고 할 수 없다.

10.5 신뢰구간

가설검정이 매우 유용할지라도 참 모비율에 대한 신뢰구간을 구할 필요가 있다.

10.5.1 모비율 1개에 대한 신뢰구간

8장에서 모평균 μ에 대한 신뢰구간은 아래와 같았다.

$$\bar{x} \pm Z \frac{\sigma}{\sqrt{n}}$$

이와 마찬가지로 비율에 대한 신뢰구간 P는 다음과 같다.

$$\hat{P} \pm Z \sqrt{\frac{P(1-P)}{n}}$$

위 식에서 P값을 알아야 하는데 P값은 우리가 알 수 없다.

이러한 문제를 해결하기 위해서는 표본수가 충분히 클 경우 모비율 P의 추정치로서 표본비율 $\hat{P}$을 이용하여 $\hat{P} \pm Z \sqrt{\frac{\hat{P}(1-\hat{P})}{n}}$으로 나타낼 수 있다.

> **예제 10-4**
>
> 2007년도 우리나라 남성 흡연율은 .434이다. 이 값은 표본 추정치이므로 참 모비율에 대한 신뢰구간을 얻기 위해서는
>
> 모비율 P에 대한 95% 신뢰구간(CI) : $\hat{P} \pm 1.96 \sqrt{\frac{\hat{P}(1-\hat{P})}{n}}$
>
> $= .434 \pm 1.96 \sqrt{\frac{(.434)(.566)}{100}}$
>
> $= .434 \pm .097$
>
> $= (.337, .531)$
>
> 따라서 2007년도 우리나라 남성 모집단의 참 흡연율에 대한 95% 신뢰구간은 .337과 .531 사이의 값이다.

10.5.2 두 모비율의 차 $P_1 - P_2$에 대한 신뢰구간

두 모평균의 차 $\mu_1 - \mu_2$에 대한 신뢰구간은 $(\overline{X}_1 - \overline{X}_2) \pm Z[SE(\overline{X}_1 - \overline{X}_2)]$이다. 두 모비율의 차 $P_1 - P_2$에 대한 신뢰구간도 이와 같은 방식으로 구한다.

$$CI(P_1 - P_2) = (\hat{P}_1 - \hat{P}_2) \pm Z\sqrt{\frac{\hat{P}_1(1-\hat{P}_1)}{n_1} + \frac{\hat{P}_2(1-\hat{P}_2)}{n_2}} \qquad (10.7)$$

예제 10-5

우리나라 남성흡연율은 1992년에 75.1%였으며 15년 후인 2007년에는 많이 감소하여 43.4%로 발표되었다. 남성모집단에 대한 15년간의 흡연율 차이에 대한 신뢰구간을 구하라.

$$\begin{aligned}
95\%CI(P_1 - P_2) &= (\hat{P}_1 - \hat{P}_2) \pm 1.96\sqrt{\frac{\hat{P}_1(1-\hat{P}_1)}{n_1} + \frac{\hat{P}_2(1-\hat{P}_2)}{n_2}} \\
&= (.751 - .434) \pm 1.96\sqrt{\frac{(.751)(.249)}{400} + \frac{(.434)(.566)}{100}} \\
&= .317 \pm .106 \\
&= (.211, .423)
\end{aligned}$$

이 숫자는 15년(1992년과 2007년간)에 걸쳐 흡연율이 감소된 참 값의 비율이 .211과 .423 사이에 있다는 것을 95% 신뢰할 수 있다는 의미이다.

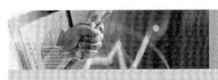
연습문제

10.1 300명의 성인운전자를 대상으로 안전벨트 착용여부를 조사한 결과 123명이 규칙적으로 사용한다고 응답하였다. 이 자료로부터 모집단 비율이 0.5가 아니라고 주장할 수 있는가? 또한 안전벨트를 규칙적으로 착용한 모비율에 대한 95% 신뢰구간을 구하시오.

10.2 주로 혈액을 취급하는 100명의 병원근무자 표본을 대상으로 간염B형 감염여부를 조사하기 위한 혈청검사를 실시한 결과 23명이 양성으로 밝혀졌다. 이 자료로부터 모집단의 양성률이 .15보다도 크다고 할 수 있는가?

10.3 편두통 치료를 위하여 개발한 새로운 치료법을 재래식 방법과 비교하기 위하여 조사한 결과 재래식 방법에 의해 치료받은 100명의 환자 중 78명이, 새로운 치료법으로 치료받은 100명 중 90명이 효과를 나타내었다. 이 자료로부터 새로운 치료법이 재래식 방법보다 더 효과적이라고 말할 수 있겠는가? 또한 두 치료법의 효과에 대한 차이에 관한 95% 신뢰구간을 구하시오.

10.4 20세와 75세 사이의 남녀를 대상으로 한 비만증 연구에서 아래의 결과가 나왔다.

Group	n	Obese
Male	150	21
Female	200	48
Total	350	69

남녀 간에 비만의 차이가 있다고 할 수 있는지를 검정하시오.

Chapter 11

ANOVA

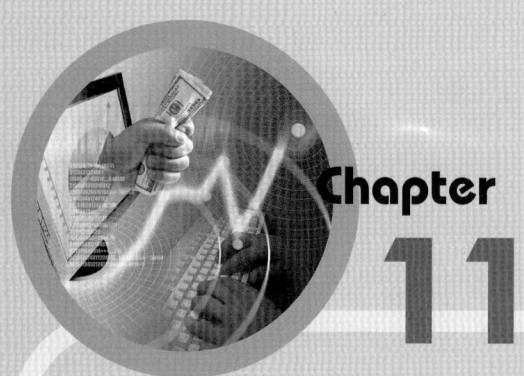

11.1 분산분석의 기능

11.2 분산분석의 이론적 근거

11.3 분산분석을 위한 기본 가정

11.4 분산분석 계산절차

11.5 일원분산분석(One-way ANOVA)

11.6 사후분석(Post Hoc Analysis)

11.7 확률(랜덤)화 블록설계($T \times L$)

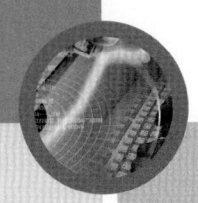

Chapter_11
ANOVA

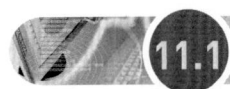 **11.1 분산분석의 기능**

앞 장에서 t검정을 사용하여 두 집단 간의 차이를 분석하는 방법을 배웠다. 이때 두 집단 간의 차이가 유의한지 아닌지를 판단할 수 있어야 한다. 그러나 두 집단이 아니라 3집단이나 그 이상의 집단이 여러분 앞에 놓여 있다고 하면 어떻게 하겠는가?

가능한 두 집단을 모두 만들어 나올 수 있는 모든 짝의 평균을 비교하기 위하여 t검정을 하여 어떤 짝들은 유의하고 어떤 짝들은 유의하지 않은지를 결정할 수도 있을 것이다.

이러한 접근은 많은 집단이 관여되어 있다면 많은 수의 검정이 필요하므로 불편하다. 우선 over-testing에 대한 적절한 유의수준의 선택이라든지, 둘째로는 많은 집단이 관여되어 있다면 많은 수의 검정이 필요하며, 셋째로는 평균들 간의 차이에 대한 유의성 측정을 알아보기 위한 한 개의 총체적인 측정치가 결여되어 있는 어려움이 있다.

단순히 ANOVA라고 표기하는 분산분석은 총체적인 이러한 난제들을 취급할 수 있게 하는 통계적 절차이다. 실제로 ANOVA공식을 t검정을 계산하는 데 사용해 보면 그 결과가 일치한다. 그러므로 3개 또는 그 이상의 독립된 집단들로 구성된 자료가 있을 때 ANOVA가 t검정을 논리적으로 확장시킨 것이라고 말하는 것은 정당하다.

실제로 그동안 배웠던 가설검정을 잘 이해했다면 ANOVA에 쉽게 적용시킬 수 있을 것이다.

두 집단에서 귀무가설을 정의해 보면

$H_0 : \mu_1 = \mu_2$ 또는 $\mu_1 - \mu_2 = 0$

t검정의 확장으로서의 ANOVA를 생각한다면 귀무가설은

$H_0 : \mu_1 = \mu_2 = \cdots\cdots = \mu_k$($k$는 집단 수)

실제로 귀무가설을 나열하기 전에 ANOVA의 적용과 결과 해석을 아래의 자료를 이용해서 설명하려고 한다. 서로 다른 상표의 시리얼이 체중에 어떤 변화를 주는지 알아보기 위해 실험쥐를 사용하여 실험하였다.

갓 젖을 뗀 어린 쥐 20마리를 5마리씩 배정하여 4개의 서로 다른 상표의 시리얼을 먹게 했다. 여기에서 4개의 집단은 실험 조건은 다 같고 다른 점은 상표가 다른 시리얼을 공급받았다는 것이다. **표 11.1**은 4개의 실험집단의 모든 자료를 나타낸 것이다.

표 11.1 네 가지의 다른 상표의 시리얼을 먹었을 때의 쥐의 체중변화(oz)

A	B	C	D
1	7	9	8
1	7	6	6
1	7	5	4
1	7	3	1
1	7	2	1

귀무가설로 돌아가 귀무가설은 '차이가 없다'는 것으로 두 집단 대신에 4집단 간의 비교로, 통계적 표현은

$H_0 : \mu_1 = \mu_2 = \mu_3 = \mu_4$

대립가설 H_1은 귀무가설이 맞지 않는다는 것으로 4개의 평균 중 적어도 1개 이상이 다른 평균들과 같지 않다는 것이다.

분산분석이란 분산의 원인이 어디에 있는가를 알아보는 통계적 방법으로 분산분석

을 수행하는 이론적인 기초는 모든 관찰치의 분산을 집단 간 변량과 집단 내 변량인 2개의 변량으로 분할한다.

즉 실험으로 인한 종속변수의 총 변량은 처치에 의한 집단 간 변량과 집단 내에서 개인차인 집단 내 변량으로 양분되어 만약에 처치효과가 있다면 4집단은 서로 다른 평균을 가지므로 집단 간 분산이 클 것이고, 처치효과가 없다면 집단 간 분산은 적을 것이다.

분산분석 검정을 위한 표본분포는 F분포(F검정통계량을 개발한 R. A. Fisher의 이름을 딴)로 유의성 검정을 위한 기준으로 F검정 통계량을 사용하며 다음과 같다.

$$F = \frac{\sigma_b^2}{\sigma_w^2} = \frac{\text{집단 간 분산}}{\text{집단 내 분산}}$$

11.2 분산분석의 이론적 근거

분산분석에서 사용되는 용어는 다음과 같다.

S_w^2 : 집단 내 분산

S_b^2 : 집단 간 분산

집단 내 분산과 집단 간 분산은 평균제곱(mean squares)인 MS로 표기되기도 한다.

$S_w^2 = MS_w$

$S_b^2 = MS_b$

대부분의 컴퓨터 출력과 학회지 논문에서 MS를 사용한다.

만약 두 분산이 정말로 같다면 분산비인 S_b^2/S_w^2은 대략 1이 되어야 한다. 우리는 모집단의 추정치인 표본분산을 취급하기 때문에 평균이 같다는 귀무가설이 맞는다 하더라도 때로는 1보다 분산비가 크거나 또는 작을 수 있다.

사실상 F분포는 집단 내, 집단 간의 짝을 이루는 자유도를 가지므로 F가족분포라

할 수 있다. F검정통계량은 2개의 자유도를 가진, 한쪽으로 기울어진 분포이다.

분산측정치 S_b^2에 대한 자유도는 $k-1$(df_b로 표시)이며 S_w^2의 자유도는 $N-k$(df_w로 표시)이다.

이때 k는 집단수를 나타내고 N은 총 관찰치이다. 각 집단 간 관찰치(표본수)는 반드시 같아야 하는 것은 아니다. 그러나 본 장에 있는 예에서는 동일한 표본수를 가지고 있다.

부록에 있는 **표 5**(284쪽)는 F분포의 기각값으로 유의수준 0.05와 0.01의 2개의 분리된 표이다.

아래 **그림 11.1**은 위의 4개 집단의 쥐 실험에 대한 기각값을 나타낸 그림이다.

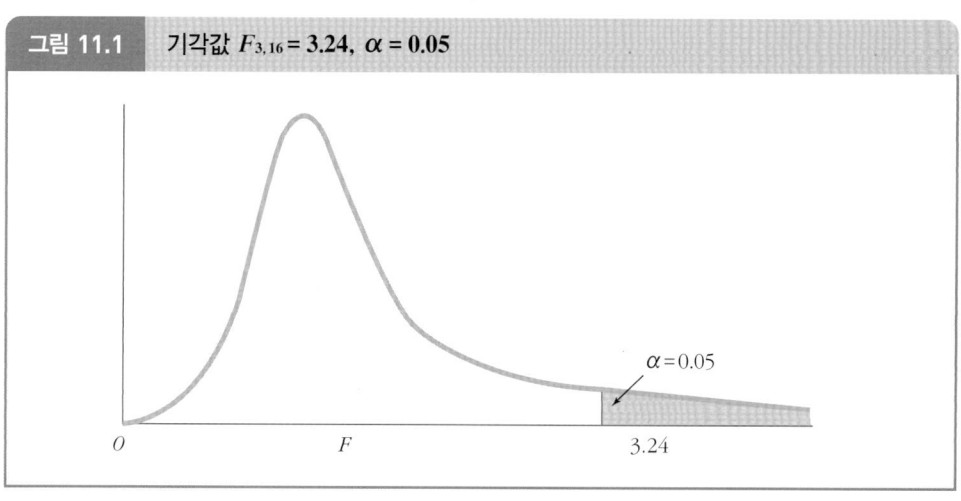

그림 11.1 기각값 $F_{3,16}=3.24$, $\alpha=0.05$

11.3 분산분석을 위한 기본 가정

분산분석, 즉 F검정은 세 집단 이상의 비교로 Z검정, t검정과 동일한 기본 가정을 갖는다. 분산분석을 위한 기본가정은 다음과 같다.

① 종속변수가 양적변수로 관찰치는 독립적이며,

한 관찰치의 값이 다른 관찰치의 값과 관련성이 없어야 한다.
② 각 집단에 해당되는 모집단의 분포가 정규분포이어야 한다.
③ 각 집단에 해당되는 모집단들의 분산이 같아야 한다.

Z검정과 t검정 그리고 F검정에서 모두 지켜야 할 기본 가정은 종속변수가 양적변수로 독립적이며, 정규분포가정과 등분산가정은 모집단에 해당되는 것이지 연구의 대상인 표본에 해당되는 사실이 아님을 상기해야 할 것이다.

F검정 역시 t검정, Z검정과 같이 만약 정규분포가정과 등분산가정이 충족되지 않으면 비모수 통계(non-parametric statistics)를 사용하여야 한다는 사실을 환기하여야 한다.

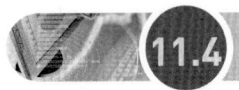

11.4 분산분석 계산절차

k집단 중 각 집단의 관찰수가 반드시 같은 것은 아니다.

각 집단 내 관찰치를 표시할 때 이중기호(double notation)로 하는데 첫 번째 부호는 집단 내에서의 관찰치의 번호를 나타내고 두 번째 부호는 집단 번호를 나타낸다. 예를 들면 X_{21}는 1번째 집단 중 2번째 관찰치를 의미한다. 관찰치를 일반적으로 표시하면 j번째의 집단의 i번째 관찰치인 x_{ij}로 표시한다.

표 11.2 완전확률화할당계획법에 따른 표본수치의 표

	처리방법					
	1	2	3	...	k	
	x_{11}	x_{12}	x_{13}	...	x_{1k}	
	x_{21}	x_{22}	x_{23}	...	x_{2k}	
	x_{31}	x_{32}	x_{33}	...	x_{3k}	
	⋮	⋮	⋮	⋮	⋮	
	$x_{n_1 1}$	$x_{n_2 2}$	$x_{n_3 3}$	...	$x_{n_k k}$	
합계	$T_{.1}$	$T_{.2}$	$T_{.3}$		$T_{.k}$	$T_{..}$
평균	$\bar{x}_{.1}$	$\bar{x}_{.2}$	$\bar{x}_{.3}$		$\bar{x}_{.k}$	$\bar{x}_{..}$

집단의 평균은 평균을 나타내는 $\bar{x}$를 사용하며 다음과 같은 공식으로 주어진다.

$$\bar{x}_{.1} = \sum_{i=1}^{n_1} \frac{x_{i1}}{n_i} = \frac{x_1}{n_1} \tag{11.1}$$

전체 관찰치의 합은

$$\sum_{j=1}^{k} \sum_{i=1}^{n_j} x_{ij} \tag{11.2}$$

총체적인 평균(Grand mean)은 전체 관찰치의 합을 총 관찰자 수로 나눈 값이다. 여기에서 총 관찰자 수 N은 $N = \sum_{j=1}^{k} n_j$

서로 다른 4개 상표의 시리얼을 준 어린 쥐의 체중증가여부에 관한 실험에서 각 쥐의 체중측정치는 각기 다른 점수를 얻게 됨을 알았다(**표 11.1**).

각 쥐의 체중 측정치를 x_{ij}로 표기하며 x_{ij}값은 이론적인 선형모형(linear model)에 의하여 공식 11.3과 같이 이루어져 있음을 알 수 있다.

$$x_{ij} = \mu + \tau_j + e_{ij} \tag{11.3}$$

μ : 전체평균
τ_j : j집단의 효과, 처치효과에 의한 점수
e_{ij} : j집단 i번째 개인의 오차

즉 각 쥐의 체중측정치는 전체 평균 μ와 j집단에 속해 있으므로 얻을 수 있는 집단효과 τ_j, 그리고 j집단에 속해 있더라도 피험자 개체에 의해 발생하는 오차점수 e_{ij}로 이루어져 있음을 알 수 있다. 이를 실제 연구에서 얻을 수 있는 통계값으로 표현하면 공식 11.4와 같다.

$$x_{ij} = \bar{x}_{..} + (\bar{x}_j - \bar{x}_{..}) + (x_{ij} - \bar{x}_j) \tag{11.4}$$

x_{ij} : j집단 i번째 관찰치
$\bar{x}_j$: j집단의 평균
$\bar{x}_{..}$: 전체평균

각 쥐의 체중측정치는 연구에 참여한 모든 피험자가 가질 수 있는 평균점수와 소속된 해당집단의 평균에서 전체 평균을 뺀 값으로 집단효과와 개체값에서 집단의 평균을 뺀 오차점수로 합성됨을 알 수 있다.

공식 11.4를 변형하면 공식 11.5로 쓸 수 있고 공식 11.5는 분산분석의 기본 개념을 설명하는 원리를 제공하고, 제13장의 단순회귀분석과 유사한 원리임을 알 수 있다.

$$(\bar{x}_{ij} - \bar{x}..) = (\bar{x}_j - \bar{x}..) + (x_{ij} - \bar{x}_j) \tag{11.5}$$

공식 11.5의 등호를 중심으로 좌변은 각 피험자의 총 편차를 의미하며, 우변의 첫 번째 괄호는 집단의 평균에서 전체 평균을 뺀 집단 간 효과로 집단 간 편차이며, 두 번째 괄호는 개체값에서 개체가 속한 해당집단의 평균을 뺀 값으로 집단 내 편차로 설명된다. 즉 개체의 총 편차는 집단 간 편차와 집단 내 편차로 합성됨을 수리적으로 알 수 있다. 단순회귀분석에서 총 편차는 설명된 편차와 설명되지 않은 편차로 합성된다는 사실과 같다. 분산분석에 따른 개체값 편차는 다음과 같이 설명할 수 있다.

총 편차(d_t) = 집단 간 편차(d_b) + 집단 내 편차(d_w)

만약 여기에서 집단 간의 편차 부분이 매우 크다면, 앞의 예에서 시리얼 상표에 따른 체중증가에 차이가 있음을 암시하는 것이며, 실험연구일 경우는 처치효과가 있다고 말한다.

상대적으로 집단 간 편차부분이 작고 집단 내 편차가 크다면 이는 집단 간의 차이가 없음을 말한다. 이 원리에 입각하여 집단 간의 차이가 있는지를 분석할 때, 한 개의 피험물만을 고려하는 것이 아니라 연구에 참여한 모든 피험물의 편차를 고려하여야 하며, 편차들이 집단 간의 편차에 의한 것인지 아니면 집단 내 개체차 혹은 오차에 의한 것인지를 분석하여야 한다. 피험자물 개체의 편차들을 모두 더하면 연구에서 나타난 모든 편차가 될 수 있다고 할 수 있으나, 편차의 합은 항상 0이므로 편차를 더하여 집단 간의 차이가 있는지 없는지를 분석할 수는 없다. 이는 기술 통계를 설명할 때 분산의 정도를 측정하기 위하여 편차의 합을 사용할 수 없으므로 편차를 제곱하여 합한 후 사례수로 나누어 분산을 계산한다는 원리와 동일하다.

그러므로 연구에 참여한 모든 대상의 총 편차를 제곱하여 모두 더한 값을 총 제곱합(SS_t : sum of square total), 또는 총 변량(total variation)이라고 한다.

이것은 공식 11.6으로 계산한다.

$$ss_t = \sum_{j=1}^{k} \sum_{i=1}^{n_j} (\overline{x}_{ij} - \overline{x}..)^2 \tag{11.6}$$

개인의 총 편차가 집단 간 편차와 집단 내 편차로 합성되어 있으므로 집단효과에 의한 집단 간 편차 제곱합(SS_b : sum of square between groups)은 공식 11.7에 의하여 계산되며, 개인오차에 의한 집단 내 편차의 제곱합인 집단 내 편차 제곱합(SS_w : sum of square within group)은 공식 11.8에 의하여 계산된다.

$$ss_b = \sum_{j=1}^{k} \sum_{i=1}^{n_j} (\overline{x}_j - \overline{x}..)^2 \tag{11.7}$$

$$ss_w = \sum_{j=1}^{k} \sum_{i=1}^{n_j} (\overline{x}_{ij} - \overline{x}_j)^2 \tag{11.8}$$

총 편차는 집단 간 편차와 집단 내 편차로 합성되어 있으며, 이로 인해 총 편차 제곱합은 집단 간 편차 제곱합과 집단 내 편차 제곱합으로 합성되어 있음을 유추할 수 있다. 그러므로 공식 11.6, 공식 11.7, 공식 11.8을 가지고 공식 11.9를 유도할 수 있다.

$$\sum_{j=1}^{k} \sum_{i=1}^{n_j} (x_{ij} - \overline{x}..)^2 = \sum_{j=1}^{k} \sum_{i=1}^{n_j} (\overline{x}_j - \overline{x}..)^2 + \sum_{j=1}^{k} \sum_{i=1}^{n_j} (x_{ij} - \overline{x}_j)^2 \tag{11.9}$$

분산분석 절차를 요약하면 다음과 같다.
1. 가설을 설정한다(H_0, H_1).
2. $\bar{x}_j$, $\bar{x}$를 계산한다.
3. SS_b, SS_w, SS_t를 계산한다.
4. MS_b, MS_w(평균제곱합 또는 분산)를 계산한다.
   $MS_b = SS_b / k-1$
   $MS_w = SS_w / N-k$
5. F통계값을 계산한다.
   $F = \dfrac{MS_b}{MS_w}$
6. 분산분석표를 작성한다. (표 11.3 ANQVA표 참조)
7. 부록에 있는 F분포와 계산된 F통계값을 비교하여 귀무가설을 기각 또는 채택한다.
8. 결론을 내린다.

$SS_t = SS_b + SS_w$ 이므로 3개의 공식 중 2개를 알면 필요한 계산을 할 수 있다.

$$SS_b = \left[\frac{(\sum x_1)^2}{n_1} + \frac{(\sum x_2)^2}{n_2} + \cdots \right] - \frac{\left(\sum_{j=1}^{k}\sum_{i=1}^{n} x_{ij}\right)^2}{N} \qquad (11.10)$$

$$SS_w = \sum_{j=1}^{k}\sum_{i=1}^{n} x^2 - \left[\frac{(\sum x_1)^2}{n_1} + \frac{(\sum x_2)^2}{n_2} + \cdots \right] \qquad (11.11)$$

$$SS_t = \sum_{j=1}^{k}\sum_{i=1}^{n} x^2 - \frac{\left(\sum_{j=1}^{k}\sum_{i=1}^{n} x_{ij}\right)^2}{N} \qquad (11.12)$$

11.5 일원분산분석(One-way ANOVA)

일원분석이란 독립변수가 하나일 때 분산의 원인이 집단 간 차이에 기인한 것인지를 분석하는 통계적 방법이다. 이 장의 서두에서 예를 들었던 **표 11.1**의 문제로 돌아가 생각해 보자. '서로 다른 상표의 시리얼을 먹은 쥐 사이에 체중증가에 유의한 차이가 있는가?'에 대한 분석과정을 살펴보자.

여기에서 시리얼 상표가 하나의 독립변수로 이 독립변수에 의한 집단 간의 차이를 비교하게 되므로 일원분석이라 하며 여기에서 독립변수의 수준은 4개의 서로 다른 상표의 시리얼이므로 4개가 된다.

독립변수가 하나일지라도 수준은 여러 개가 될 수 있다.

1. $H_0 : \mu_1 = \mu_2 = \mu_3 = \mu_4$
   H_1 : 1개 또는 2개 이상의 평균에서 차이가 있을 수 있다.
   (모집단의 평균이 다 같은 것은 아니다.)
2. 검정통계량 : $F = S_b^2 / S_w^2$ 또는 $F = MS_b / MS_w$
3. 기각역 : 계산된 F통계량이 부록에 있는 F분포 기각값보다 크면 귀무가설을 기각한다.
   이때 자유도는 $df_w = N - k$이고 $df_b = k - 1$이다.

표 11.3 일원분산분석표

Source of Variation	Sum of Squares	df	Mean Squares(s^2)	F Ratio	Critical F	p Value
Between	SS_b	$k-1$	$MS_b = SS_b / k-1$	MS_b / MS_w	$F_{k-1, N-k}$	(computer-generated)
Within	SS_w	$N-k$	$MS_w = SS_w / N-k$			
Total	SS_t	$N-1$				

위의 **표 11.3**은 분산분석 계산 절차에 따른 요약으로 일반화된 전형적인 분산분석표(ANOVA)이다. **표 11.4**는 4개의 집단(시리얼상표)에 관한 자료로 우선 $\sum x^2$과 $\sum x$를 계산한 과정을 나타낸 표이다.

표 11.4 네 가지의 다른 상표의 시리얼을 먹었을 때의 쥐의 체중변화(oz)

	A	x^2	B	x^2	C	x^2	D	x^2	
	1	1	7	49	9	81	8	64	
	1	1	7	49	6	36	6	36	
	1	1	7	49	5	25	4	16	
	1	1	7	49	3	9	1	1	
	1	1	7	49	2	4	1	1	
$\sum x$	5		35		25		20		=85
$\sum x^2$		5		245		155		118	=523

공식 11.10을 사용하여 SS_b를 계산하면 다음과 같다.

$$SS_b = \left[\frac{(5)^2}{5} + \frac{(35)^2}{5} + \frac{(25)^2}{5} + \frac{(20)^2}{5}\right] - \frac{(85)^2}{20}$$

$$= (5 + 245 + 125 + 80) - 361.25 = 455 - 361.25 = 93.75$$

공식 11.11을 이용하여 SS_w를 계산하면 다음과 같다.

$$SS_w = \sum\sum x^2 - 455 = 523[(\text{표 10.4})\text{로부터 얻은 값}] - 455 = 68$$

그러므로 총 제곱합

$$SS_t = SS_w + SS_b = 68 + 93.75 = 161.75$$

그 다음 단계는 평균제곱합(mean squares) 또는 분산을 구하는 것이다. 각각의 제곱합을 각각의 자유도로 나누면 얻을 수 있다.

$$MS_b = \frac{SS_b}{df_b} = \frac{93.75}{3} = 31.25$$

$$MS_w = \frac{SS_w}{df_w} = \frac{68}{16} = 4.25$$

표 11.5 네 가지의 다른 상표의 시리얼을 먹었을 때의 쥐의 체중변화에 대한 분산분석표

Source of Variation	Sum of Squares	df	Mean Squares(s^2)	F Ratio	Critical F	p Value
Between	93.75	3	31.25	7.35	3.24	.0026
Within	68.00	16	4.25			
Total	161.75	19				

위의 분산분석표에서 본 바와 같이 F-Ratio값이 기각값 $F_{3,16} = 3.24(\alpha = 0.05)$보다 크므로 귀무가설을 기각한다. 위의 표에서 p값이 0.05보다 작게 나온 것으로도 동일한 결론을 내릴 수 있는데 이것은 최소 1개 이상의 평균에 차이가 있다는 의미로 시리얼 상표에 따른 체중 증가에 유의한 차이가 있음을 나타낸다.

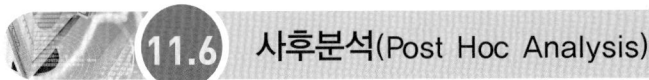

11.6 사후분석(Post Hoc Analysis)

분산분석의 귀무가설은 전체 집단들의 평균이 같다고 말한다. 일원분산분석에서 만약 귀무가설이 기각되었다면, 비교집단들의 모평균이 차이가 있음을 말한다. 그러나 어느 집단 간의 차이가 있는지는 알 수 없다. 비교집단들의 평균이 유의한 차이가 있다는 것을 알았다면, 많은 평균의 쌍에서 여러 번의 t-test를 해야 하는 경우가 생긴다. 많은 수의 t-test를 행하므로써, 부정확하게 가설을 기각하는 확률이 높아지게 된다. $\alpha = 0.05$의 유의수준에서 가설검정을 행할지라도 실제 α값은 훨씬 더 높아진다.

유의한 F값은 최소한 한 쌍의 평균에서 차이가 있음을 말해준다. 사후분석의 목적은 정확히 어디에서 차이가 있는지를 알려준다. 여러 가지 사후분석과정이 있는데, 여기에서는 Tukey's HSD를 소개하겠다.

Tukey의 HSD검정은 나올 수 있는 모든 쌍(짝)의 평균은 같다 라는 가설을 검정하는 것이다. 이러한 많은 수의 짝 비교는 전체적인 유의수준을 선택하는데, 귀무가설이 틀리다는 확률을 나타내준다. HSD를 계산하는 공식은 다음과 같다.

$$HSD = q(\alpha, k, N-k)\sqrt{\frac{MS_w}{n}} \qquad (11.13)$$

n=그룹당 표본수, N=전체 실험대상수(본 예의 경우 N=20)

예제 11-1

표 11.1의 체중증가 예에서 앞 절의 분산분석표(표 11.5)를 통해 귀무가설이 기각되었음을 알았다. 그러면 어느 모집단들의 평균에서 차이가 있는지를 알기 위해서는 가능한 쌍의 평균 간의 차이를 표 11.4의 자료를 사용하여 구해야 한다. 그 결과는

$$HSD = 4.05\sqrt{\frac{4.25}{5}} = 4.05(.922) = 3.73$$

표 11.6 체중 증가에 대한 각 쌍의 평균차이

Pair	Mean Difference
A-B	6
A-C	4
A-D	3
B-C	2
B-D	3
C-D	1

표 11.7 체중 증가에 대한 각 쌍의 평균차이와 기각값

Pair	Mean Difference	Critical Value
A-B	6*	3.73
A-C	4*	3.73
A-D	3	3.73
B-C	2	3.73
B-D	3	3.73
C-D	1	3.73

* Significant at $\alpha = .05$

6쌍의 기각값이 **표 11.7**에 있다. A–B와 A–C의 차이는 각각 6과 4로 기각값 3.73보다 크다. 이들 쌍에서 체중증가의 유의한 차이가 있다고 결론지을 수 있다.

그러나 나머지 4개의 쌍에서는 평균 체중증가에 유의한 차이가 없다.

11.7 확률(랜덤)화 블록설계($T \times L$)

이 방법은 농업분야의 실험법을 발전시키기 위해 노력했던 R. A. Fisher에 의해 1925년경에 개발되었다. 이 설계법의 이름은 땅을 블록(Block)으로 나누고, 블록은 다른 처리방법을 적용하는 Plot으로 구분한 농업실험에서 유래한다.

이 설계를 사용하는 목적은 블록의 차이에 따른 변량을 오차 항으로부터 제거하여, 처리방법에 따른 평균치들이 블록에 영향을 받지 않도록 하는 것이다.

이 블록 설계법의 효과는 각 블록에서 실험단위들의 동질성을 어느 정도 유지하느냐에 달려있다.

표 11.8은 이 설계를 부호화 하여 나타낸 것으로 k개 처리 방법과, n개의 블록으로 이루어졌다. 블록은 동질성의 하위그룹으로 연령, 체중, 사회경제신분 등이나 또는 다른 요인들로 계층화 된다. 우선 블록과 처리방법의 평균을 아래와 같은 공식에 의해 구한다.

첫 번째 블록 평균은

$$\bar{x}_{1.} = \sum_{j=1}^{k} \frac{x_{1j}}{n} = \frac{x_{1.}}{k}$$

첫 번째 처리방법의 평균은

$$\bar{x}_{.1} = \sum_{i=1}^{n} \frac{x_{i1}}{n} = \frac{x_{.1}}{n}$$

모든 관찰치의 합인 총 합은

$$\sum_{j=1}^{k}\sum_{i=1}^{n} X_{ij} = x_{..}$$

이다.

표 11.8 k개의 처리방법, n개의 블록에 대한 랜덤화 블록설계 디자인에 대한 기호표시

Blocks	Treatments					Total	Mean
	1	2	3	⋯	k		
1	x_{11}	x_{12}	x_{13}	⋯	x_{1k}	$\sum x_{1.}$	$\overline{x}_{1.}$
2	x_{21}	x_{22}	x_{23}	⋯	x_{2k}	$\sum x_{2.}$	$\overline{x}_{2.}$
3	x_{31}	x_{32}	x_{33}	⋯	x_{3k}	$\sum x_{3.}$	$\overline{x}_{3.}$
⋮	⋮	⋮	⋮	⋮	⋮	⋮	⋮
n	x_{n1}	x_{n2}	x_{n3}	⋯	x_{nk}	$\sum x_{n.}$	$\overline{x}_{n.}$
total	$x_{.1}$	$x_{.2}$	$x_{.3}$	⋯	$x_{.k}$	$\sum x_{..}$	
Mean	$\overline{x}_{.1}$	$\overline{x}_{.2}$	$\overline{x}_{.3}$	⋯	$\overline{x}_{.k}$		$\overline{x}_{..}$

예제 11-2

임신부의 체중을 고려하여 임신부의 흡연과 영아의 체중과의 관계를 보려고 한다.

처리방법은 전혀 흡연하지 않음, 일일 한 갑 미만, 일일 한 갑 이상의 흡연 세 가지이고, 블록은 5kg씩 체중이 증가하는 6개의 체중 그룹이다. 이 자료가 있는 **표 11.9**의 평균들로부터 임신부의 흡연과 영아체중 사이에 음의 관련성이 있음을 알 수 있다. 다시 말하면 흡연량이 증가함에 따라 체중은 반비례로 감소하였다. 임신부의 체중과 영아체중 사이에는 양의 관련성을 나타내었다. 다시 말해 임신부의 체중이 증가함에 따라 영아의 체중도 증가하였다.

블록(임신부의 체중)의 변량을 제거한 후에 처리방법(흡연)효과가 유의한지를 알아보기 위해 ANOVA Table을 만들었다.

이원분산분석에서 총 제곱합은 3개의 부분으로 나눠진다. : 블록, 처리방법, 회귀분석에서 보았던 집단내변량과 유사한 잔차의 영향 등이다.

표 11.9 임신부의 흡연상태 및 임신기간 체중을 블록화 했을 때 신생아 출생체중(gram)

(i) Blocks Group(kg)	Treatments(j)			Total	Mean
	None	1 Pack/Day	1+Pack/Day		
45–49	3,175	2,750	1,730	7,655	2,552
50–54	3,232	2,835	2,466	8,533	2,844
55–59	3,240	3,062	2,509	8,811	2,937
60–64	3,420	3,076	2,608	9,104	3,035
65–69	3,459	3,340	2,778	9,577	3,192
70–74	3,515	3,416	2,920	9,851	3,284
Total	20,041	18,479	15,011	53,531	
Mean	3,340	3,080	2,502		2,974

$$SS_t = SS_b + SS_{tr} + SS_r$$

공식은 다음과 같다.

$$SS_t = \sum\sum(x_{ij} - \overline{x}..)^2 = \sum\sum x_{ij}^2 - CT$$

$$SS_b = \sum\sum(\overline{x}_{i.} - \overline{x}..)^2 = \sum\sum \overline{x}_{i.}^2 - CT$$

$$SS_{tr} = \sum\sum(\overline{x}_{.j} - \overline{x}..)^2 = \sum\sum \overline{x}_{.j}^2 - CT$$

$$SS_r = \sum\sum(x_{ij} - \overline{x}_{.j} - \overline{x}_{i.} + \overline{x}..)^2$$

단, correction term $CT = \dfrac{(\sum x_{ij})^2}{kn} = \dfrac{x..^2}{kn}$

이 공식을 **표 11.9**에 있는 자료에 적용해 보면 다음과 같은 값이 나온다.

$$CT = \frac{\sum x..^2}{kn} = \frac{(53,531)^2}{3(6)} = \frac{2,865,567,961}{18} = 159,198,220$$

$$SS_t = \sum_{j=1}^{k}\sum_{i=1}^{n} x_{ij}^2 - CT$$

$$= 162,716,841 - 159,198,220 = 3,518,621$$

$$SS_b = \sum_{j=1}^{k}\sum_{i=1}^{n} x_i^2 - CT = k(\overline{x}_{1.}^2 + \cdots + \overline{x}_{6.}^2) - CT$$
$$= 3(2552^2 + \cdots + 3284^2) - CT$$
$$= 3(53,411,754) - 159,198,220$$
$$= 1,037,042$$

$$SS_{tr} = \sum_{j=1}^{k}\sum_{i=1}^{n} x_j^2 - CT = n(\overline{x}_{.1}^2 + \overline{x}_{.2}^2 + \overline{x}_{.3}^3) - CT$$
$$= 6(3340^2 + 3080^2 + 2502^2) - CT$$
$$= 6(26,902,004) - 159,198,220$$
$$= 2,213,804$$

$$SS_r = SS_t - SS_b - SS_{tr}$$
$$= 3,518,621 - 1,037,042 - 2,213,804$$
$$= 267,775$$

자유도는 아래와 같이 분할된다.

Total = blocks + treatments + residual
$kn - 1 = (n-1) + (k-1) + (n-1)(k-1)$

위의 예를 들어 자유도를 구하면,

$18 - 1 = (6-1) + (3-1) + (6-1)(3-1)$
$17 = 5 + 2 + 10$

랜덤화 블록설계에 대한 분산분석표는 **표 11.10**과 같다.

표 11.10 랜덤화 블록설계에 대한 분산분석표

Source of Variation	Sum of Squares	df	MS	F Ratio
Treatments	SS_{tr}	$k-1$	$\dfrac{SS_{tr}}{k-1}$	$\dfrac{MS(SS_{tr})}{MS(SS_r)}$
Blocks	SS_b	$n-1$	$\dfrac{SS_b}{n-1}$	
Residual	SS_r	$(k-1)(n-1)$	$\dfrac{SS_r}{(k-1)(n-1)}$	
Total	SS_t	$kn-1$		

1. H_0 : 흡연의 효과가 없다.
   H_1 : 흡연의 효과가 있다.

2.

Source	SS	df	MS	F
Treatments	2,213,804	2	1,106,902	41.3
Blocks	1,037,042	5	207,408	
Residual	267,775	10	26,777	
Total	3,518,621	17		

계산된 F값 41.3은 기각값 $F_{2,10} = 4.10(\alpha = 0.05)$보다 크므로 흡연효과가 없다는 귀무가설을 기각한다. 어느 쌍의 평균이 유의한지를 알아보기 위하여 Tukey의 HSD 검정을 할 수 있다.

결론 : 분산분석은 집단 내 분산 추정치에 대한 집단 간 분산의 추정치를 비교하는 검정과정이기 때문에 그렇게 이름지어진 것이다. 계산된 F값과 기각역을 비교하여 귀무가설이 기각되면 최소 한 개 이상의 평균이 다른 짝들의 평균과 유의하게 다르다는 것을 의미한다. 이때 여러 쌍의 평균 중에서 어느 쌍이 유의한지를 알아내기 위해서는 multiple comparison test가 필요하다.

예제 11-3.1

대학생들의 Health data(**부록 표 11** 참조)를 이용하여 에너지섭취량은 주거형태에 따라 차이가 있는지 검정하시오.

1. SAS Program

```
proc anova data= stat.health;    /*can use proc GLM  */
  class resid;
  model energy=resid;
  means resid/duncan;
  run;
```

2. 분석결과

```
                    The ANOVA Procedure
                  Class Level Information
              Class      Levels       Values
              resid         4         1 2 3 4
            Number of Observations Used        90
```

Dependent Variable : energy   energy

Source	DF	Sum of Squares	Mean Square	F Value	Pr>F
Model	3	12467289.73	4155763.24	4.21	.0079
Error	86	84935015.86	987616.46		
Corrected Total	89	97402305.59			

R-Square	Coeff Var	Root MSE	energy Mean
0.127998	40.88524	993.7889	2430.679

Source	DF	Anova SS	Mean Square	F Value	Pr>F
resid	3	12467289.73	4155763.24	4.21	0.0079

```
                    The ANOVA Procedure
            Duncan's Multiple Range Test for energy
```
NOTE : This test controls the Type I comparisonwise error rate, not the experimentwise error rate.

Alpha	0.05
Error Degrees of Freedom	86
Error Mean Square	987616.5
Harmonic Mean of Cell Sizes	9.62963

NOTE : Cell sizes are not equal.

Number of Means	2	3	4

```
        Critical Range       900.3         947.4        978.6
     Means with the same letter are not significantly different.
   Duncan Grouping          Mean            N           resid
                 A          3766.5          5             3
                 B          2504.0          10            4
                 B
                 B          2407.1          65            1
                 B
                 B          1842.9          10            2
```

예제 11-3.2

대학생들의 Health data(**부록 표 11** 참조)를 이용하여 에너지섭취량은 성별 및 건강상태에 따라 차이가 있는지 검정하시오.

1. SAS Program
```
proc anova data= stat.health;
  class gender health;
  model energy = gender  health  gender*health ;
  means gender  health gender*health /  Tukey ;
run;
```

2. 분석결과

```
                      The ANOVA Procedure
                    Class Level Information

              Class      Levels        Values
              gender        2           1 2
              health        4           1 2 3 4
           Number of Observations Read          90
           Number of Observations Used          90

                      The ANOVA Procedure
  Dependent Variable: energy    energy

                        Sum of
   Source          DF   Squares    Mean Square   F Value    Pr>F
   Model            7   8381112.02  1197301.72    1.10     0.3693
```

```
Error              82    89021193.57    1085624.31
Corrected Total    89    97402305.59
```

	R-Square	Coeff Var	Root MSE	energy Mean
	0.086046	42.86592	1041.933	2430.679

Source	DF	Anova SS	Mean Square	F Value	Pr>F
gender	1	2961415.219	2961415.219	2.73	0.1024
health	3	1140936.102	380312.034	0.35	0.7890
gender*health	3	4278760.697	1426253.566	1.31	0.2755

Tukey's Studentized Range (HSD) Test for energy

NOTE: This test controls the Type I experimentwise error rate, but it generally has a higher Type II

error rate than REGWQ.

Alpha	0.05
Error Degrees of Freedom	82
Error Mean Square	1085624
Critical Value of Studentized Range	2.81332
Minimum Significant Difference	453.39
Harmonic Mean of Cell Sizes	41.8

NOTE: Cell sizes are not equal.

Means with the same letter are not significantly different.

Tukey Grouping	Mean	N	gender
A	2669.1	33	1
A	2292.7	57	2

Tukey's Studentized Range (HSD) Test for energy

NOTE: This test controls the Type I experimentwise error rate.

Alpha	0.05
Error Degrees of Freedom	82
Error Mean Square	1085624
Critical Value of Studentized Range	3.70879

Comparisons significant at the 0.05 level are indicated by ***.

health	Difference Between	Simultaneous 95% Confidence

```
   Comparison              Means                Limits
     3 - 4                  182.7          -614.6    980.0
     3 - 1                  202.0          -998.3   1402.4
     3 - 2                  250.4          -423.3    924.2
     4 - 3                 -182.7          -980.0    614.6
     4 - 1                   19.3         -1278.2   1316.8
     4 - 2                   67.7          -767.0    902.3
     1 - 3                 -202.0         -1402.4    998.3
     1 - 4                  -19.3         -1316.8   1278.2
     1 - 2                   48.4         -1177.1   1273.9
     2 - 3                 -250.4          -924.2    423.3
     2 - 4                  -67.7          -902.3    767.0
     2 - 1                  -48.4         -1273.9   1177.1

Level of    Level of                    ----------energy----------
gender      health         N              Mean          Std Dev
  1            1           1            2662.81040           .
  1            2           7            2085.73886    913.70436
  1            3          14            3083.12183   1110.85898
  1            4          11            2513.90691   1577.69811
  2            1           5            2296.21472   1291.84739
  2            2          22            2379.96062    961.60539
  2            3          24            2253.82283    736.35464
  2            4           6            2124.91960    950.13335
```

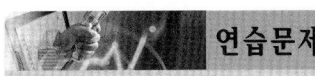

연습문제

11.1 유의수준 $\alpha = 0.05$에서 기각값 F를 구하라.

$F_{1,16} =$; $F_{3,16} =$; $F_{3,36} =$

11.2 아래의 ANOVA 표를 완성하시오.

Source	SS	df	MS	F
Between	360			
Within	450	15		
Total		19		

F값이 $\alpha = 0.05$에서 유의한가?
가설과 결론을 쓰시오.

11.3 아래의 ANOVA 표를 완성하시오.

Source	SS	df	MS	F
Treatment	160	4		
Blocks		5		
Error	200			
Total	600	29		

처리효과가 유의한지에 대한 결론을 서술하시오. ($\alpha = 0.05$)

11.4 지역사회 주민들을 대상으로 가족계획 상담이 필요한지를 조사하였다. 아래의 표는 필요성 여부에 대한 의견과 응답자의 자녀수이다. 응답자의 자녀수에 따라 의견의 차이가 있는지 검정하시오. ($\alpha = 0.05$)

		Great Need	Some Need	No Need	
		0	10	17	
		1	5	10	
		3	7	9	
		4	3	3	
	Number	2	9	15	
	of children	1	8	10	

	3	7	11	
	0	9	10	
	1	10	9	
	2	9	8	
$\sum x$	17	77	102	196(grand total)
$\bar{x}$	1.7	7.7	10.2	6.53(grand mean)

11.5 세 지역으로부터 7명의 표본을 무작위 추출하였다. 표본들의 연령은 아래와 같다.

	Community A	Community B	Community C	
Age	16	65	45	
	15	43	30	
	25	77	22	
	30	90	66	
	39	82	47	
	20	69	33	
	16	73	50	
$\sum x$	161	499	293	953.00(grand total)
$\bar{x}$	23	71.29	41.86	45.38(grand mean)

지역에 따라 연령 차이가 있는가?

Chapter 12

Chi-Square 검정

12.1 Chi-square 검정에 대한 이론적 설명

12.2 Chi-square 검정의 기본

12.3 Chi-square 검정의 유형들

12.4 적은 기대도수

12.5 두 변수 사이의 독립성 검정

12.6 동질성 검정(Test of Homogeneity)

12.7 2×2 분할표

12.8 Fisher의 직접확률법(Fisher's Exact Test)

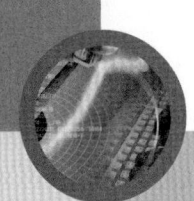

Chapter_12
Chi-Square 검정

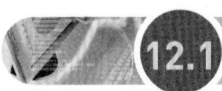 **Chi-square 검정에 대한 이론적 설명**

　t-test가 유용하고 널리 쓰이긴 하지만, 유의성 검정과 같은 특정 건강 문제에 대해서는 적합하지 않다. 왜냐하면 t-test는 양적인 자료를 필요로 하기 때문에 질적인 자료일 경우 적용될 수 없다.

　신장, 체중, 콜레스테롤치 같은 각 관찰치 값을 다루는 양적자료가 있는가 하면, 어떤 자료들은 범주로 분류된다. 예를 들어 남자와 여자, 고혈압과 정상 혈압, 흡연자와 비흡연자 같은 것으로, 그 범주에 해당하는 수의 결과는 빈도수 또는 도수자료(frequency data)이다.

　범주형 자료(categorical data)는 혈압의 수치가 아니라 고혈압과 정상혈압인 사람들로 구분한다. 이러한 구분에 사용하는 표를 분할표(contingency table)라 부른다. 이와 같은 자료에 있어서 두 변수 간에 어떠한 관계가 있는지 알아보기 위하여 우리는 Chi-square 검정을 사용한다.

12.2 Chi-square 검정의 기본

주어진 현상에 대해서, chi-square 검정은 기대도수(expected frequency)와 관찰도수(observed frequency)를 비교한다. 기대도수는 어떤 가설로부터 계산된다. 예를 들어 동전던지기와 같은 간단한 예를 생각해 보자.

100회 동전을 던져서, 40번이 앞면이 나오고 60번이 뒷면이 나온다고 가정하자. 동전던지기에서 앞뒷면이 나올 확률이 각각 50대 50으로 같다고 가정하자. 기대도수가 E, 관찰도수가 O라 하면, 편차(deviation) $(O-E)$를 결정하는 것이 중요하다. 표 12.1을 보면 알 수 있듯이, 편차를 모두 더한다면 0이 된다.

이런 문제를 피하기 위해서, 먼저 각 편차를 제곱한다. 그러나 이것 역시 나름의 문제가 있다. 같은 편차에 대해서는 같은 값이 구해진다. 예를 들어 $O-E$를 구하면 $60-50=10$이고 $510-500=10$이다. 산술적으로 편차는 같지만 의미가 같은 것은 아니다. 이 문제를 극복하기 위한 가장 좋은 방법은 상대적인 편차의 제곱, $\frac{(O-E)^2}{E}$을 보는 것이다.

여기서, $\frac{(60-50)^2}{50}=2.0$이고 $\frac{(510-500)^2}{500}=0.2$이다. 이제 편차는 좀더 통계적으로 의미 있는 값을 제공한다. **표 12.1**의 5열로부터 동전문제에 있어서 비례 표준 편차의 합으로 4를 구할 수 있다.

$$\sum \frac{(O-E)^2}{E} = 4$$

이와 같이 얻은 값이 5%도 안 될 정도로 우연에 의해 발생한 것인지 아니면 쉽게 나올 수 있는지 의문이 생길 것이다. 그 의문을 해결하기 위하여 χ^2값이 어떻게 분포되고 있는지 χ^2확률분포를 알 필요가 있다.

$$\chi^2 = \sum \frac{(O-E)^2}{E} \tag{12.1}$$

표 12.1 100번의 동전던지기 시행에 대한 관측 및 기대도수와 편차

	(1) O	(2) E	(3) $O-E$	(4) $(O-E)^2$	(5) $\dfrac{(O-E)^2}{E}$
H	40	50	-10	100	2
T	60	50	10	100	2
Total	100	100	0	200	4

χ^2분포는 정규분포로부터 유도된다.

표본수와 기대수가 너무 작지 않은 경우에, 수리 통계학자들은 이와 같은 통계치가 χ^2분포(distribution)에 의하여 잘 추정된다고 본다.

이 분포는 0에서 시작하여 꼬리가 오른쪽으로 향한 비대칭형의 기울어진 분포이다.

Chi-square분포는 t분포에서처럼 자유도의 수에 따라 값이 변하는 Chi-square가족분포이다.

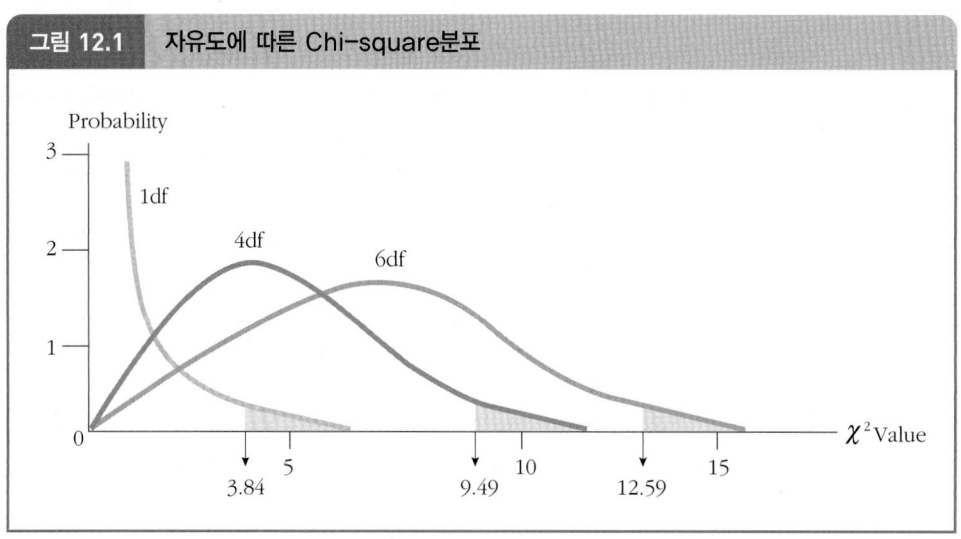

그림 12.1 자유도에 따른 Chi-square분포

Chi-square에서 자유도는 분할표에서 독립편차(각 $O-E$)의 개수(범주 수)에 의해 결정된다.

two-cell table(나올 수 있는 변수가 2)은 자유도가 1이다. 일반적으로 자유도는 범주수에서 1을 뺀 값이다. 동전에서는 두개의 영역인 앞과 뒤가 있어, 자유도는 1이고 주사위는 6개의 범주가 있어 자유도는 5이다.

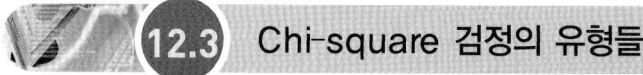

12.3 Chi-square 검정의 유형들

실제적 적용에 있어서, 여러분은 두 변수가 관련된 문제에 직면할 것이다. 특히 아래와 같은 것을 결정하는데 Chi-square 검정을 쓰게 될 것이다.
1. 두 변수 간의 독립성 검정
2. 다양한 하위그룹들의 동질성 검정
3. 하위그룹 간의 부분집합 비율의 유의성 검정

앞으로 우리는 이러한 테스트의 각 부문에 대하여 논의할 것이다.

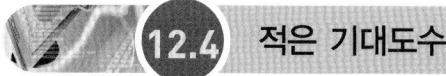

12.4 적은 기대도수

χ^2 검정에서 유의할 점은 다음과 같은 두 가지 조건이 있을 경우 χ^2 검정이 바람직하지 않다는 것이다.
1. 2×2 χ^2 검정에서 기대도수가 5 미만인 cell이 한 개라도 있을 경우
2. $r \times c$ χ^2 검정에서 기대도수가 1 미만인 경우가 한 가지라도 있거나 또는 5 미만인 경우가 20% 이상일 경우

12.5 두 변수 사이의 독립성 검정

Kuzma와 Kissinger는 1981년에 임신 중 여성의 알코올 복용이 신생아에게 미치는 영향에 대하여 연구하였다. **표 12.2**에서 임신부들의 음주와 흡연 습관을 볼 수 있다. 여기서 볼 수 있듯이 임신 중 흡연자 가운데 음주를 전혀 하지 않는 여성은 30.5%, 음주를 심하게 하는 여성은 67.3%이다. 우리는 여기서 음주와 흡연이 어떠한 관계를 가지고 있는지 의문이 생길 수 있다.

표 12.2 11,127명의 임신부의 흡연유무 및 알코올 섭취량에 대한 도수분포표(%)

Smoking Status	Alcohol Consumption				
	None	Low	Medium	High	Total
Smokers	1,880(30.5%)	2,048(45.7%)	194(53.0%)	76(67.3%)	4,198(37.7%)
Nonsmokers	4,290(69.5%)	2,430(54.3%)	172(47.0%)	37(32.7%)	6,929(62.3%)
Total	6,170(55.5%)	4,478(40.2%)	366(3.3%)	113(1.0%)	11,127(100.0%)

이에 접근하는 한 가지 방법은 둘 사이에 전혀 관계가 없다는 영가설(null hypothesis)을 설정하는 것이다. 기대값을 알아야 χ^2 통계치를 구하는데, 기대값은 영가설로부터 구할 수 있다.

이를 설명하기 위하여 우선 아래의 확률표현을 이해해야 한다.

A와 B라는 두 독립사건이 일어날 가능성은 다음과 같이 표현할 수 있다.

$$P(A \text{ and } B) = P(A)P(B)$$

우리는 '두개의 변수가 독립적이다'라는 가설을 검정하게 될 것이다. 따라서 독립성의 검정이 참이라면, 기대도수를 구하기 위하여 곱셈의 정리를 적용할 수 있다. **표 12.2**로부터 흡연그룹(A)이면서 동시에 비음주그룹(B)인 여성의 확률은 다음과 같다.

$$P(A)\,P(B) = \left(\frac{4{,}198}{11{,}127}\right)\left(\frac{6{,}170}{11{,}127}\right) = (.377)(.555) = .2092$$

$$= \left(\frac{T_s}{T}\right)\left(\frac{T_{nd}}{T}\right)$$

단, T_s = 전체 흡연자 수, T_{nd} 는 전체 비음주자 수. 비음주자인 기대 흡연자 수는 E_{11} = 11,127 (.2092) = 2327.8

E_{11}의 의미는 기대한 바와 같이 귀무가설이 참이라는 가정하에서 흡연자 중 2,328명이 비음주자라는 것이다. 같은 방식으로 모든 cell(알코올 소비량과 비흡연 범주)에서 기대도수를 구할 수 있다. 따라서,

$$E_{12} = (.37728)(.40244)(11{,}127) = 1689.4$$
$$E_{13} = (.37728)(.03289)(11{,}127) = 138.1$$
$$E_{24} = (.62272)(.010155)(11{,}127) = 70.4$$

모든 기대도수가 표 12.3에 표시되어 있다. 따라서 Chi-square통계치를 구할 수 있게 된다.

표 12.3 11,127명의 임신부의 흡연유무 및 알코올 섭취량에 대한 관측도수 및 기대도수

Smoking Status	Alcohol Consumption							
	None		Low		Medium		High	
	O	E	O	E	O	E	O	E
Smokers	1880	2327.8	2048	1689.4	194	138.1	76	42.7
Nonsmokers	4290	3842.2	2430	2788.5	172	277.9	37	70.4
Total	6170		4478		366		113	

$$\chi^2 = \sum \frac{(O-E)^2}{E} = \frac{(1880-2327.8)^2}{2327.8} + \frac{(2048-1689.4)^2}{1689.4}$$
$$+ \frac{(194-138.1)^2}{138.1} + \frac{(76-42.7)^2}{42.7} + \frac{(4290-3842.2)^2}{3842.2}$$

$$+\frac{(2430-2788.5)^2}{2788.5}+\frac{(172-227.9)^2}{227.9}+\frac{(37-70.4)^2}{70.4}=338.7$$

Chi-square값 338.7이 유의한 값인가? 이것을 알아내기 위해서 Chi-square 분포표에 있는 기각값을 찾아볼 필요가 있다. 우선 자유도를 알아야 한다. 자유도는 $(c-1)(r-1)$이므로, 여기에서는 $(4-1)(2-1)=3$이다.

Chi-square 분포표에 있는 χ^2 기각확률표로부터 자유도가 3이고, 유의수준이 5%인 기각값은 7.8이다. 따라서 338.7은 기각역에 속한다. '임신 중 음주와 흡연 사이의 관련성은 독립성이다'라는 귀무가설을 기각한다. 이 말은 임신한 여성 사이에 흡연과 음주는 관련성이 있다고 할 수 있다.

예제 12-1

대학생들의 Health data(**부록 표 11** 참조)를 이용하여 성별과 건강상태는 관련성이 있는지 chi-square 검정을 이용하여 독립성검정을 하시오.

1. SAS Program
```
proc freq data= stat.health;
    tables gender*health/chisq ;
run;
```

2. 분석결과

```
                    The FREQ Procedure

              Table of gender by health

    gender(gender)      health(health)

    Frequency|
    Percent  |
    Row Pct  |
    Col Pct  |        1|       2|       3|       4|  Total
    ---------+--------+--------+--------+--------+
    1        |       1|       7|      14|      11|     33
             |    1.11|    7.78|   15.56|   12.22|  36.67
             |    3.03|   21.21|   42.42|   33.33|
             |   16.67|   24.14|   36.84|   64.71|
```

```
         ---------+--------+--------+--------+--------+
     2   |     5  |    22  |    24  |     6  |    57
         |  5.56  | 24.44  | 26.67  |  6.67  | 63.33
         |  8.77  | 38.60  | 42.11  | 10.53  |
         | 83.33  | 75.86  | 63.16  | 35.29  |
         ---------+--------+--------+--------+--------+
Total            6       29       38       17       90
              6.67    32.22    42.22    18.89   100.00

           Statistics for Table of gender by health

Statistic                        DF      Value       Prob
-----------------------------------------------------------
Chi-Square                        3      8.7497     0.0328
Likelihood Ratio Chi-Square       3      8.7363     0.0330
Mantel-Haenszel Chi-Square        1      7.8097     0.0052
Phi Coefficient                          0.3118
Contingency Coefficient                  0.2977
Cramer's V                               0.3118
```

① 가설 설정

H_0 : 성별과 건강과의 관계는 없다(성별과 건강은 독립적이다).

H_1 : 성별과 건강과는 관계가 있다(성별과 건강은 독립적이 아니다).

② 검정통계량 $\chi^2 = 8.7497$

③ P값 = 0.0328 < α = 0.05

④ 통계적 결정 : P값이 유의수준(0.05)보다 작으므로 귀무가설을 기각한다.

⑤ 결론: 유의수준 5%하에서 검정한 결과 성별과 건강상태는 관계가 있다고 할 수 있다.

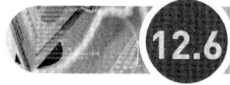 동질성 검정(Test of Homogeneity)

다양한 그룹에 있어서 특정한 특성의 분포가 유사한지 아닌지 결정하는 것이 중요할 때가 많다. 이때 동질성 검정이라고 불리는 Chi-square 검정을 수행할 필요가 있다.

예제 12-2

Kuzma와 Kissinger(1981) 연구에서 인종 간 음주패턴 차이의 분포를 볼 수 있다. **표 12.4**에서 볼 수 있듯이 백인들에게 있어서 51.2%는 음주를 하지 않고, 43.6%는 약간 음주를 하며, 3.9%는 중간 정도로 음주를 하며, 1.2%는 음주를 많이 하는 것으로 나타났다. 백분율(%) 분포는 백인을 뺀 나머지 인종 간 음주의 정도가 유사해 보인다. 실제로 이러한 차이가 있는가, 아니면 우연에 의한 것인가? 즉 다양한 인종 간 동일한 음주패턴을 가지고 있다고 봐도 될 것인가?

표 12.4 인종별 임신기간 중 알코올 섭취량에 대한 조사

Ethnicity	Alcohol Consumption									
	None		Light (<1.0 oz*)		Medium (1.0–2.99 oz)		Heavy (≤3.00 oz)		Total	
	n	%	n	%	n	%	n	%	n	%
Black	411	60.4	253	37.2	12	1.8	5	0.7	681	6.3
Hispanic	1,459	64.0	757	33.2	53	2.3	10	0.4	2,279	21.2
Caucasian	3,732	51.2	3,179	43.6	284	3.9	90	1.2	7,285	67.7
Other	322	61.6	187	35.8	10	1.9	4	0.8	523	4.9
Total	5,924	55.0	4,376	40.6	359	3.3	109	1.0	10,768	100.0

*Equivalent ounces of absolute alcohol per day.

동질성의 검정을 하기 위해 기대도수를 구할 필요가 있다. 논리적 근거는 앞의 독립성의 검정과 차이는 있지만, 확률 계산하는 방식은 동일하다. Caucasian 여성 중에 금주자의 기대도수는

$$E_{31} = \left(\frac{5,924}{10,768}\right)\left(\frac{7,285}{10,768}\right)(10,768) = 4,007.8$$

나머지 기대도수도 같은 방식으로 구하며 그 결과는 **표 12.5**에서 볼 수 있다.

표 12.5 인종별 임신기간 중 알코올 섭취량에 대한 관측도수 및 기대도수

Ethnicity	Alcohol Consumption								Total
	None		Light		Medium		Heavy		
	O	E	O	E	O	E	O	E	
Black	411	(374.7)	253	(276.8)	12	(22.7)	5	(6.9)	681
Hispanic	1,459	(1,253.8)	757	(926.2)	53	(76.0)	10	(23.1)	2,279
Caucasian	3,732	(4,007.8)	3,179	(2,960.5)	284	(242.9)	90	(73.7)	7,285
Other	322	(287.7)	187	(212.5)	10	(17.4)	4	(5.3)	523
Total	5,924		4,376		359		109		10,768

1. H_0 : 여러 인종 그룹이 그들의 음주 패턴에 있어서 동질성이 있다.
   H_1 : 여러 인종 그룹이 그들의 음주 패턴에 있어서 동질성이 없다.
2. $\alpha = 0.05$
3. 기각역(critical region) : x^2의 기각역은 **그림 12.2**에서 보는 바와 같이 16.92이다.
4. $\chi^2 = \sum \dfrac{(O-E)^2}{E}$
   $= \dfrac{(411-374.7)^2}{374.7} + \dfrac{(253-276.8)^2}{276.8} + \cdots + \dfrac{(4-5.3)^2}{5.3}$
   $= 146.3$
5. 계산된 χ^2의 값인 146.3이 기각역에 있는 것으로 보아, 다양한 인종그룹 간의 음주습관에 있어서 동질성이 없는 것으로 나타났다.

그림 12.2 유의수준 5%에서의 χ^2의 기각역

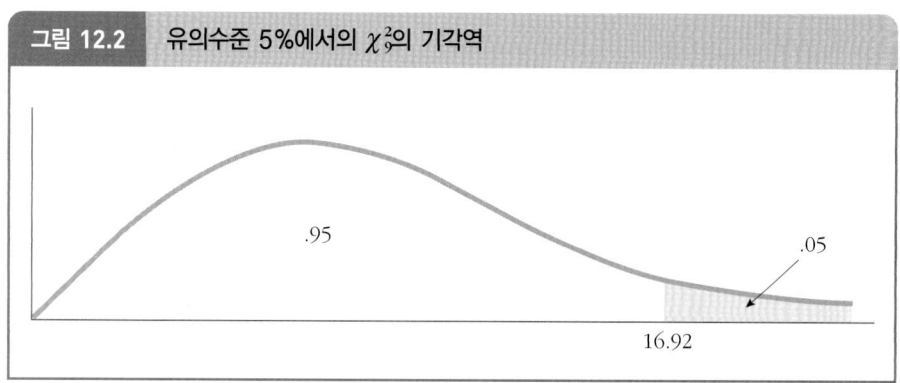

12.7 2×2 분할표

보건분야 연구에서 자주 사용되는 Chi-square분석은 두 그룹으로 두개의 응답이 있는 2×2표이다. **표 12.6**은 일반화한 표이다. 독립성 검정의 R×C에서 특수한 경우인 2×2에 해당된다.

표 12.6 2×2 분할표의 개념도

Response	Treatment	Control	Total
Yes	a	b	a+b
No	c	d	c+d
	a+c	b+d	a+b+c+d=n

$$\chi^2 = \frac{n(ad-bc)^2}{(a+c)(b+d)(a+b)(c+d)} \tag{12.2}$$

예제 12-3

'비타민 C가 감기예방에 좋다' 라는 것에 대해 그동안 의학적으로 많은 논란이 있어 왔다. 여러 연구에서 비타민 C복용집단이 플라시보 복용집단보다 감기예방에 더 이상 효과가 없다는 보고도 있다. **표 12.7**의 자료에서 두 집단 사이에 감기발생에 차이가 있는지를 검정하시오.

표 12.7에 있는 비타민 C에 관한 자료를 사용하여 χ^2를 구하면,

표 12.7 (어린이) 비타민 C복용집단과 플라시보 복용집단의 감기발생 분포(%)

Status	Vitamin C Group	Placebo Group	Total
Children free of colds	21 (37%)	11 (24%)	32
Children developing colds	36 (63%)	35 (76%)	71
Total	57 (100%)	46 (100%)	$n = 103$

$$\chi^2 = \frac{103[(21)(35) - (11)(36)]^2}{(57)(46)(32)(71)} = 1.99$$

2×2 분할표에서는 .5라는 예이츠의 수정(Yates correction)을 통하여 좀더 정확한 χ^2의 추정치를 산출할 수 있다.

예제 12-4

남자 고교졸업자 60명 중 24명이, 남자 대졸자 40명 중 30명이 안전벨트를 착용한다고 보고하였다. 이 자료에서 교육정도와 안전벨트와의 관련성이 있다고 볼 수 있는가?

표 12.8 100명의 남자에 대한 안전벨트 사용과 교육정도에 대한 2x2 분할표

Education	Used Seat Belt		
	Yes	No	Total
High School Graduate	24	36	60
College Graduate	30	10	40
Total	54	46	100

공식 12.2를 사용하면,

$$\chi^2 = \frac{100[(24)(10) - (36)(30)]^2}{(54)(46)(60)(40)} = 11.8$$

계산된 χ^2값이 11.8인데 이 값은 자유도 1인 기각값 3.84보다 크기 때문에 두 변수가 독립성이라는 귀무가설을 기각한다. 따라서 학력과 안전벨트 착용과의 관련성이 있다고 말할 수 있다.

예이츠의 수정을 적용할 때 :

$$\chi^2_{(corrected)} = \frac{n(|ad - bc| - .5n)^2}{(a+c)(b+d)(a+b)(c+d)}$$

$$= \frac{100(|24 \times 10 - 36 \times 30| - .5 \times 100)^2}{54 \times 46 \times 60 \times 40}$$

$$= \frac{62,410,000}{5,961,600} = 10.5$$

위 결과가 앞의 값과 차이가 나는 것을 볼 수 있지만, 그 차이는 중요한 것이 아니다.

12.8 Fisher의 직접확률법(Fisher's Exact Test)

2×2 분할표의 자료가 매우 적은 표본수로부터 나오는 경우가 종종 있다. 최소 기대도수가 안 된다면 chi-square 검정은 적절한 분석방법이 아니다. 만약 표본수가 20 보다 작거나 또는 20과 40 사이에 있지만 기대도수가 5보다 작을 경우가 한 개의 셀 (cell)이라도 있을 경우에는 chi-square 검정은 피해야만 한다. 기본적인 법칙은 기대도수가 너무 작지 않아야 한다. 일반적인 법칙은 기대도수가 1보다 작아선 안 되며 5보다 작은 기대도수가 20%를 초과해서는 안 된다.

표본수가 작아 chi-square 검정에 충족되지 않을 경우 사용되는 검정은, 1930년대 중반에 R. A. Fisher에 의해 제안된 Fisher의 직접확률법 또는 정확검정이다. 관찰된 결과의 정확한 확률을 계산할 수 있기 때문에 검정법에 'exact'라고 명칭이 붙여졌다. 다음 공식을 이용하여 계산할 수 있다.

$$P = \frac{(a+b)!(c+d)!(a+c)!(b+d)!}{N!a!b!c!d!} \quad (12.3)$$

a, b, c, d : 2×2 분할표의 도수, N : 표본수

예제 12-5

현재 심장이식이 필요한 9명의 영아 환자 중 이식수술에 적합한 심장은 5개로 확인되었다. 심장 이식수술 1년 후 심장을 제공 받은 환자와 받지 않은 환자의 생존율에 차이가 있는지를 조사하기 위하여 추적조사를 한 결과 아래와 같은 결과를 얻었다.

수술 여부	12개월 이상 생존		Total
	Yes	No	
Yes	$a = 4$	$b = 1$	5
No	$c = 1$	$d = 3$	4
Total	5	4	9

심장을 제공받은 환자와 받지 않은 환자의 생존율에 차이가 있는지를 검정하여라.

1) 가설설정

   H_0 : 심장 이식을 한 유아와 안 한 유아 사이의 생존 확률에 차이가 없다.

   H_1 : 심장 이식을 한 유아와 안 한 유아 사이의 생존 확률에 차이가 있다.

2) $\alpha = .05$

3) $P = \dfrac{5!4!4!5!}{9!4!1!1!3!} = \dfrac{5 \cdot 4 \cdot 3 \cdot 2 \cdot 4}{6 \cdot 7 \cdot 8 \cdot 9} = \dfrac{20}{126} = 0.159$

4) 주변 합(marginal total)을 고정시킨 채 극단적인 결과로의 재배치

5	0	5
0	4	4
5	4	9

$P = \dfrac{5!4!4!5!}{9!5!0!0!4!} = \dfrac{5!4!}{9!} = \dfrac{4 \cdot 3 \cdot 2 \cdot 1}{6 \cdot 7 \cdot 8 \cdot 9} = \dfrac{1}{126} = 0.008$

5) 성공적인 이식의 관찰도수 결과를 얻는 확률은

   ① 단측 검정일 경우 : 0.159 + 0.008 = 0.167

   ② 양측 검정일 경우 : 2 × 0.167 = 0.334

6) 결론

   $P > .05$이므로 H_0은 기각되지 않는다. 심장 이식을 한 영아와 안 한 영아 사이의 생존 확률은 차이가 없다.

연습문제

12.1 지역사회보건조사에서 조사대상자들을 무작위 추출하여 전화 인터뷰를 하였는데 그 결과는 아래의 흡연과 자기기입식 건강상태의 교차표로 보여주고 있다. 현재까지 100개비의 담배 흡연경험 여부와 자기기입식 건강상태가 관련성이 있는지 유의수준 0.05에서 유의성 검정을 하시오.

Table. Cross-Tabulation of Lifetime Smoking and Self-Reported Health Status

Self-reported health status	Have you smoked 100 cigarettes in your life?		
	Yes	No	Total
Excellent	142	227	369
Very good/good	358	475	843
Fair/poor	122	155	277
Total	632	857	1,489

Source : Robert Friis, Long Beach Community Health Study(1998 interview wave)

12.2 6개의 지역사회에서 수돗물의 불소함유량에 따른 충치 보유상태를 연구하려고 한다. 다음 표는 125명씩의 어린이들을 각 지역사회에서 뽑아 치과검진을 하여 그중 충치가 없는 어린이 수를 나타낸 것이다. 불소함유량과 충치 보유상태에 관련성이 있는지 유의수준 0.01에서 유의성 검정을 하시오.

이 자료는 6개 모집단의 어린이들에게서 충치가 없는 비율이 동일하다는 가설을 뒷받침하기에 충분한가?

Community	No of children in Sample	No of caries-free children
A	125	38
B	125	8
C	125	30
D	125	44
E	125	64
F	125	32
Total	750	216

12.3 연구자는 공장의 노동자 중 250명의 흡연자와 대조군 300명의 비흡연자를 뽑아 만성기침 등의 증상이 포함된 폐질환 여부를 알아보려고 신체검사를 받게 하였다. 아래

에 제시된 자료를 보고 흡연자집단과 비흡연집단의 만성기침분포가 유사한지 동질성 검사를 하시오.

Table. The Association between Smoking and Chronic Cough

Smoking	Diagnosis of chronic cough		Total
	Yes	No	
Yes	99	151	250
No	17	283	300
Total	116	434	550

12.4 다음 표는 200명의 남자에 대해서 사회적 수준과 두통 정도에 따라 분류한 것이다. 이 자료는 두통과 사회수준 간에 어떤 관계가 있다고 말할 수 있는가?

Headache group	Social Class			Total
	A	B	C	
No headache	6	30	22	58
Simple headache	11	35	17	63
Unilateral headache	4	19	14	37
Migraine	5	25	12	42
Total	26	109	65	200

12.5 아래 표는 성별과 흡연여부의 자료이다. 두 변수 사이에 관련성이 있는지 유의성 검정을 하여라.

Gender	Smoking Status		Total
	Yes	No	
Male	21	33	54
Female	15	31	46
Total	36	64	100

12.6 190명의 임신부를 대상으로 임부의 고혈압과 임산합병증과의 관계에 대한 자료가 아래와 같다. 이 자료로부터 고혈압과 임산합병증이 독립적이라고 말할 수 있는지 유의성 검정을 하시오.

a certain complication of pregnancy	Mother Hypertensive		Total
	Yes	No	
Present	23	55	78
Absent	12	100	112
Total	35	155	190

Chapter 13

상관분석과 회귀분석

13.1 상관분석(Correlation Analysis)
13.2 단순회귀분석
13.3 다중회귀분석

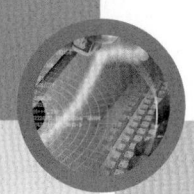

Chapter_13

상관분석과 회귀분석

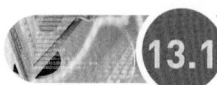 상관분석(Correlation Analysis)

13.1.1 상관분석의 개념

통계분석에서 두 변수 사이의 관련성(상관관계) 정도를 측정하기 위한 분석방법을 상관분석이라고 한다. 예를 들면 수치형 변수인 키와 몸무게, 영어점수와 수학점수, 이완기혈압과 수축기혈압, 동물성 지방섭취와 유방암의 발병률, 교육정도와 월수입 등은 연관성이 있는지, 연관성이 있다면 어느 정도인지 등이다. 상관분석은 일반적으로 연속형 수치형 변수 간의 관계를 측정하기 위한 분석이다.

13.1.2 산점도(Scatter Diagram)

두 변수의 관계를 파악하기 위하여 대략적인 형태를 한눈에 볼 수 있도록 그림으로 표시한 것이 산점도이다. 산점도는 n쌍의 관측값 (x_i, y_i)을 평면에 점으로 표시한 것이며, 일반적으로 가로축에는 변수 x를, 세로축에는 변수 y를 표시한다(**그림 13.1**).

그림 13.1　여러 가지 산점도

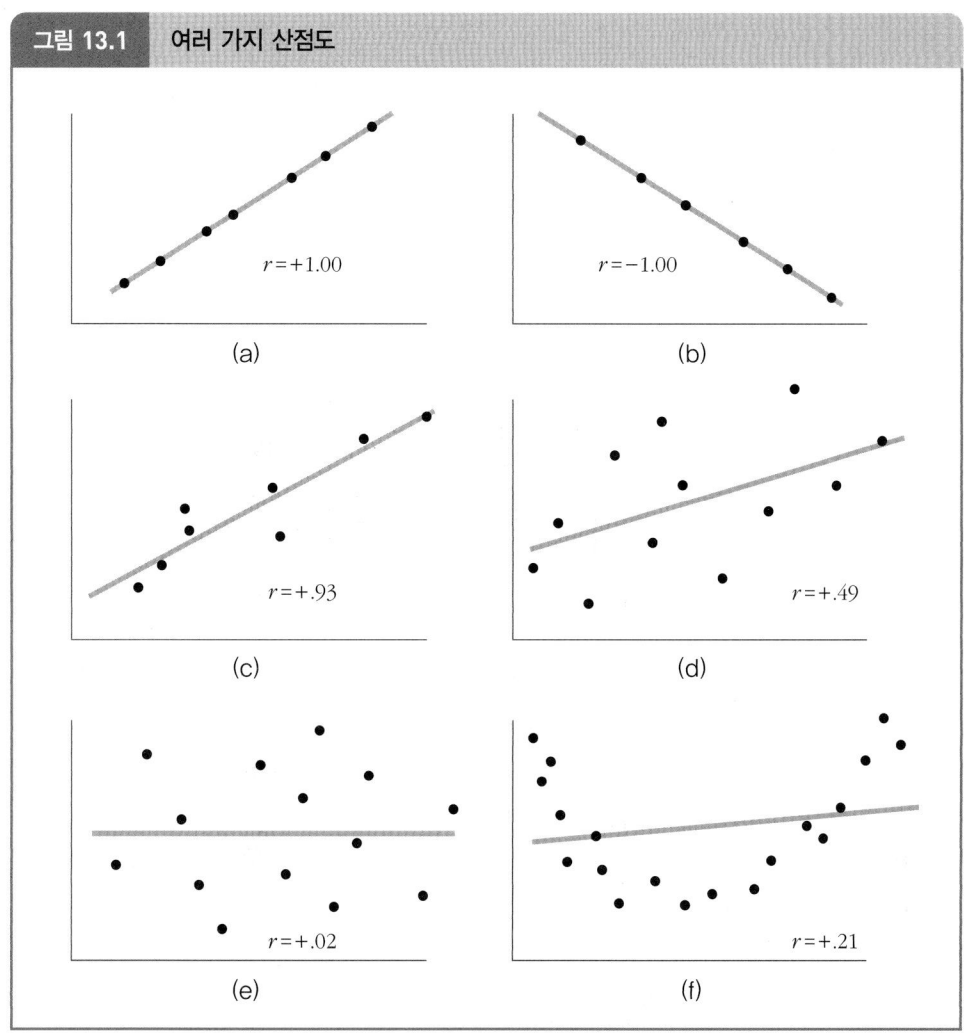

13.3.3 피어슨의 상관계수(Pearson's Correlation Coefficient)

1) 상관계수의 정의

두 변수의 연관성의 정도를 측정하는 것으로 가장 많이 쓰이는 것이 상관계수이고 두 변수 X와 Y의 상관계수(correlation coefficient)는 다음과 같이 정의된다.

$$\rho = \text{corr}(X, Y) = \frac{Cov(X, Y)}{\sqrt{Var(X)\,Var(Y)}}$$

두 변수 (X, Y)에 대한 관측값이 $(x_1, y_1)\cdots,(x_n, y_n)$로 주어질 때, 모집단의 상관계수 ρ는 다음의 표본상관계수 r로 추정한다. 상관계수는 관측값들이 그들의 선형적인 관계를 가장 잘 설명해주는 직선에 얼마나 가까운지를 나타내주는 척도이다.

$$r = \frac{\sum(x-\overline{x})(y-\overline{y})}{\sqrt{\sum(x-\overline{x})^2 \sum(y-\overline{y})^2}} = \frac{S_{xy}}{\sqrt{S_{xx}S_{yy}}}$$

$$= \frac{\sum xy - \frac{(\sum x)(\sum y)}{n}}{\sqrt{\left[\sum x^2 - \frac{(\sum x)^2}{n}\right]\left[\sum y^2 - \frac{(\sum y)^2}{n}\right]}}$$

2) 상관계수의 특성

(1) r값의 범위는 −1에서 1 사이이다. 즉 $-1 \leq r \leq 1$
(2) r값의 부호(sign)는 한 변수가 증가함에 따라 다른 변수도 증가하는지(양수), 아니면 한 변수가 증가함에 따라 다른 변수는 감소하는지(음수)를 알려준다.
(3) r값의 크기(magnitude)는 점들이 직선에 얼마나 가까운지를 알려준다.
  만일 $r=+1$이거나 −1이면 이는 모든 점이 직선상에 있는 경우로 x와 y가 완전한 상관을 하고 있다는 것을 의미하며, 만일 $r=0$이면 x와 y는 선형적인 관계가 없다는 것을 의미한다. 즉 $|r|$의 값이 1에 가까울수록 강한 상관관계를 의미하고, $|r|$의 값이 0에 가까울수록 약한 상관관계를 의미한다.
(4) r값은 측정단위가 없는 값이다.
(5) r값은 x와 y 표본값들이 취하는 범위 내에서만 의미가 있다. x와 y값들의 범위가 커지면 커질수록 r의 절대값은 커지는 경향이 있다.
(6) x와 y값들의 역할을 서로 바꿔도 r값은 변함이 없다.
(7) x와 y의 상관이 반드시 x와 y의 인과관계를 의미하는 것은 아니다.
(8) r^2은 y의 변동량 중 x와 y의 선형관계로 설명될 수 있는 비율을 설명한다.

3) 상관계수에 대한 가설검정

r은 모집단에서의 실제 상관관계의 측도인 ρ의 추정치이다. 따라서 모집단의 상관

계수 ρ가 0인지에 대한 가설검정에 관하여 살펴보자. 상관계수에 대한 귀무가설 $H_0 : \rho = 0$은 모집단에서 X와 Y 간에 연관성이 없다는 것, 또는 X와 Y 간에 선형관계가 전혀 없다는 것을 의미한다. 이를 검정하기 위하여 r을 변환시켜서 사용한다. 즉 다음과 같이 정의되는 t통계량은 H_0하에서 자유도 $n-2$인 t분포를 하게 되므로 이를 이용한 검정법은 다음과 같다.

가설검정 절차

(1) 가설설정

  귀무가설 $H_0 : \rho = 0$ 모집단의 두 변수 간에 선형적인 관계가 없다.

  대립가설 $H_1 : \rho \neq 0$ 모집단의 두 변수 간에 선형적인 관계가 있다.

(2) 표본으로부터 적절한 자료를 수집하여 기초통계량 계산

(3) H_0에 해당하는 검정통계량 값 계산

  검정통계량 : $t = \dfrac{r-0}{\sqrt{(1-r^2)/(n-2)}} = r\sqrt{\dfrac{n-2}{1-r^2}}$

  t-값은 자유도 $n-2$인 t-분포를 따른다.

(4) ① 유의수준 α에서 기각역

  $H_1 : \rho \neq 0$일 때 $|t| \geq t_{\frac{\alpha}{2}, n-2}$

  $H_1 : \rho > 0$일 때 $t \geq t_{\alpha, n-2}$

  $H_1 : \rho < 0$일 때 $t \leq -t_{\alpha, n-2}$

  즉 검정통계량 t값이 기각역에 속할 때 귀무가설을 기각하게 되고, 이는 x와 y가 서로 유의적인 선형관계에 있음을 의미한다.

  ② p값을 이용한 결정

  p값 < 유의수준(α)이면 귀무가설 기각

  p값 > 유의수준(α)이면 귀무가설 채택

(5) 결론을 내린다.

예제 13-1

대학생의 health data에서 에너지섭취량과 키는 어떠한 상관관계가 있는지 컴퓨터 프로그램을 이용하여 분석하시오.

* SAS 프로그램

```
proc corr data= stat.health;
   var  energy  ht ; run;
```

* 분석결과

```
                    The CORR Procedure
              4  Variables:    energy     ht
                    Simple Statistics
Variable    N      Mean    Std Dev     Sum     Minimum    Maximum
energy     90      2431     1046     218761    886.363     5644
ht         90    163.95     6.49     14756     150.000    182.0

           Pearson Correlation Coefficients, N = 90
                 Prob > |r| under H0: Rho=0
                        energy           ht
           energy      1.00000         0.0593
           energy                      0.5789
           ht          0.0593          1.00000
           ht          0.5789
```

키와 에너지섭취량의 상관관계에 대한 유의성 검정

① 가설설정

  귀무가설 $H_0 : \rho = 0$

  대립가설 $H_1 : \rho \neq 0$

② 단순 통계량 계산

$$상관계수 \quad r = \frac{\sum(x-\bar{x})(y-\bar{y})}{\sqrt{\sum(x-\bar{x})^2 \sum(y-\bar{y})^2}} = \frac{S_{xy}}{\sqrt{S_{xx}S_{yy}}} = 0.0593$$

③ p값 = 0.5789

④ 통계적인 결정 : 유의수준 5%하에서 검정할 경우 $p\text{-}value$는 유의수준 0.05보다 크므로 H_0를 기각할 수 없다.

⑥ 결론 : 키와 에너지섭취량은 상관관계가 없다고 할 수 있다.

13.2 단순회귀분석

13.2.1 회귀분석의 개념

관심 있는 두 변수 간에 서로 관련성이 있는지, 있다면 어느 정도인지를 수리적으로 측정하는 것이 상관분석이었다. 이제 변수들 사이의 관계를 조사하여 모형화시키는 기법인 회귀분석에 대해 알아보자. 회귀분석이란 한 변수가 다른 변수들에 의해 어떻게 설명 또는 예측되는지를 알아보기 위해 자료를 적절한 함수식으로 표현하여 분석하는 통계적 방법이다.

지금까지는 하나의 변수에 대한 경우만을 다루었으나 두 변수 X와 Y의 관측값이 쌍으로 주어진 경우를 생각해 보자. 예를 들면 초등학생의 몸무게와 키를 조사해 보면(**표 13.1**) 데이터는 (x_i, y_i)로 주어지며 x_i는 i번째 학생의 몸무게를 나타내고 y_i는 i번째 학생의 키를 나타낸다. 이 값들을 산점도 위에 나타낸 뒤 만일 자료가 근사적으로 직선의 형태를 보여주면 두 변수는 선형적인 관계를 가지고 있다고 본다(**그림 13.1**). 표 13.1과 같은 자료에서 독립변수 X로부터 종속변수 Y를 예측하는 데 사용할 수 있는 수리적인 관계식을 구하는 것이 회귀분석이다.

x가 변할 때 y도 변하게 되고 이런 경우에 두 변수 간의 선형적인 관계를 잘 설명하는 직선을 찾으면 이것이 **선형회귀직선**(linear regression line)이다. 단지 하나의 변수만을 고려한 분석인 경우는 **단순회귀**(simple regression)라 하고, 두 개 이상의 변수를 고려한 경우는 **다중회귀**(multiple regression)라 한다. 그 외 여러 가지 회귀모형의 종류는 **표 13.2**와 같다.

표 13.1 어느 초등학교 학생의 몸무게(X)와 키(Y)에 관한 데이터

학생	키(Y : cm)	몸무게(X : kg)
1	122	23.8
2	120	22.1
3	138	34.5

4	135	33.9
5	150	44.6
6	137	34.0
⋮	⋮	⋮
n	y_n	x_n

표 13.2 회귀모형의 분류

종류	특징	모형
단순회귀 (simple regression)	독립변수가 1개이며, 종속변수와의 관계가 직선이다.	$Y = \alpha + \beta x + \varepsilon$
곡선회귀 (curvilinear regression)	독립변수가 1개이며, 종속변수와의 관계가 곡선이다.	2차곡선인 경우 $Y = \alpha + \beta_1 x + \beta_2 x^2 + \varepsilon$ 3차곡선인 경우 $Y = \alpha + \beta_1 x + \beta_2 x^2 + \beta_3 x^3 + \varepsilon$
다중회귀 (multiple regression)	독립변수가 k개$(x_1, x_2, \cdots, x_k)$이며, 종속변수와의 관계가 선형(1차함수)이다.	$Y = \alpha + \beta_1 x_1 + \beta_2 x_2 + \cdots + \beta_k x_k + \varepsilon$
다공회귀 (polynomial regression)	독립변수가 k개$(x_1, x_2, \cdots, x_k)$이며, 종속변수와의 관계가 1차함수 이상이다. (단, $k=1$이면 2차함수 이상)	$k=2$이고 2차함수인 경우 $Y = \alpha + \beta_1 x_1 + \beta_2 x_2 + \beta_{11} x_1^2 + \beta_{22} x_2^2$ $\quad + \beta_{12} x_1 x_2 + \varepsilon$
비선형회귀 (nonlinear regression)	회귀식의 모양이 미지의 모수 β_i들의 선형관계로 이루어져 있지 않다.	예 : $Y = \alpha e^{-\beta x} + \varepsilon$
로지스틱회귀 (logistic regression)	관심변수가 이진수 결과변수(binary outcome vaiable : 즉 질병의 유/무, 증상의 유/무, 사망여부 등) 일 경우	p : 이진수 변수 대신 큰값(예 : 질병이 있음 =1)에 해당하는 경우로 분류될 확률 $\mathrm{logit}(p) = \ln \dfrac{p}{1-p}$ $\qquad = \alpha + \beta_1 x_1 + \beta_2 x_2 + \cdots + \beta_k x_k + \varepsilon$

13.2.2 단순회귀모형

1) 회귀직선(regression line)

종속변수의 예측에 사용되는 독립변수가 하나인 가장 단순한 구조의 회귀모형을 단순회귀라 하며 단순회귀모형의 형태는 다음과 같다.

$$Y = \alpha + \beta x + \varepsilon$$

여기서 α와 β는 회귀계수 또는 모집단의 모수를 의미하며 ε은 모형의 오차를 나타낸다. 단순선형회귀(simple linear regression) 직선을 추정하기 위한 수학적인 등식은 다음과 같다.

$$\hat{Y} = a + bx$$

(1) x는 독립변수(independent variable), 예측변수(predictor variable), 또는 설명변수(explanatory variable)라고 한다. 독립변수는 양적변수, 또는 어떤 범주나 집단 등을 표현하는 질적변수(qualitative vairable)도 가능하다.

(2) y는 종속변수(dependent variable), 결과변수(outcome variable), 또는 반응변수(response variable)라고 한다. 일반적으로 회귀분석에서 종속변수는 양적변수(quantative variable)여야 한다. $\hat{Y}$는 주어진 x값에 해당하는 y의 값을 나타내며 추정된 회귀직선상에 있는 값이 된다. 즉 y에 대한 적합값(fitted value)이라고 한다.

(3) a는 추정치의 절편이다. 절편은 $x = 0$일때의 $\hat{Y}$ 값을 의미한다.

(4) b는 추정식의 기울기이다. 기울기는 x가 1단위 증가할 때의 $\hat{Y}$의 증가량을 나타낸다. a와 b를 추정식의 회귀계수(regression coefficient)라고 한다(**그림 13.2**).

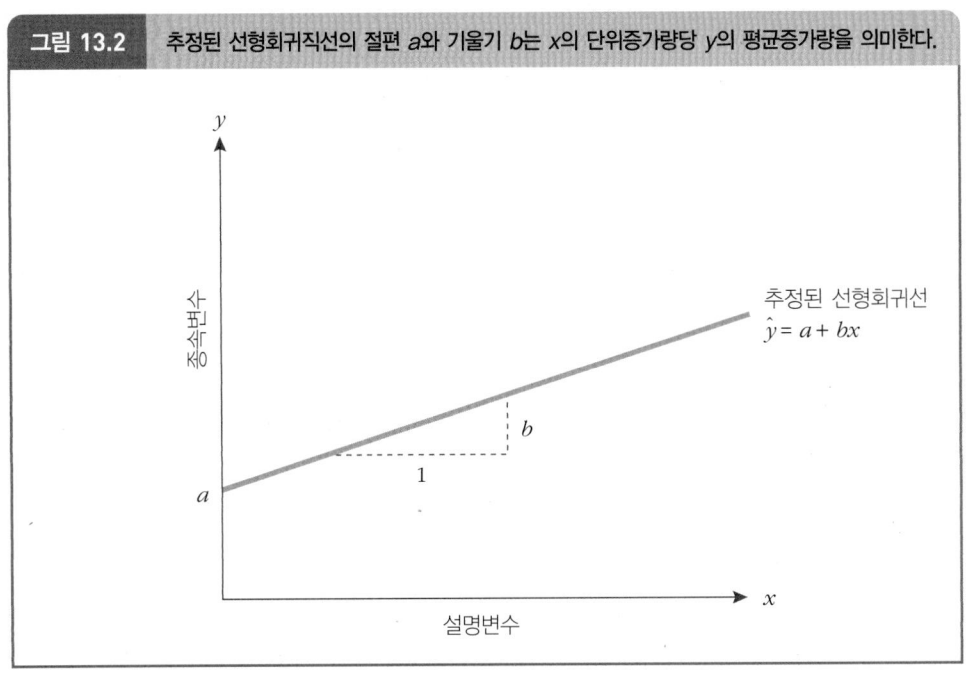

그림 13.2 추정된 선형회귀직선의 절편 a와 기울기 b는 x의 단위증가량당 y의 평균증가량을 의미한다.

2) 선형회귀모형의 가정

단순회귀모형에서 모수 α와 β를 자료로부터 추정하고 필요한 가설들을 검정하기 위하여 모형에 대한 가정이 필요하다.

가정 1 : x와 y 간에는 선형적인 관계가 있다.

가정 2 : 관찰값들은 서로 독립적이다.

가정 3 : x의 각 값에 대한 모집단의 y값들은 정규분포를 한다. y값들 분포의 평균은 실제회귀직선 위에 위치한다.

가정 4 : 모집단의 y값들의 분산 σ^2은 모든 x값에 대해 일정하다.

이와 같은 회귀분석에서의 가정들의 대부분은 특정 x값에 대한 모집단 y값들의 분포에 대한 가정들이다(**그림 13.3**). 위와 같은 회귀모형의 가정은 다음과 같은 오차항 ε_i에 대한 가정과 같다. 이 가정들은 잔차들을 사용해서 검토할 수 있다. 그리고 잔차들을 사용해서 가정을 검토하는 것이 y값들을 사용하는 것보다 더 많이 이용된다.

오차항의 가정 : 모든 관찰값에 대하여 확률오차 ε_i는 서로 독립이며, 정규분포를 하고 분산은 모두 일정하다

$$\varepsilon_i \sim N(0, \sigma^2), \quad i = 1, 2, \cdots, n$$

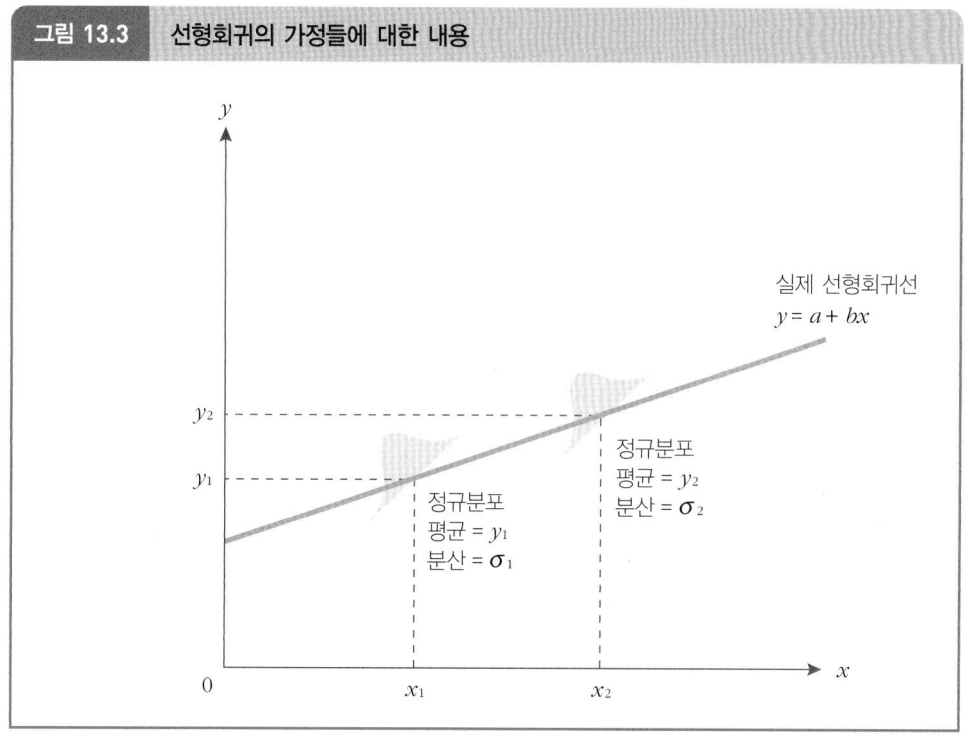

그림 13.3 선형회귀의 가정들에 대한 내용

3) 최소제곱법(method of least squares)

단순회귀모형에서 α와 β 값을 모르므로 관측값을 사용하여 α와 β를 추정하는 것이 단순회귀분석에서 제일 먼저 해야 할 일이다. 표본을 사용하여 회귀분석을 실시하므로 a와 b는 모집단 선형회귀직선을 나타내는 α와 β의 추정치이다. a와 b는 산점도 위의 점들에 직선 $\hat{Y} = a + bx$를 가장 최적으로 적합시키는 최소제곱법을 사용하여 추정한다. 적합된 값과 실제 관측값 y_i 간의 차이를 잔차 d_i라 하면 잔차는 직선에서 각 점들까지의 수직거리이다.

$$d_i = y_i - \hat{y}_i$$

그림 13.4에서 보는 바와 같이 가장 좋은 적합직선은 이들 d_i들을 최소화시키는 것인데 이들 d_i들은 직선의 위에 있는 것과 직선의 밑에 있는 것들, 즉 양의 방향과 음의 방향을 갖고 있으므로 이들의 거리를 다 더하면 '0'이 된다. 그러므로 d_i를 제곱한 d_i^2의 합을 최소화시키는 직선식을 찾는다.

$$\sum_{i=1}^{n} d_i^2 = \sum_{i=1}^{n}(y_i - \hat{y}_i)^2$$

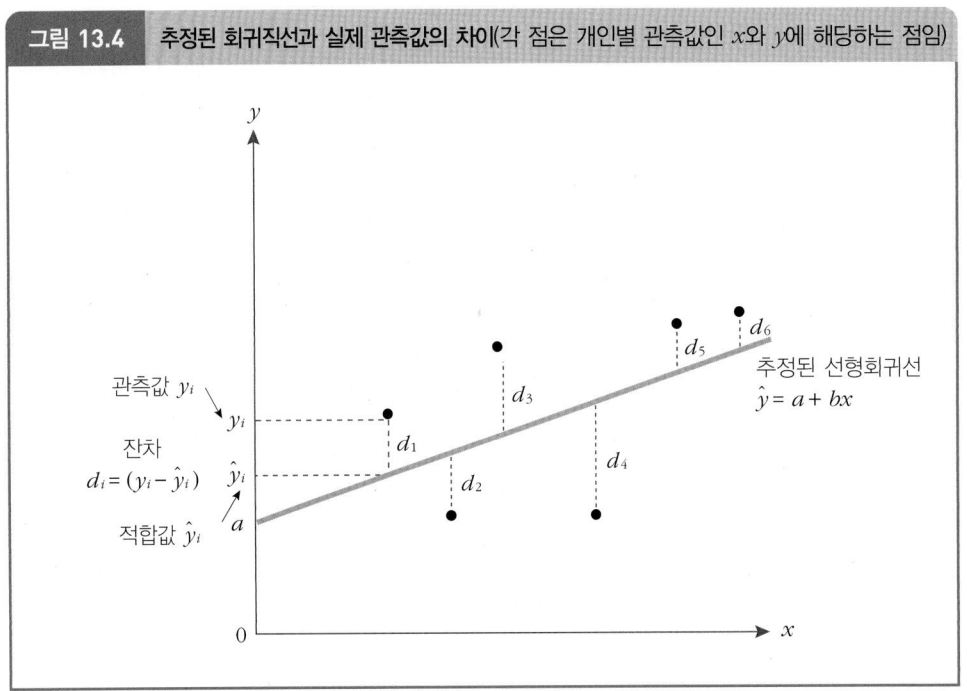

그림 13.4 추정된 회귀직선과 실제 관측값의 차이(각 점은 개인별 관측값인 x와 y에 해당하는 점임)

이와 같이 적합직선을 구하는 방법을 '최소제곱법'이라 하며 이렇게 구한 직선을 '최소제곱 회귀직선' 또는 단순히 '회귀직선'이라 부른다.

최소제곱 회귀직선을 구하기 위하여 우선 다음과 같은 식을 사용한다.

$$S_{xx} = \sum_{i=1}^{n}(x_i - \overline{x})^2 = \sum x_i^2 - \frac{(\sum x_i)^2}{n}$$

$$S_{yy} = \sum_{i=1}^{n}(y_i - \overline{y})^2 = \sum y_i^2 - \frac{(\sum y_i)^2}{n}$$

$$S_{xy} = \sum_{i=1}^{n}(x_i - \overline{x})(y_i - \overline{y}) = \sum x_i y_i - \frac{(\sum x_i)(\sum y_i)}{n}$$

회귀계수인 α와 β의 최소제곱추정량은 다음과 같다.

$$\hat{\beta} = b = \frac{\sum(x_i - \overline{x})(y_i - \overline{y})}{\sum(x_i - \overline{x})^2} = \frac{S_{xy}}{S_{xx}}$$

$$\hat{\alpha} = a = \overline{y} - b\overline{x} = \overline{y} - \frac{S_{xy}}{S_{xx}}\overline{x}$$

이때의 최소제곱 회귀직선은 $\hat{Y} = a + bx$이다. 이와 같이 구한 회귀직선을 이용하여 주어진 x값으로부터 y값을 예측할 수 있다.

4) 회귀직선의 기울기의 평가

직선회귀모형의 유의성을 검정하기 위하여는 직선의 기울기를 평가한다. 직선의 기울기가 '0'이라는 것은 x와 y 간에 선형적인 관계가 없다는 의미이다. 모집단에서의 기울기 β가 '0'이라는 귀무가설을 검정하는 방법은 다음과 같다.

① 가설설정
  귀무가설 $H_0 : \beta = 0$
  대립가설 $H_1 : \beta \neq 0$
② 검정통계량 : $t = \dfrac{b}{SE(b)}$ 는 자유도가 $n-2$인 t-분포를 따른다.
  여기서 $SE(b)$는 기울기 b의 표준오차를 의미한다.
$$= \frac{b - \beta}{\sqrt{\dfrac{MSE}{S_{xx}}}}$$

③ 기각역 :

　　유의수준 α인 기각역
　　$H_1 : \beta \neq 0$　　　$|T| > t_{\frac{\alpha}{2}}, n-2$
　　$H_1 : \beta > 0$　　　$T > t_\alpha, n-2$
　　$H_1 : \beta < 0$　　　$T < -t_\alpha, n-2$

④ 결론 : 검정통계량이 기각역에 속한다면 귀무가설을 기각한다.
　　SAS에서는 p값을 제시해 주므로 만일 p값 $< \alpha$(유의수준)이면 귀무가설을 기각한다.

13.2.3 단순회귀의 분산분석

1) 편차의 분해

위와 같은 최소제곱회귀직선이 종속변수와 독립변수 간의 관계를 어느 정도 잘 설명하는가를 알 수는 없다. 최소제곱회귀직선을 구하여 사용하는 것이 의미 있는가를 판단하는 데에 분산분석이 쓰인다. 관측값 y_i와 y_i들의 평균값 $\bar{y}$의 차이를 총 편차(total deviation)라고 하며 이는 다음과 같이 회귀로 설명이 되는 회귀편차와 설명이 안 되는 잔차로 나누어진다(**그림 13.5**).

$$(y_i - \bar{y}) \;=\; (y - \hat{y}_i) \;+\; (\hat{y}_i - \bar{y})$$
　　총편차　　　잔차　　　회귀편차

양변의 편차를 제곱하여 더하면 다음과 같은 제곱합의 분해를 얻는다.

$$\sum_{i=1}^{n}(y_i - \bar{y})^2 = \sum_{i=1}^{n}(y_i - \hat{y}_i)^2 + \sum_{i=1}^{n}(\hat{y}_i - \bar{y})^2$$
$$SST \;=\; SSE \;+\; SSR$$
　(총제곱합)　(잔차제곱합)　(회귀제곱합)

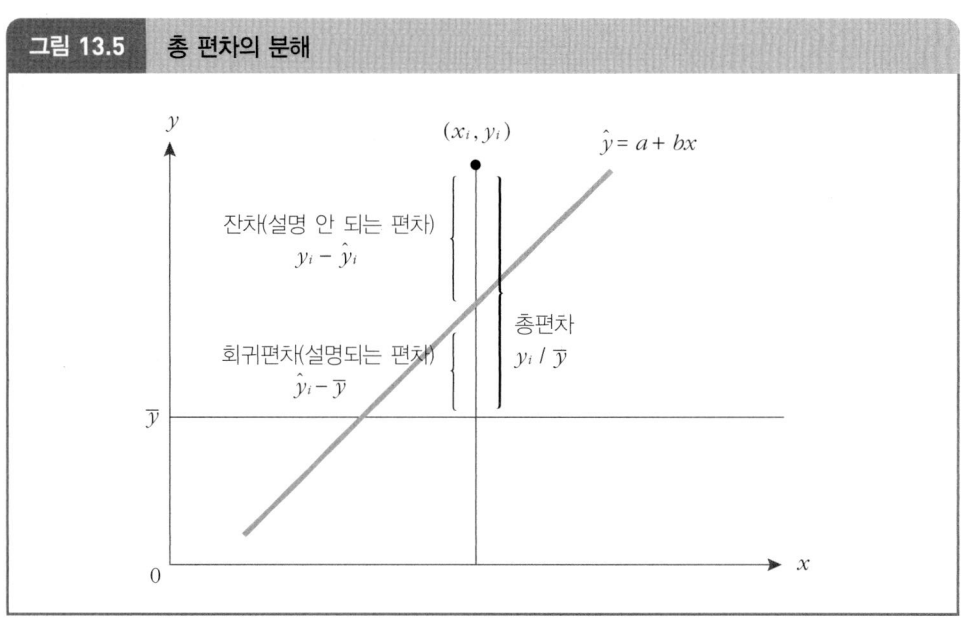

그림 13.5 총 편차의 분해

2) 분산분석표

일반적으로 컴퓨터를 사용해 회귀분석을 실시하면 분석결과에 **표 13.3**과 같은 분산 분석표가 제공된다. 분산분석이란 관심변수의 총 변동(total variation : SST)을 두 개의 요인으로 분리하는 방법이다. 회귀분석에서 x에 대한 y의 선형적인 관계를 고려하기 때문에 x가 변하면 y도 변하게 될 것이다. 이 변동을 회귀에 의한 변동, 또는 회귀로 설명되는 변동이라고 하며 위의 식에서 회귀제곱합(sum of squares due to the regression : SSR)을 말한다. 나머지 변동은 잔차변동(residual variation : SSE) 또는 설명이 불가능한 변동이라고 하며 잔차제곱합(residual sum of squares)을 말한다. 잔차변동이 적으면 y의 변동량의 대부분이 회귀직선에 의해 설명된다는 의미이며 모든 데이터가 직선에 가깝게 있다는 의미가 된다. 즉 잔차변동은 작을수록 좋고 이런 경우 적합이 잘 된 회귀직선이라고 한다.

SSE와 SSR의 자유도는 각각 $n-2$와 1이며, 제곱합을 자유도로 나눈 값을 다음과 같이 각각 잔차평균제곱(residual mean square : MSE)과 회귀평균제곱(regression mean square : MSR)이라 한다.

$MSE = SSE/(n-2)$

$MSR = SSR/1$

여기서 MSE는 특히 오차항의 분산 σ^2의 추정량으로 사용된다. 즉

$\hat{\sigma}^2 = MSE$

표 13.3 단순회귀의 분산분석표

요인	제곱합(SS)	자유도	평균제곱(MS)	F값	p값
회귀	SSR	1	$MSR = SSR/1$	$F = \dfrac{MSR}{MSE}$	$P(F \geq f)$
잔차	SSE	$n-2$	$MSE = SSE/(n-2)$		
계	SST	$n-1$			

① 회귀직선의 유의성 검정

단순회귀모형 $Y = \alpha + \beta x + \varepsilon$에서 독립변수 x에 관한 1차항이 의미를 갖는가에 대한 가설은 회귀직선의 유의성 검정으로 귀무가설 $H_0 : \beta = 0$에 대한 검정을 하게 된다.

1. 가설검정

   $H_0 : \beta = 0$ $H_1 : \beta \neq 0$

2. 검정통계량 : $F = \dfrac{MSR}{MSE}$ 은 자유도 $(1, n-2)$인 F분포를 따른다.

3. 기각역 : $F \geq F_\alpha(1, n-2)$

   H_0하에서 평균제곱비인 $F = \dfrac{MSR}{MSE}$ 은 자유도 $(1, n-2)$인 F분포를 하게 되므로 회귀모형의 유의성을 검정한다.

4. F값이 $F = \dfrac{MSR}{MSE} > F(1, n-2 : \alpha)$

   이면 H_0를 기각하고 X와 Y 사이에 직선관계가 있다고 결론을 내린다.

SAS에서는 p값($PROB > F$) 즉 유의확률의 값이 제시되므로, 이 유의확률이 원하는 유의수준 α보다 작으면 직선관계가 유의하다고 결론을 내린다.

② 적합도(goodness of fit) 평가

모형의 적합성을 설명하는 다른 측도로서 다음과 같이 정의되는 R^2, 즉 결정계수 (coefficient of determination)가 있다.

$$R^2 = \frac{SSR}{SST} = 1 - \frac{SSE}{SST}$$

결정계수는 총 제곱합 중 회귀제곱합이 차지하는 비율이며, Y의 총 변동에서 회귀모형으로 설명되는 비율로 흔히 백분율(%)로 나타낸다. 결정계수는 X와 Y의 표본상관계수 r을 제곱한 값과 같다. 그러므로 R^2의 값은 0과 1 사이의 값을 가지며 회귀직선의 적합도를 객관적으로 평가할 수 있는 척도이다.

예제 13-2

대학생의 health data에서 에너지섭취량과 지방섭취량이 증가하면 에너지섭취량은 어떻게 변하는지 컴퓨터 프로그램을 이용하여 어떤 관계식이 성립하는지 설명하시오.

* SAS 프로그램
```
    proc reg data= stat.health;
        model   energy=fat ;
        run ;
```
* 분석결과

```
                      The REG Procedure

                  Dependent Variable: energy
                Number of Observations Read    90

                      Analysis of Variance
                         Sum of      Mean
    Source          DF   Squares     Square     F Value    Pr > F
    Model            1   74566609    74566609    287.35    <.0001
    Error           88   22835696      259497
    Corrected Total 89   97402306
```

```
Root MSE              509.40804        R-Square   0.7656
Dependent Mean        2430.67930       Adj R-Sq   0.7629
Coeff Var             20.95744
```

Parameter Estimates

Variable	DF	Parameter Estimate	Standard Error	t Value	Pr>|t|
Intercept	1	772.47527	111.58951	6.92	<.0001
fat	1	32.27863	1.90418	16.95	<.0001

1. 관계식 : 에너지 = 772.5 + 32.3 × 지방
   지방 1g을 섭취할 때마다 에너지는 32.3kcal를 섭취하게 된다.
2. 회귀직선의 기울기 평가
   ① 가설설정
      귀무가설 $H_0 : \beta = 0$
      대립가설 $H_1 : \beta \neq 0$
   ② 검정통계량 : $T = \dfrac{b}{SE(b)} = \dfrac{b - \beta}{\sqrt{\dfrac{MSE}{S_{xx}}}} = 16.95$
   ③ p값 <.0001
   ④ 통계적 결정 : 유의수준 5%하에서 검정할 경우 p-value는 유의수준보다 작으므로 H_0를 기각할 수 있다.
   ⑤ 결론 : 에너지섭취량과 지방섭취량과의 관계는 위와 같은 단순 회귀직선의 식으로 설명할 수 있다.
3. 직선회귀의 분산분석표를 이용한 회귀직선의 유의성 검정
   ① 가설설정
      귀무가설 $H_0 : \beta = 0$
      대립가설 $H_1 : \beta \neq 0$
   ② 검정통계량 : $F = \dfrac{MSR}{MSE} = \dfrac{74566609}{259497} = 287.35$
   ③ p값 <.0001
   ④ 통계적 결정 : 유의수준 5%하에서 검정할 경우 p-value는 유의수준보다 작으므로 H_0를 기각할 수 있다.
   ⑤ 결론 : 에너지섭취량과 지방섭취량과의 관계는 위와 같은 단순 회귀직선의 식으로 설명할 수 있다.
4. 적합도(goodness of fit) 평가

$$R^2 = \frac{SSR}{SST} = \frac{74566609}{97402306} = 0.7656$$

즉 에너지섭취량과 지방섭취량과의 관계는 위와 같은 단순 회귀직선의 식으로 표현할 때 76.6%의 설명력이 있다고 할 수 있다.

13.3 다중회귀분석

13.3.1. 다중선형회귀모형

단순회귀에서는 종속변수의 예측에 사용되는 독립변수가 하나였으나 실제상황에서는 종속변수의 예측에 영향을 미치는 변수가 2개 이상으로 많은 경우가 있다. 이와 같이 독립변수가 두 개 이상인 경우에 종속변수의 예측에 사용되는 회귀직선을 구하는 분석을 다중회귀분석이라고 한다. 예를 들면 고혈압의 원인을 알아보고자 혈압을 종속변수로 하였을 때 혈압과 관련이 있는 독립변수로 나이, 체중, 식이요인(고기섭취량) 등이 있을 수 있다(표 13.4).

종속변수 Y와 k개의 독립변수 $y_1, x_1, x_2, \cdots, x_k$가 있을 때 자료는 독립변수와 종속변수의 쌍 $y_i, x_{1i}, x_{2i}, \cdots, x_{ki}$로 주어진다.

표 13.4 표 3.1 자료(비흡연자 63명의 수축기 혈압)의 줄기-잎 그림

번호	혈압	나이	체중	-	고기섭취량
1	y_1	x_{11}	x_{21}	...	x_{k1}
2	y_1	x_{12}	x_{22}	...	x_{k2}
⋮	⋮	⋮	⋮		⋮
n	y_1	x_{1n}	x_{2n}	...	x_{kn}

각 독립변수가 종속변수에 미치는 영향이 선형적이고, 만일 n명의 표본을 추출한

뒤, 이들로부터 각 변수에 대한 값들을 측정하였을 경우 다중선형회귀방정식은 다음과 같다.

$$y = a + b_1 x_1 + b_2 x_2 + \cdots + b_k x_k$$

1) x_i는 i번째 독립변수이며 ($i = 1, 2, \cdots, k$) 이들 x변수들을 공변량(covariate)이라고 한다.
2) $\hat{y}$는 주어진 $x_1, x_2, \cdots, x_k$값들에 대한 발생 가능한 모든 y값의 예측 평균추정치 또는 y의 적합값에 대한 추정치이다.
3) a는 상수이며 절편의 추정치이다. 즉 모든 x값들이 0일 때의 $\hat{y}$값에 해당한다.
4) $b_1, b_2, \cdots, b_k$들은 편회귀계수(partial regression coefficeint)들이다. b_1은 다른 모든 x값들이 일정하고 x_1값만 1단위 증가할 때 $\hat{y}$의 증가량이다. 이런 경우를 다른 모든 x값들이 조정된(adjusted) 또는 통제된(controlled) 상태에서의 y에 대한 x_1의 영향력이라고 한다.

13.3.2 다중선형회귀모형의 가정과 분산분석표

다중선형회귀 분석에서의 가정들은 단순선형회귀 분석에서의 가정들과 동일하다. 즉 선형성, 독립성, 정규성, 등분산성이다.

예제 13-3

다음 자료는 남자들의 모집단에서 14명의 표본을 랜덤추출하여 각 표본의 혈압, 체중, 나이 고기섭취량을 조사한 자료이다.

혈압 y	체중 x_1	나이 x_2	고기섭취량 x_3
151	89	35	118
120	76	51	58
141	91	22	99
124	85	20	60

126	83	33	64
117	79	25	50
129	80	52	88
123	74	63	55
125	79	55	62
132	85	41	98
123	77	54	63
132	82	43	88
155	95	42	103
147	92	21	120

위의 자료를 SAS를 이용하여 다중선형회귀방정식을 추정한 결과는 다음과 같다.

```
                    The REG Procedure
                     Model: MODEL1
                Dependent Variable: y(혈압)
                   Analysis of Variance

                         Sum of      Mean
Source              DF   Squares     Square     F Value   Pr>F

Model                3   1799.38967  599.79656  70.59     <.0001
Error               10     84.96747    8.49675
Corrected Total     13   1884.35714

        Root MSE              2.91492   R-Square   0.9549
        Dependent Mean      131.78571   Adj R-Sq   0.9414
        Coeff Var             2.21186

                     Parameter Estimates
                              Parameter   Standard
Variable    Label        DF   Estimate    Error     t Value   Pr>|t|

Intercept   Intercept    1    -20.95745   23.06571   -0.91    0.3849
x1          체중          1      1.51999    0.29554    5.14    0.0004
x2          나이          1      0.28835    0.08293    3.48    0.0060
x3          육류섭취량    1      0.18114    0.06347    2.85    0.0171
```

위의 결과로부터 절편과 각 계수의 추정치와 표준오차가 주어져 있으므로 추정된 회귀직선은 $y = -20.96 + 1.52x_1 + 0.29x_2 + 0.18x_3$임을 알 수 있다. 또한 회귀직선의 변동성의 측도는 Root MSE값으로 주어지며 여기서는 2.915이다. 각 계수가 '0'과 유의적으로 다

른가에 대한 검정을 하기 위한 검정통계량은

$$t = \frac{\hat{\beta}_i}{SE(\hat{\beta}_i)}$$ 이고 자유도는 14 – 3 – 1 = 10이다.

예를 들어 $H_0 : \beta_1 = 0$을 검정할 때 검정통계량은 $t = \frac{1.51999}{0.29554} = 5.14$이고 이 검정의 *p-value*는 0.004이다. 유의수준 5%에서 검정을 할 경우 *p-value*는 유의수준보다 작으므로 $\beta_1 = 0$이라는 귀무가설을 기각하게 된다. 마찬가지로 β_2,와 β_3에 대한 검정도 같은 방법으로 할 수 있다.

13.3.3. 다중회귀식의 유의성 검정

① 가설설정

$$H_0 : \beta_1 = \beta_2 = \beta_3 = 0$$

$H_1 : H_0$가 틀리다

② 검정통계량 : $F = \frac{MSR}{MSE} = \frac{SSR/k}{SSE/(n-k-1)} \sim F(p, n-k-1)$

$$= \frac{SSR/k}{SSE/(n-k-1)} \sim F(p, n-k-1)$$

$$= \frac{1799.39/3}{84.9/10} = \frac{599.79}{8.49} = 70.59$$

③ p값 <.0001

④ 통계적 결정 : 유의수준 5%하에서 검정할 경우 *p-value*는 유의수준보다 작으므로 H_0를 기각할 수 있다.

⑤ 결론 : 혈압은 체중, 나이, 육류섭취량에 대해 위와 같은 다중 회귀직선의 식으로 설명할 수 있다.

※ **적합도(goodness of fit) 평가**

$R^2 = \frac{SSR}{SST} = 0.9549$, 즉 혈압을 체중, 나이, 육류섭취량의 다중회귀식으로 설명하때 95.49%의 설명력이 있다.

연습문제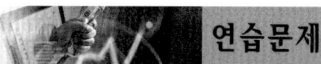

13.1 다음 표는 여러 국가별로 1930년에 담배를 피운 양과 20년 후인 1950년에 폐암으로 사망한 사람 수를 나타낸 것이다. 담배를 피운 양과 폐암발생과 상관관계가 있는지 산점도를 그리고 분석하시오.

국가	담배를 피운 양 (1930년)	사망자 수 (인구 100,000명당 1950년)
미국	1300	20
영국	1100	46
핀란드	1100	35
스위스	510	25
캐나다	500	15
네덜란드	490	24
호주	480	18
덴마크	380	17
스웨덴	300	11
노르웨이	250	9
아이슬란드	230	6

13.2 부록 표 11의 대학생 Health data를 이용하여 키, 체중1, 지방섭취량, 비타민 C 섭취량의 상관관계를 컴퓨터 프로그램을 이용하여 분석하시오.

13.3 부록 표 11의 대학생 Health data를 컴퓨터 프로그램을 이용하여 체중1(y)과 단백질 섭취량(x)과의 관계식을 산출하고, 회귀직선의 유의성 검정($H_0 : \beta_1 = 0$), 적합도 검정을 하시오.

13.4 부록 표 11의 대학생 Health data를 컴퓨터 프로그램을 이용하여 에너지섭취량(y)과 지방섭취량(x_1), 가정의 수입(x_2), 식사횟수(x_3), 흡연(x_4)과의 관계식을 산출하고 관계식에 대한 유의성검정, 적합도 검정을 하시오.

Chapter 14

비모수 검정

- 14.1 비모수검정의 개념
- 14.2 부호검정(Sign Test)
- 14.3 윌콕슨 순위합 검정
  (Wilcoxon Rank-Sum Test)
- 14.4 윌콕슨 부호-순위 검정
  (Wilcoxon Signed-Rank Test)
- 14.5 크루스칼-왈리스 순위 검정
  (Kruskal-Wallis One way ANOVA by Ranks)
- 14.6 스피어만의 순위 상관계수
  (Spearman's Rank Correlation Coefficient)

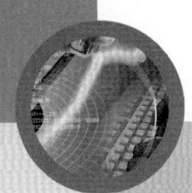

Chapter_14
비모수 검정

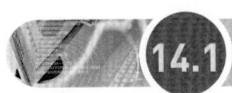
14.1 비모수검정의 개념

지금까지 다룬 대부분의 가설검정 방법들은 모집단이 정규분포를 따른다는 가정하에서 자료를 분석하였다. 예를 들면 모평균에 대한 t검정, 분산비에 대한 F검정 등이 그 예이다. 이와 같이 주어진 형태의 모집단의 분포를 지정하는 미지의 모수들에 대한 통계적 추론방법을 일반적으로 모수적(parametric) 방법이라고 한다.

반면 모집단의 분포에 대해서 연속성 및 대칭선 등과 같은 일반적인 가정 이외에는 다른 어떤 가정도 필요치 않거나 또는 자료가 정규분포라는 가정들을 만족시켜 주지 않는 경우에 사용하는 통계적인 추론기법들을 비모수적(non-parametric)인 방법이라 부른다. 비모수 방법을 분포무관 방법(distribution-free method) 또는 순위방법(rank method)이라 부르기도 한다. 일반적으로 이 검정은 자료에 대한 순위(rank)를 (즉, 순서대로 1, 2, 3 등의 순위를 매기는 것) 사용하는 방법으로 확률분포의 형태에 대한 가정은 하지 않는다.

비모수검정은 표본수가 작을 때는 자료의 분포형태를 평가하기가 불가능하기 때문에 특별히 효과적으로 사용될 수 있으며, 자료가 범주형 척도로 측정된 경우에도 효과적인 방법이다. 그러나 비모수검정은 일반적으로 자료에 관한 모든 정보를 사용하지 않기 때문에 만일 모수적인 검정방법에서 요구되는 모든 가정이 만족되는 상황이라면 모수적인 검정에 대응하는 비모수검정은 실제 효과를 파악해 낼 수 있는 검정력이 떨어지게 된다. 또한 비모수검정은 기본적으로 유의성 여부만을 판단하는 검정방법이기 때문에 연구자가 실제로 관심이 있는 효과에 대한 추정치는 제공하지 않는 경우가 많다.

비모수검정은 자료에 대한 이해나 평가보다는 통계적인 결정을 내리기 위한 방법론이라 볼 수 있다. 대표적인 비모수검정법의 종류와 그에 해당하는 모수검정법은 **표 14.1**과 같다.

표 14.1 비모수검정의 종류 및 해당 모수검정과의 비교

비모수검정법	모수검정법	자료의 형태
부호검정 (Sign Test)	하나의 모평균 검정	$(x_1, x_2, \cdots, x_n)$
	짝을 이룬 표본의 검정	$(x_1, y_1), (x_2, y_2), \cdots, (x_n, y_n)$
윌콕슨 순위합 검정 (Wilcoxon Rank-Sum test)	독립적인 두 표본의 검정 ($t$test for two independent samples)	$(x_1, x_2, \cdots, x_n), (y_1, y_2, \cdots, y_n)$
윌콕슨 부호-순위 검정 (Wilcoxon Signed-Rank test)	짝을 이룬 표본의 검정 (paired t test for two dependent samples)	$(x_1, y_1), (x_2, y_2), \cdots, (x_n, y_n)$
크루스칼-왈리스 순위 검정 (Kruskal-Wallis One-Way ANOVA by Ranks)	일원 분산분석 (One-Way ANOVA)	1 $x_{11}, x_{12}, \cdots\cdots, x_1n_1$ 2 $x_{21}, x_{22}, \cdots\cdots, x_2n_2$ $\vdots \quad \vdots \quad \quad \vdots$ $k \; x_{k2}, x_{k2}, \cdots\cdots, x_k n_k$
스페어만의 순위 상관계수 (Spearman Rank-Order Correlation Coefficient)	피어슨의 상관계수 (Pearson Correlation Coefficient)	$(x_1, y_1), (x_2, y_2), \cdots, (x_n, y_n)$

✱비모수 검정의 장점

1) 비모수검정은 표본이 정규분포를 한다는 가정을 하지 않는다. 실제 데이터의 분포가 정규분포를 하지 않고, 좌우 대칭이지도 않으며 또한 표본수가 크지 않은

경우가 많다. 이럴 경우 비모수 검정을 하면 좋다.
2) 검정을 하기 위한 계산과정이 쉽다.
3) 양적인 결과를 얻기가 힘든 실험이나 또는 실태조사의 자료에 잘 적용할 수 있다. 이런 경우 모수검정은 비모수검정보다 통계적으로 검정력이 크지만 타당성과 오차에 대한 민감성이 떨어진다.

✱✱ 비모수 검정의 단점
1) 모수검정보다 효율성이 떨어진다.
2) 비모수검정의 가설검정은 모수검정보다 민감성이 떨어진다.
3) 비모수검정은 분포에 대한 특수성이 없으므로 분포가 알려진 경우의 특성을 이용할 수 없다.

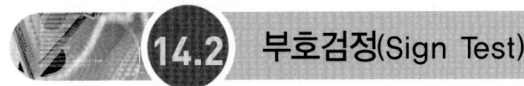

14.2 부호검정(Sign Test)

14.2.1 단일 표본의 부호검정

부호검정은 분포의 중앙값을 사용하는 단순한 검정법이다. 자료가 연속함수이며 분포가 한쪽으로 치우쳤을 경우에, 정규분포의 가정을 만족하지 못할 때 평균보다는 중앙값이 모집단의 중심에 대하여 더 적절한 정보를 제공해 준다. 이 경우에 중앙값에 대하여 부호검정을 하게 된다. 하나의 모집단에 대한 검정을 다룬다.

모집단의 중앙값을 λ 라고 가정한 경우에 이 모집단으로부터 표본을 추출했다면 대략적으로 표본의 절반은 λ 보다 클 것이고 나머지 절반은 λ 보다 작을 것이다. 부호검정은 λ 보다 크거나 혹은 작은 표본의 개수를 검사하는 검정방법이다. 즉 자료의 부호만을 조사하는 매우 단순한 검정방법이다.

1) 가설검정

$H_0 : \lambda = v_0$

$H_1 : \lambda \neq v_0$

2) 각 표본으로부터 적절한 자료를 수집

3) H_0에 해당하는 검정통계량 값을 계산

 n개의 표본 중에서 v_0와 같은 값을 가지는 표본은 제외하고 중앙값을 초과하는 값이 몇 개인지를 파악하는 데서부터 시작된다. 어떤 표본이 귀무가설에서의 중앙값 v_0보다 클 확률과 작을 확률은 똑같이 1/2이다. 즉 중앙값을 초과한 수 또는 중앙값에 미달된 수가 바로 검정통계량 S가 되는데 이때의 검정통계량은 귀무가설이 사실이라면 모수가 n과 1/2인 이항분포를 따르게 된다.

 $n \leq 10$인 경우 검정통계량 : $S = n$개의 표본 중에서 중앙값을 초과한 표본의 수 S는 이항분포 $B(n, 0.5)$를 따르므로 평균은 $\frac{n}{2}$이고 표준편차는 $\frac{\sqrt{n}}{2}$이다.

 $n > 10$인 경우 검정통계량 : $z = \dfrac{S - \frac{n}{2}}{\frac{\sqrt{n}}{2}}$는 근사적으로 표준정규분포 $N(0, 1)$을 따른다.

4) p값을 구하여 해석하고 결론을 내린다.

$$p\text{값} = P(S \geq s) = P(S \leq n-s), \quad s \geq \frac{n}{2}$$

만일 p값이 유의수준 α보다 작으면 귀무가설을 기각한다.

예제 14-1

우리나라 전체 65세 이상 노인의 혈압의 중앙값이 115라고 할 때 어느 마을 노인의 혈압이 이보다 높은지를 알아보고자 한다. 어느 노인정에서 8명의 노인을 표본으로 추출하여 그들의 혈압을 측정한 자료는 다음과 같다. 귀무가설을 설정하고 5% 유의수준에서 검정하시오.

data :	108	110	117	118	120	133	128	132
sign :	−	−	+	+	+	+	+	+

$H_0 : v = 115$

$H_1 : v > 115$

위의 자료에서 중앙값으로 가정한 115보다 큰 값은 여섯 개이므로 부록 표 1의 이항분포표에서 $n=8$이고 $p=0.5$일 때의 p값을 구하면 다음과 같다.

p값 $= P(S \geq 6) = 1 - P(S \leq 5) = 1 - 0.855 = 0.145$

p값이 유의수준 0.05보다 크므로 유의수준 5%하에서 중앙값이 115라는 귀무가설을 기각하지 못한다.

14.2.2 짝을 이룬 두 표본에 대한 부호검정

부호검정은 짝지어진 자료의 경우에도 사용할 수 있다. 짝이란 개별 짝짓기를 한 자료나 동일한 사람에 대해 각기 다른 상황에서 얻어진 자료들을 의미한다. 각 짝에 대해서 두 측정값의 차이를 계산한다. 부호검정이란 모집단에서의 중앙값 차이가 0인지, 즉 모집단 중앙값이 두 집단 간에 차이가 없는지의 여부를 평가하기 위한 비모수적 검정방법의 하나이다. 부호검정은 0보다 큰(혹은 작은) 차이를 보이는 짝의 개수가 몇 개인지만을 고려할 뿐, 이들 짝들이 보여주는 차이의 크기는 고려하지 않는다.

짝지어진 표본의 비교실험에서 얻어진 자료들의 구조는 **표 14.2**와 같다. 여기서 i번째 짝의 관측치는 (X_{1i}, Y_{2i})로 표시되며 귀무가설은 두 모집단 사이에 차이가 없다는 것, 즉 H_0 두 처리의 효과에 차이가 없다고 설정한다.

표 14.2 짝지어진 표본의 자료

짝	1	2	...	n
처리 I	X_{11}	X_{12}	...	X_{1n}
처리 II	Y_{21}	Y_{22}	...	Y_{2n}
차이 I - II	D_1	D_2	...	

부호검정은 반응값들의 차이의 부호(sign)만을 이용하여 검정하는 것으로 적용하기

에 쉽고 간편하다. 검정통계량은 다음과 같다.

S = 처리 Ⅰ이 처리 Ⅱ에 비해서 반응값이 큰 짝들의 수
  = $D_1, D_2, \cdots, D_n$ 중에서 양의 부호의 수

만일 두 처리효과가 서로 비슷할 경우 반응값들의 차이 D_i가 양이 될 확률과 음이 될 확률은 $\frac{1}{2}$로 같다. 양의 부호를 성공으로 간주할 경우 검정통계량 S는 n번 시행에서의 성공횟수이며 이항분포 $B(n, 0.5)$를 하게 된다.

짝을 이룬 두 표본에 대한 부호검정의 귀무가설은 두 집단의 중앙값의 차이가 0이라고 설정한다.

$H_0 : v_1 - v_2 = 0$

단일 표본의 경우에서 중앙값 v를 $v_1 - v_2$로 대체한 것으로 생각하면 되는데 만일 귀무가설이 사실이라면 짝을 이룬 표본값의 차이가 양수일 확률이 1/2이 된다.

P[짝을 이룬 표본값의 차이가 양수] = $\frac{1}{2}$

검정절차는 단일 표본의 경우와 마찬가지로 전체 n개의 표본 중 짝을 이룬 주 자료의 차이가 양수인 표본의 수가 몇 개인지를 파악한 후 이항분포(부록 표 1)를 이용하여 p값을 결정한다.

예제 14-2

형제간의 혈압이 같은지 여부를 알아보기 위해 여덟 쌍의 형제의 혈압을 측정한 자료는 다음과 같다. 가설을 설정하고 검정하시오.

A : 107 109 116 117 119 121 127 131
B : 105 113 111 109 114 121 125 129

가설 : $H_0 : v_1 - v_2 = 0$
$H_1 : v_1 - v_2 \neq 0$

위의 자료로부터 형제간의 혈압 차이의 부호를 구한 결과는 다음과 같다.

A :	107	109	116	117	119	121	127	131
B :	105	113	111	109	114	121	125	129
부호 :	+	−	+	+	+	+	+	+

위의 표에서 부호가 양수인 것은 7개이므로 부록 1의 이항분포표에서 $p = 0.5$일 때의 p값을 구하면 다음과 같다.

p값 $= P(S \geq 7) = 1 - P(S \leq 6) = 1 - 0.965 = 0.035$

유의수준을 5%로 한다면 p값이 유의수준보다 작으므로 귀무가설을 기각할 수 있다.

14.3 윌콕슨 순위합 검정(Wilcoxon Rank-Sum Test)

독립표본을 이용한 두 모집단의 비교는 모수적 방법으로 t-test를 이용하였다. 정규모집단의 가정이 성립하지 않는 경우에 사용하는 비모수적 검정방법이 윌콕슨 순위합 검정법이다. 자료를 표본의 순위로 표현되었을 때 두 모집단의 확률분포가 같은지에 대한 가설을 검정한다. 두 독립표본에 순서를 매기고 그 순서를 이용하여 t-test와 비슷한 방법으로 검정을 한다. 표 14.3을 검정하기 위한 순서는 다음과 같다.

1. 두 표본의 관측값을 합하여 가장 작은 값에서 큰 값으로 크기순으로 나열한다.
2. 각 관측값에 순위를 매긴다.
3. 두 표본의 순위를 따로 따로 분리한다.
4. 두 표본의 순위의 합을 각각 구한다. 즉 처리 I의 순위합 W_1과 처리 II의 순위합 W_2를 계산한다.

표 14.3 두 독립 표본에 대한 윌콕슨 순위합 검정 (정상아와 저체중 신생아를 출산한 산모가 임신기간 동안 병원을 방문한 횟수)

저체중아를 출산한 산모의 병원방문 횟수			정상아를 출산한 산모의 병원방문 횟수		
n_1	방문횟수	Rank	n_2	방문횟수	Rank
1	3	5.5	1	4	7.5
2	0	1.5	2	5	9
3	4	7.5	3	6	10
4	0	1.5	4	11	15
5	1	3	5	7	11
6	2	4	6	8	12
7	3	5.5	7	10	14
			8	9	13
		$W_1 = 28.5$			$W_2 = 91.5$
		$\overline{R}_1 = 4.1$			$\overline{R}_2 = 11.4$

즉 두 모집단의 분포를 P_1과 P_2라고 할 때 가설은 다음과 같다.

1) 가설검정

   $H_0 : P_1 - P_2 = 0$ (두 모집단의 분포가 같다. 두 개 처리들의 효과의 차이가 없다.)

   $H_1 : P_1 - P_2 \neq 0$ (두 모집단의 분포가 같지 않다.)

2) 검정통계량 : W_1 (첫번째군의 순위합)

   귀무가설하에서 두 집단의 순서의 합은 거의 같게 된다. 즉 검정통계량인 W_1의 기대값은 $W_e = \dfrac{n_1(n_1 + n_2 + 1)}{2}$, 표준오차는 $\sigma_w = \sqrt{\dfrac{n_1 n_2(n_1 + n_2 + 1)}{12}}$ 가 된다.

   각 그룹의 표본의 크기가 6 이상일 경우 순서합 검정통계량 W_1의 분포가 다음과 같이 근사적으로 정규분포를 따르게 된다.

$$Z = \dfrac{W_1 - W_e}{\sigma_w} = \dfrac{W_1 - \dfrac{n_1(n_1 + n_2 + 1)}{2}}{\sqrt{\dfrac{n_1 n_2(n_1 + n_2 + 1)}{12}}} \simeq N(0, 1)$$

3) 기각역

   만일 $|Z| > z_{\frac{\alpha}{2}}$이면 H_0를 기각한다.

표 14.3의 예를 보면 $W_e = \dfrac{n_1(n_1+n_2+1)}{2} = \dfrac{7(7+8+1)}{2} = 56$

$$\sigma_w = \sqrt{\dfrac{n_1 n_2 (n_1+n_2+1)}{12}} = \sqrt{\dfrac{7(8)(7+8+1)}{12}} = 8.6$$

$\therefore Z = \dfrac{28.5 - 56}{8.6} = -3.2$

반면 임계점 $z_{\frac{\alpha}{2}} = z_{0.025} = 1.96$

유의수준 5%하에서 검정할 경우 |Z|의 값은 3.2로 $z_{0.025}$인 1.96보다 크므로 검정통계량이 기각역에 속해 귀무가설을 기각할 수 있다. 즉 정상아와 저체중 신생아를 출산한 산모가 임신기간 동안 병원을 방문한 횟수는 다르다고 결론을 내리게 된다.

예제 14-3

다음은 에어로빅 수업에 참석한 남자회원들의 허리둘레를 측정한 자료이다. 두 학급회원들의 체격이 동일한가를 검정하시오(유의수준 = 5%).

A : 84 76 89 88 77
B : 90 79 93 90 96 95 85 96

가설 : $H_0 : P_1 - P_2 = 0$
       $H_1 : P_1 - P_2 \neq 0$

순위	A:	76	77	84	88	89				
		(1)	(2)	(4)	(6)	(7)			순위합 = 20	
	B:	79	85	90	90	93	95	96	96	
		(3)	(5)	(8.5)	(8.5)	(10)	(11)	(12.5)	(12.5)	순위합 = 71

검정통계량 : $W_1 = 20$ 작은 집단의 순위합

부록 표 7의 윌콕슨 순위합 통계량의 누적분포표를 이용하여 p값을 구한다.

p값 : $2 \times P(W_1 \leq 20) = 2 \times 0.015 = 0.03$

그러므로 유의수준 5%하에서 두 분포가 동일하다는 귀무가설을 기각할 수 있다.

14.4 윌콕슨 부호-순위 검정(Wilcoxon Signed-Rank Test)

짝을 이룬 표본의 경우 모수검정에서는 대응비교(paired t test)를 실시하였다. 짝을 이룬 표본의 경우 비모수적 방법으로는 윌콕슨 부호-순위 검정을 하게 된다. 윌콕슨 부호-순위 검정은 차이 값의 부호뿐만 아니라 그 크기까지 고려하는 비모수적 방법이다. 그러므로 부호검정보다 더 검정력이 높은 방법이다. 이 경우 짝을 이룬 종속변수의 관측치가 있고 첫 번째 표본의 중앙값은 두 번째 표본의 중앙값과 같다는 가설을 검정하게 된다. 즉 어떤 실험의 전과 후의 결과치가 같다는 것을 검정하는 것이며 그 과정은 다음과 같다.

각 짝에 대해 차이를 계산한다. 차이가 0인 경우를 무시한다면 이 차이들은 양수와 음수로 나뉠 것이다. 부호를 무시하고 차이들을 크기순으로 나열한 다음, 그 크기에 따라 순위를 매긴다. 만일 0이 아닌 차이를 보이는 짝의 개수가 n개이면 가장 작은 차이값부터 순위를 매긴다. 만일 차이값들 중 두 개 이상이 같은 크기라면 이들의 평균 순위를 할당한다. 모집단 중앙값은 만일 두 집단 간 중앙값의 차이가 없다는 귀무가설이 사실이라면 양의 차이를 보이는 짝에 할당된 순위들의 합과 음의 차이를 보이는 짝에 할당된 순위의 합이 서로 같게 될 것이다.

새로 개발된 2가지 식품에 대해 관능검사를 실시하였다. 10명의 검사관이 10점 만점으로 점수를 매긴 결과는 다음과 같다.

표 14.4 짝을 이룬 표본의 윌콕슨 부호-순위검정, 새로 개발된 두 가지 식품의 차이

검사관	새로 개발된 식품		차이 (I-II)	차이의 절대값	절대값의 순위
	I	II			
1	5	3	2	2	5 (+)
2	8	5	3	3	7.5 (+)
3	3	4	-1	1	*2 (-)
4	8	7	1	1	2 (+)
5	9	6	3	3	7.5 (+)
6	6	8	-2	2	*5 (-)

7	6	2	4	4	9	(+)
8	7	5	2	2	5	(+)
9	4	5	-1	1	*2	(−)
10	7	1	6	6	10	(+)

순위합 : 9, 46
$W_1 = 9$, $W_2 = 46$

* I과 II의 차이가 '−'인 것

위의 표에서 보면 각 쌍의 표본으로부터 차이를 구하고 그 절대값에 순위를 매긴다. I과 II의 차이에서 '+'의 순위합과 '−'의 순위합을 구한 후 작은 순위합을 검정통계량 W로 나타낸다. 부록 표 7의 윌콕슨 부호-순위 통계량의 누적분포표로부터 양측검정인 경우 $\alpha = 0.05$인 경우의 기각역은 $w \leq 8$이므로 귀무가설을 기각할 수 없다. 즉 새로 개발된 2가지 식품의 차이는 없다고 할 수 있다.

짝을 이룬 표본에 대한 윌콕슨 부호-순위검정 요약

1) 가설설정

   $H_0 : P_1 - P_2 = 0$

   $H_1 : P_1 - P_2 \neq 0$

2) 검정통계량 W_1 : 두 표본의 차이에 절대값을 취하여 순위를 매긴 후 차이가 음수인 표본의 순위합과 양수인 경우의 순위합 중 작은 것

3) 기각역 : $W_1 \leq W_0$

   W_0는 부록 8에서 n과 p에 따라 찾는다.

4) 만일 검정통계량 값이 기각역에 속하면 귀무가설을 기각할 수 있다.

반면, W_1의 기대값은 $W_e = \left(\dfrac{1}{2}\right)\dfrac{n(n+1)}{2} = \dfrac{n(n+1)}{4}$이고 표준편차는 $\sigma_w = \sqrt{\dfrac{n(n+1)(2n+1)}{24}}$이 되며, 표본의 크기가 클 경우는 W_1은 근사적으로 정규분포를 따르게 되므로 검정통계량 Z값으로 검정할 수 있다.

$$Z = \frac{W_1 - W_e}{\sigma_w} = \frac{W_1 - \frac{n(n+1)}{4}}{\sqrt{\frac{n(n+1)(2n+1)}{24}}} \simeq N(0,1)$$

만일 $|Z| > z_{\frac{\alpha}{2}}$이면 H_0를 기각한다.

예제 14-4

임신 전과 임신 후에 흡연실태가 변하였는지 다음과 같은 데이터를 분석하시오.

임신부	하루에 피운 담배수		차이(d)	$|d|$	r_d
	임신 전	임신 후			
1	8	5	−3	3	3(−)
2	13	15	+2	2	2(+)
3	24	11	−13	13	9(−)
4	15	19	+4	4	4(+)
5	7	0	−7	7	7(−)
6	11	12	+1	1	1(+)
7	20	15	−5	5	5(−)
8	22	0	−22	22	10(−)
9	6	0	−6	6	6(−)
10	15	6	−9	9	8(−)
11	20	20	0	−	−

각 짝을 이룬 관측치는 같은 여성을 관찰한 것이며 독립이 아니므로 윌콕슨 부호-순위 검정을 해야 한다.

1) 가설설정

   $H_0 : P_1 - P_2 = 0$

   $H_1 : P_1 - P_2 \neq 0$

2) 표본의 기초통계량 계산

   $\sum r_d = \frac{n(n+1)}{2} = \frac{10(11)}{2} = 55$, $W_e = \frac{\sum r_d}{2} = \frac{55}{2} = 27.5$

   $\sum r_{d(+)} = W_1 = 7$, $\sum r_{d(-)} = W_2 = 48$

3) 검정통계량 계산

$$Z = \frac{W_1 - W_e}{\sigma_w} = \frac{W_1 - \frac{n(n+1)}{4}}{\sqrt{\frac{n(n+1)(2n+1)}{12}}} = \frac{7 - 27.5}{\sqrt{[2(10)+1]27.5/6}} = -2.09$$

임계점 $z_{\frac{\alpha}{2}} = z_{0.025} = 1.96$

4) 검정통계량 값은 기각역에 속하므로 귀무가설을 기각할 수 있다. 즉 임신 전과 임신 후의 흡연실태는 같지 않다고 할 수 있다.

14.5 크루스칼-왈리스 순위검정 (Kruskal-Wallis One way ANOVA by Ranks)

완전랜덤계획법에서 3개 이상인 k개의 모집단의 평균을 비교할 때 k개의 모집단에서 정규분포의 가정을 할 수 없는 경우에 모수검정에서 일원분산분석(One-Way ANOVA)에 해당하는 비모수적 검정으로 크루스칼-월리스 순위검정을 사용한다.

자료의 형태가 다음과 같을 때 모든 관측값 N개에 대하여 순위를 매기고 각 모집단에 해당하는 순위를 합한 i번째 모집단의 순위합을 R_i라 한다.

표 14.5

모집단 (인자수준)	관측값	순위합
1	$x_{11}, x_{12}, \cdots, x_{1n_1}$	R_1
2	$x_{21}, x_{22}, \cdots, x_{2n_2}$	R_2
$\vdots$	$\vdots \quad \vdots \quad \vdots$	$\vdots$
k	$x_{k1}, x_{k2}, \cdots, x_{kn_k}$	R_k

모집단의 분포들이 모두 동일한가를 검정하기 위한 절차는 다음과 같다.

1) 가설설정

   $H_0 : P_1 = P_2 = \cdots = P_k$ (모든 모집단의 분포가 동일함)

   $H_1 : H_0$ 가 아님

2) 각 표본의 기초통계량 계산

   i 번째 모집단의 순위합 R_i 를 구한다.

3) 검정통계량 : $H = \dfrac{12}{N(N+1)} \sum\limits_{i=1}^{k} \dfrac{R_i^2}{n_i} - 3(N+1) \quad \sim \quad \chi^2(k-1)$

   $\qquad\qquad\qquad = 12 \sum\limits_{i=1}^{k} \dfrac{R_i^2}{n_i} - 3(N+1)$

   k = 모집단의 그룹 수
   n_i = 모집단 i 의 표본수
   N = 전체표본 수
   R_i = i 번째 인자의 순위합, $i = 1, \cdots, k$

   검정통계량 H 의 분포표는 부록 표 9에 제시되었다. 그러나 각 모집단의 표본 크기가 모두 5 이상이면 검정통계량 H 는 χ^2 분포를 따르게 된다.

4) 기각역 : $H > \chi^2_{\alpha, k-1}$

5) 검정통계량 값이 기각역에 속하면 귀무가설을 기각할 수 있다.

예제 14-5

다음은 세 지역 사람들의 칼슘섭취량을 권장섭취량의 백분율로 나타낸 data이다. 칼슘섭취량은 지역에 따라 차이가 있는지를 크루스칼-월리스 순위검정을 이용하여 유의수준 5%로 검정하시오.

Ⅰ : 72　66　67　75　63　73
Ⅱ : 54　59　68　71　53　49
Ⅲ : 64　74　60　57　52　69

위의 자료에서 각 표본의 순위합을 구하면 다음과 같다.

지역	칼슘섭취량(%RI) (순위)						순위합
I	72 (15)	66 (10)	67 (11)	75 (18)	63 (8)	73 (16)	$R_1 = 78$
II	54 (4)	59 (6)	68 (12)	71 (14)	53 (3)	49 (1)	$R_2 = 40$
III	64 (9)	74 (17)	60 (7)	57 (5)	52 (2)	69 (13)	$R_3 = 53$

검정통계량: $H = \dfrac{12}{N(N+1)} \sum_{i=1}^{k} \dfrac{R_i^2}{n_i} - 3(N+1)$

$= \dfrac{12}{18(18+1)} \dfrac{78^2 + 40^2 + 53^2}{6} - 3(18+1) = 4.36$

검정통계량 4.36은 $\chi_{0.05,2}^2 = 5.99$보다 작으므로 5% 유의수준하에서 귀무가설을 기각할 수 없다. 즉 칼슘섭취량은 지역에 따라 차이가 없다.

14.6 스피어만의 순위 상관계수 (Spearman's Rank Correlation Coefficient)

만일 다음 중 최소한 한 가지에 해당하는 경우라면 피어슨의 상관계수에 대응하는 비모수방법인 스피어만의 순위상관계수를 계산하는 것이 좋다.

* x와 y 중 최소한 한 변수가 순서형 척도(ordinal scale)로 측정된 경우
* x와 y 둘 다 정규분포를 따르지 않는 경우
* 표본수가 적은 경우
* 두 변수 간의 관계가 선형적이 아닌 경우에 두 변수 간의 관련성을 측정하고 싶을 때

스피어만의 모집단 순위상관계수 ρ_s의 추정치인 표본의 순위상관계수 r_s는 다음과 같이 계산한다.

1. 변수 x의 값을 작은 값부터 큰 값까지 크기순으로 정렬한 뒤 순위를 매긴다. 동일한 크기의 값들에는 이들의 평균 순위를 할당한다.
2. 변수 y의 값들에 대해서도 동일한 방식으로 순위를 매긴다.
3. x와 y 쌍의 순위들을 가지고 피어슨의 상관계수를 계산하면 이 값이 r_s이다.

$$r_s = 1 - \frac{6 \sum_{i=1}^{n} d_i^2}{n(n^2 - 1)}$$

$d_i = x_i - y_i$
n = 쌍의 수

스피어만의 모집단 순위상관계수 ρ_s가 '0'인지를 검정할 때 변수 x와 y값들이 무작위로 추출된 것이며, 독립적이라는 가정하에 피어슨의 상관계수를 검정하는 과정과 같다. 표본수가 10 이상인 경우 검정통계량은 $r\sqrt{\frac{n-2}{1-r^2}}$이며, 이것은 자유도가 $n-2$인 t분포를 따르게 된다.

표 14.6 　새로 개발된 식품에 대한 두 검사관의 관능검사 결과

식품번호	검사관 A에 의한 순위(x)	검사관 B에 의한 순위(y)	$d_i = x_i - y_i$	$d_i^2 = (x_i - y_i)^2$
1	2.5	5	−2.5	6.25
2	2.5	2	0.5	0.25
3	9	8	1.0	1.00
4	5.5	7	−1.5	2.25
5	12	12	0	0
6	7.5	11	−3.5	12.25
7	1	2	−1.0	1.00
8	10	6	4.0	16.00
9	4	2	2.0	4.00
10	5.5	4	1.5	2.25
11	7.5	10	−2.5	6.25
12	11	9	2.0	4.00

가설검정

1) 가설설정

　　　귀무가설　$H_0 : \rho = 0$
　　　대립가설　$H_1 : \rho \neq 0$

2) 기초통계량 계산

$$\sum_{i=1}^{n} d_i^2 = 55.50, \quad r_s = 1 - \frac{6\sum_{i=1}^{n} d_i^2}{n(n^2 - 1)} = 1 - \frac{6(55.50)}{12(144 - 1)} = 0.81$$

3) 검정통계량

$$t = r\sqrt{\frac{n-2}{1-r^2}} = \frac{0.81\sqrt{10}}{\sqrt{1-0.66}} = \frac{(0.81)(3.16)}{0.58} = 4.41$$

　　임계값 $t_{0.025,\,10} = 2.23$

4) 유의수준 5%하에서 검정결과 검정통계량 값이 기각역에 속하므로 귀무가설을 기각할 수 있다. 그러므로 두 검사관에 의한 관능검사 결과는 상관관계가 있다고 할 수 있으며 상관계수가 0.81로서 상관관계가 크다고 할 수 있다.

연습문제

14.1 두 가지 주스에 대하여 10명의 소비자들에게 맛에 대한 관능검사를 실시하여 0-100의 점수를 매겼다. 관능검사 결과가 다음과 같을 때 부호 검정을 이용하여 두 주스 간의 맛의 차이가 있는지를 검정하시오.

주스 I	72	85	71	75	66	60	80	73	80	50
주스 II	67	41	43	80	85	60	71	54	42	77
차이	5	44	28	-5	-19	0	9	19	38	-27

14.1 다음은 교사의 3가지 학습방법에 의한 학생들의 학습점수를 나타낸 수치이다. 3교사의 학습방법은 차이가 있다고 할 수 있는지 비모수 검정을 하시오.

	교사의 학습방법	
A	B	C
96	68	115
128	124	149
83	132	166
61	135	147
101	109	-

14.3 13명의 아이들을 뽑아서 모유를 먹은 어린이와 먹지 않은 어린이의 충치발생 나이를 조사한 결과는 다음과 같다. 모유와 충치발생과의 관계를 가설을 세우고 검정하시오.

어린이	모유수유여부	첫 충치 발생나이
1	No	9
2	No	10
3	Yes	14
4	No	8
5	Yes	15
6	No	6
7	No	10
8	Yes	12

9	No	12
10	Yes	13
11	No	6
12	No	20
13	Yes	19

14.4 11명의 고혈압 환자들을 대상으로 혈압을 떨어뜨리기 위하여 6개월 동안 운동을 하게 하였다. 운동을 하기 전과 운동을 6개월 동안 한 후 수축기혈압을 측정한 결과는 다음과 같다. 스피어만의 순위상관계수를 구하고 유의수준 1%하에서 상관관계의 검정을 하시오.

대상자	1	2	3	4	5	6	7	8	9	10	11
운동전	156	130	142	155	174	140	148	152	156	136	126
운동후	148	124	135	146	169	145	140	156	161	133	123

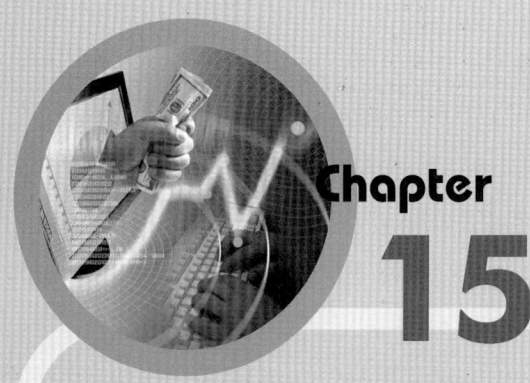

Chapter 15

인구 동태 통계와 인구통계학의 방법

15.1 인구 동태 통계와 인구통계학적 자료의 출처
15.2 인구 동태 통계 율(rates), 비(ratios), 비율(proportions)
15.3 사망률(mortality)의 측정
15.4 출산율의 측정
15.5 유병률(morbidity)의 측정
15.6 비율의 보정(표준화율)

Chapter_15

인구 동태 통계와 인구통계학의 방법

　보건학에서 특히 공중보건학에서 의사결정론은 점차 양적인 것이 되어가고 있다. 인구통계학적 자료와 인구 동태 통계는 연구자들, 역학자들, 기타 보건 전문가들에게 독립적인 도구로서 부상하게 되었다. 지역사회의 건강 상태를 결정할 때, 보건 서비스를 제공할 때 어떤 방법으로 하는 것이 가장 좋은지를 결정할 때, 공중 보건 프로그램을 계획할 때, 또는 프로그램의 효과성을 증명하기 위한 평가를 할 때, 이러한 도구들을 숙지하고 사용하는 것은 필수적이다.

　인구통계학의 변수들은 인구의 특성을 말해준다. 예를 들어 ① 시간 경과에 따른 인구 크기의 변화, ② 나이 성별, 수입, 직업, 보건 서비스의 사용에 의한 인구의 구성, ③ 지역학적 위치와 인구밀도와 같은 특성들이다. 인구통계학적 자료와 인구 동태 사건(출생, 사망, 결혼, 이혼)에 대한 정보를 알고 있다면, 특정한 기간의 지역사회의 상태 또는 일정기간에 걸친 경향에 대한 다양한 문제를 해결할 수 있다. 질병에 대해 연구하는 경우, 인구통계학적 자료는 프로그램 설계와 질병통제에 매우 귀중하다. 이러한 자료는 인간의 건강 습관과 질병 간의 관련성을 연구하는 데 있어서 연구의 단서가 될 수 있다.

15.1 인구 동태 통계와 인구통계학적 자료의 출처

15.1.1 한국의 인구동태 통계

인구통계학적 자료, 인구 동태 통계, 사망률의 세 가지 주요 근원은 인구조사, 인구 동태 사건(vital events)의 등록, 사망률 조사이다. 전통적으로 병원기록 또한 사망률의 기본 자료이다.

15.1.2 인구조사(Census)

일정지역의 인구 상태를 파악하기 위하여 특정시기에 동시적으로 실시하는 전체인구의 조사이다. 현재 한국에서는 10년마다 시행하는데 그 중간에 5년마다 간이 인구조사를 하고 있다.

간행물성격
- 통계법 및 호적법에 따라 국민이 제출한 출생 사망 혼인 이혼신고서를 집계하여 작성한 당해연도 인구동태통계와 10년간 계열 자료를 수록

주요 수록내용
- 총괄 출생·사망편
    - 인구동태 건수 및 동태율 추이
    - 시도별 인구동태 건수 및 동태율
    - 월별 통계 : 산모의 연령 및 출산순위별, 산모의 교육정도별, 동거기간별
    - 출생시 체중별 출생
    - 월별 통계 : 연령 및 지역별, 직업별, 혼인상태별 사망
- 혼인·이혼편
    - 월별 통계 : 혼인부부 연령별, 혼인종류별, 평균혼인연령, 외국인과의 혼인

- 월별 통계 : 이혼부부 연령별, 이혼사유별, 이혼종류별, 동거기간별
- 이혼 당시 미성년 자녀수별 이혼

15.1.3 미국의 인구조사(The Census)

미국은 1790년대 이래로 10년마다 인구조사를 실시하고 있다. 인구조사에서 각 가구와 거주자를 일일이 조사하였다. 성별, 연령, 인종, 결혼여부, 거주지, 가족관계와 같은 정보가 인구조사에 포함된다. 가구(세대)의 체계적인 표본수집과 수입, 주택, 자녀 수, 교육정도, 고용상태, 직장까지의 이동수단, 직업과 같은 보다 구체적인 정보가 제공된다.

15.1.4 미국의 인구 동태 사건(vital events)의 연간 등록

앞에서 언급하였듯이, 인구 동태 사건은 출생, 사망, 결혼, 이혼을 말한다. 미국에서 모든 인구 동태 사건은 법으로 등록하게끔 되어 있다. 출생 증명은 시민권, 연령, 출생 장소, 신원을 제공한다. 사망증명은 장례 문서, 유산과 보험의 처리 시 서류가 필요하다. 미국에서 사망 등록은 1857년 매사추세츠(Massachusetts)주에서 시작되어 1933년도에는 전 미국으로 확대되었다. 출생 등록은 1915년에 시작되어 1933년도에 전국적인 등록 시스템이 마련되었다. 주요 요소는 다음과 같다.

출생 등록 : 이름, 성별, 출생 날짜와 시각, 출생 시 신장과 체중, 부모의 인종, 부모의 나이, 출산순위, 아버지의 직업, 출생지, 어머니의 거주상태(residence), 의사의 출생증명서

사망등록 : 이름, 사망일과 시각, 인종, 연령, 고인의 부모 이름, 유족의 이름과 거주지, 결혼상태, 직업, 거주지, 사망원인, 장례 정보, 상해에 의한 죽음이었다면 사고, 자살, 타살 중 어떤 것인지, 의사의 사망증명서

15.1.5 한국의 유병률(Morbidity) 조사

보건복지부에서는 한국보건사회연구원과 한국보건산업진흥원에 국민건강 및 영양조사를 의뢰하여 유병률을 조사하여 발표하였다. 조사의 내용은 자신이 인식하고 있는 건강상태, 급성 및 만성질환자의 수, 어떤 질환에 가장 많이 노출되어 있는지의 순위 등이다. 청소년의 스트레스 인지율의 시계열비교(1998, 2001, 2005년)를 보면, 2005년 청소년의 스트레스 인지도는 1998년에 비해 증가하였으나, 2001년에 비해서는 비슷하거나 다소 감소하였다.

15.1.6 미국의 유병률(Morbidity) 조사

유병률은 사망률보다 정보를 수집하고 해석하기가 훨씬 어렵다. 사망 등록은 99% 완전한 것에 비해서 전염성 질병의 경우에는 실제보다 훨씬 적게 보고하는 경우가 많다. 전염성 질병을 보고하는 것은 전통적으로 유병률 자료를 수집하는 방법이다.

각 지역보건센터는 보고된 전염성 질병을 그 주(state)의 보건센터로 보고하고 통합된 숫자는 애틀랜타의 질병 통제 센터에 보고되어 '주간 질병률과 사망률 보고'(Morbidity and Mortality Weekly Reports, MMWR)로 출간된다.

전국국민건강조사(National Health Survey)는 주목할 만한 가치가 있다. 1956년 국회시행령에 의해 시작된 이 조사는 매년 전국적으로 40,000명의 표본을 추출하여 조사한다. 많은 보조프로그램을 포함하여, 가장 주목할 만한 국민 건강인터뷰 조사는, 국민건강 및 영양조사(National Health and Nutrition Examination Survey, HANES), 전국 병원 퇴원 조사(National Hospital Discharge Survey), 전국 외래 의료 관리 조사(National Ambulatory Medical Care Survey), 전국규모 양로원 조사(National Nursing Home Survey)이다. 그 결과는 '인구 동태와 보건 통계(Vital and Health Statistics)'로 출판된다. 이러한 조사와 통계는 많은 종류의 질병 발생률, 입원 기간, 원인에 따른 병원방문, 장애기간 등의 광범위한 의료관리 자료를 제공한다.

만성 질환의 보고는 질병률 자료의 주요한 역할을 하고 있다. 가장 많이 보고된 질병은 암이지만 심혈관계 질환, 결핵, 당뇨, 정신 질환을 포함한다.

15.2 인구 동태 통계 율(rates), 비(ratios), 비율(proportions)

15.2.1 율은 다음과 같이 구한다.

$$\left[\frac{a}{(a+b)\,t}\right]c \qquad (15.1)$$

- a = 주어진 기간 동안 특정 사건을 겪은 사람들의 수
- $a+b$ = 같은 기간 안에 특정 사건의 위험에 노출된 사람들의 수
- t = 위험에 노출된 시간의 총합
- c = 100, 1,000, 10,000, 100,000과 같은 상수로 소숫점이 오는 불편을 덜기 위해 곱해주는 수

인구 동태 통계에서 사용되는 세 가지의 율(rates)은 다음과 같다 : 보통률, 특수율, 표준화율(보정률)

(1) **보통률**(Crude rate)은 모든 인구를 계산한 것이다. 보통 연령, 성별, 인종, 질병의 범주에 의한 차이를 무시하고 계산한다.

(2) **특수율**(Specific rates)은 인구학적 특성(연령, 인종, 성별, 또는 다른 변수) 사이의 차이를 고려하여 계산한다.

(3) **표준화(보정)율**(Adjusted(standardized) rates)은 서로 다른 연령 분포나 성별 분포의 차이를 가진 둘 혹은 그 이상의 집단 간의 인구동태통계율에 대한 요약 비교를 할 수 있게 만든다.

15.2.2 비(Ratio)는 다음과 같이 계산한다.

$$\left(\frac{a}{d}\right)c \qquad (15.2)$$

a와 c는 율(rates)에서 정의된 것과 같고, d는 같은 기간 동안 특정사건 a와 다른 사건을 경험한 사람들의 수이다. 성비(sex ratio)를 구할 때 주로 사용된다.

15.2.3 비율은 다음과 같이 구한다.

$$\left(\frac{a}{a+b}\right)c \tag{15.3}$$

$a, a+b, c$ 는 율에서 정의 된 것과 같다.

15.3 사망률(mortality)의 측정

다양한 율, 비, 비율은 사망자 수에 기초를 두고 있다. 각 율은 특정기간 동안 주어진 인구 중 상대적인 사망자 수를 측정한 값이다. 만약 위험에 노출된 기간과 인구의 수를 안다면, 사망률을 계산할 수 있다. 불행하게도 이에 대한 정보를 얻기가 때로는 쉽지가 않다. 관습적으로는 인구의 크기를 정할 때 인구는 한해의 중간인 7월 1일의 인구이다. 1년 중 t시간 동안의 위험 상태에서의 인구($a+b$)로 구한다. 만약 이런 관례가 없다면 이 계산은 율보다는 비율이라 불러야 할 것이다.

1) 연간 보통 사망률(Annual Crude Death Rate)

연간 사망률은 그해의 7월 1일의 사망자를 인구의 수로 나눈 몫에 1000을 곱한 것이다.

> **예** 2005년 한국의 인구는 47,041,434명, 사망자는 245,511명일 때,
> 보통사망률 $= 245,511/47,041,434 \times 1000$
> $= 5.2$(연간 1,000명당)

2) 연령별 사망률(Age-Specific Death Rate)

조사하는 연도의 7월 1일 기준에서 특정 연령의 사망자를 같은 연령의 인구의 수로 나눈 몫에 1000을 곱하여 구한다.

> **예** 2005년 25-34세 인구수 : 7,767,029, 사망자수 : 5,545 일 때 연령별 사망률은?

연령별 사망률 = 5,545/7,767,029 × 1,000 = .71

3) 원인별 사망률(Cause-Specific Death Rate)

원인별 사망률은 조사연도의 7월 1일 기준의 인구 중 특정원인으로 사망한 수를 총 인구수로 나눈 몫에 100,000을 곱한 것이다.

* 비례 사망비(Proportional Mortality Ratio)

$$비례사망비(PMR) = \frac{같은 기간 동안에 특정원인으로 사망한 수}{어느 기간 동안의 총 사망자 수} \times 100$$

* 모성 사망비(Maternal Mortality Ratio)

$$모성사망비(MMR) = \frac{임신, 분만, 산욕합병증으로 사망한 수}{특정연도의 총 출생수} \times 100,000$$

4) 영아사망률(Infant Mortality Rate)

$$영아사망률(IDR\ or\ IMR) = \frac{같은 해 출생 후 1년 미만에 사망한 영아수}{특정연도 총 출생수} \times 1,000$$

5) 신생아 사망비율(Neonatal Mortality Proportion)

$$신생아사망비율(NDR\ or\ NMR) = \frac{같은 해 28일 이전에 사망한 신생아수}{특정연도 총 출생수} \times 1,000$$

이것은 그해에 태어나 28일 이전에 사망한 신생아 수를 전체 출생 아기의 수로 나눈 몫에 1000을 곱하여 구한다.

6) 태아사망비(Fetal Death Ratio)

$$태아사망비(FDR) = \frac{같은 해 임신 20주 이후의 태아사망 수}{특정연도 총 출생수} \times 1,000$$

그해의 임신한 아기 중 태어나지 못하고 죽은 아기의 수를 전체 출생 아기의 수로 나누어 1,000을 곱한 값이다. 이때 태아 사망은 임신후기 중반에 발생한 사망자 수만 적용된다.

7) 주산기사망률(Perinatal Mortality Proportion)

임신 중에 사망한 아이와 신생아의 사망수를 합한 것을 전체 출생수로 나눈 몫에 1000을 곱하여 구한다.

$$\text{주산기 사망률} = \frac{\text{같은 해 임신 28주 이후의 태아사망수와 생후 8일 이내의 신생아사망수}}{\text{특정연도 총 출생수}} \times 1,000$$

15.4 출산율의 측정

일반출산율(General Fertility Rate)

그해의 중간(7월 1일) 시점에 전체 출생아를 15~44세 여성의 수로 나눈 후 1,000을 곱하여 구한다.

15.5 유병률(morbidity)의 측정

발생률(Incidence Rate)

그해에 새로 발생한 질병환자의 수를 전체 인구의 수로 나누어 1,000, 100,000, 1,000,000 중 하나의 상수를 곱한다.

15.6 비율의 보정(표준화율)

보통률은 서로 다른 인구 간의 대략적인 비교를 하는 것이다.

그러나 지역사회의 인구학적인 주요한 특성인 연령, 성, 학력, 직업, 결혼상태 등이 서로 틀릴 경우에는 보통률의 비교로서는 타당성이 없다.

표 15.1에 있는 자료를 보면 보통률에서는 플로리다의 사망률이 알래스카의 사망률보다 2.7(1,085/392)배나 높은 것을 알 수 있다. 그러나 알래스카에는 젊은층이 많은데 비해 플로리다에는 상대적으로 노년층의 인구가 많다. 이때에는 단순 비교가 의미가 없으므로 각 주의 연령별 사망률을 비교하여 보정하는 방법을 취한다.

표 15.1 알래스카와 플로리다주에서의 연령별 인구 및 사망률, 1987

Age Group	Alaska				Florida			
	Number of Deaths	Population Persons	%	Deaths per 100,000 Persons	Number of Deaths	Population Persons	%	Deaths per 100,000 Persons
0–4	163	60,000	11.45	271.7	2,271	812,000	6.75	279.7
5–24	152	173,000	33.01	87.9	2,296	3,093,000	25.73	74.2
25–44	376	193,000	36.83	194.8	6,958	3,450,000	28.70	201.7
45–64	518	79,000	15.08	655.7	20,524	2,528,000	21.03	811.9
65+	845	19,000	3.63	4,447.4	95,141	2,139,000	17.79	4,447.9
Total	2,054	524,000	100.00	392.0	127,190	12,022,000	100.00	1,058.0

Source : 1990 Statistical Abstracts of the United States.

보정의 방법은 직접법(direct)과 간접법(indirect)의 두 가지가 있다.

15.6.1 직접법

두 비교집단의 사망률에 표준화된 인구분포를 적용하여 구하는 것이다. 두 집단의 기대사망의 총합을 구하여 표준 인구수로 나누면 사망률을 얻게 된다. 직접법은 표준화된 인구분포와 보정을 하려는 비교집단의 연령별 사망률을 둘 다 아는 것이 필수적이다.

표 15.2 알래스카와 플로리다주에 미국표준인구를 적용하여 연령보정을 한 사망률(1987)

Age Group	(1) 1987 U.S. Standard Million	(2) Alaska Age-Specific Death Rates	(3) Alaska Expected Deaths with U.S. Standard Million	(4) Florida Age-Specific Death Rates	(5) Florida Expected Deaths with U.S. Standard Million
0-4	75,080	271.7	204.0	279.7	210.0
5-24	216,113	87.9	190.0	74.2	160.4
25-44	400,170	194.8	779.5	201.7	807.1
45-64	186,091	655.7	1220.2	811.9	1510.9
65+	122,546	4447.4	5450.1	4447.9	5450.7
Total	1,000,000		7843.8		8139.1

직접법을 적용해 보면 다음과 같다.
1) 표준이 되는 인구집단을 선정(여기에서는 1987년도 미국 표준 인구 1백만 명)한 후 각 주의 연령별 사망률을 적용하여 기대사망자수를 구한다.
   알래스카의 경우에는 (1)열과 (2)열을 곱해 10만으로 나눈 값이 (3)열이다.
   플로리다의 경우에는 (1)열과 (4)열을 곱해 10만으로 나눈 값이 (5)열이다.
2) (3)열과 (5)열을 다 합한 기대사망자수는 각각 7843.8과 8139.1이다.
3) 2)의 값을 각각 1,000으로 나누면 알래스카는 보정률이 7.84, 플로리다는 8.14이다.

표 15.1에서 나온 보통률 3.92와 10.58을 이 보정률과 비교해 보시오.

결과 : 플로리다의 보통률은 알래스카의 값보다 훨씬 사망률이 높다. 그러나 표준인구를 적용하여 연령보정을 한 사망률에서는 두 주에서 거의 비슷한 값이 나온 것을 알 수 있다.

15.6.2 간접법

간접적인 보정 방법은 직접적인 것과 조금 다르다. 그 지역의 연령별 사망률을 알지 못할 때 사용하며 표준이 되는 인구집단의 연령별 사망률을 아는 것이 중요하다. 이 방법을 사용하는 데 있어서, 표준사망비(standard mortality ratio, SMR)를 계산하여 구한다.

15.6.3 결론

공중보건의 의사결정은 수량적인 것이다. 인구의 건강은 인구 동태 통계와 인구학적 자료에 의해 접근할 수 있다. 인구학적 특성에 대한 정보는 인구조사 자료, 인구 동태 사건의 등록, 질병률 조사에서 얻을 수 있다.

인구 동태 율(rates), 비(ratio), 비율(proportions)은 사망률, 출생률, 질병률의 계산을 통해 분류할 수 있다. 이러한 측정은 보통률(crude), 특수율(specific), 연령, 성별, 인종, 질병경험에 의해 선택된 소그룹으로 계산하여 구할 수 있다. 어떠한 보정법을 사용할지는 사용가능한 자료가 어떤 종류인지에 따라 달라진다.

연습문제

15.1 아래 표는 개발지역과 개발도상지역의 세 연령그룹에 따른 연령별 사망률이다. 어느 지역의 사망률이 높은지 표준화율을 사용하여 계산하시오.

개발지역과 개발도상지역의 연령별 사망

연령	개발지역		개발도상지역	
	사망수	인구수	사망수	인구수
<15	1	100	20	1000
15-44	25	500	50	500
45<	100	1000	20	100
계	126	1600	90	1600

15.2 아래 표는 지역주민들의 Xray 정상 및 비정상그룹의 연령별 사망자수이다. 두 그룹의 사망률을 간접법을 이용하여 비교하시오.

Xray정상 및 비정상 그룹의 연령별 사망률

연령	Xray 정상그룹			Xray 비정상그룹		
	인구수(%)	사망수	천명당 비율	인구수(%)	사망수	천명당 비율
15-34	13,681(55.2)	35	2.5	23(20.5)	1	43.5
35-54	8,838(35.7)	102	11.5	24(21.4)	5	208.3
55이상	2,253(9.1)	149	66.1	65(58.1)	14	215.4
계	24,772	286		112	20	
보통사망률(1000명당)		11.5			179	

Chapter 16

생명표(Life Table)

16.1 생명표(current life table)
16.2 추적관찰 생명표(Follow-up Life Table)

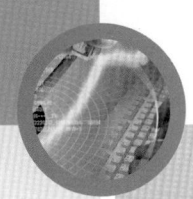

Chapter_16

생명표(Life Table)

생명표는 수세기 동안 사용되어 왔다. 일반적으로 사용되는 생명표에는 current life table, 추적관찰 생명표, 코호트 생명표의 3가지 형태가 있다.

생명표(current life table)는 연령별 사망률이 인구에 어떠한 영향을 미치는지를 나타낸다. 이것은 주어진 기간 동안 전체 인구에 대한 사망률을 고려한다. 예를 들어 1999~2001년의 생명표는 3년 동안 다양한 연령층의 사망률을 고려하지만 한 연령층의 전 일생을 통한 사망경험을 추적하는 것은 아니다.

반면, 코호트 생명표(cohort life table)는 세대 생명표(generation life table)라고 불리며, 코호트 그룹의 출생에서 마지막까지 살아 있던 사람의 사망까지를 추적 관찰한다. 일반적 생명표와 코호트 생명표의 차이점은, 전자는 가공된 형태의 사망률을 제공하는 반면 후자는 실제로 발생한 역사적 기록을 제공한다는 점이다.

다양한 소집단 간 인구의 사망률 형태에 있어 주요한 차이점이 있기 때문에, 생명표는 인종별, 성별, 직업별 또는 특정한 질병별로 특정한 집단에 대한 사망률을 알아보고자 만들어진다.

추적 생명표는 의학연구자들이 사용하며 특정한 상태에 있는 환자들의 생존율을 알아보기 위하여 채택하고 있다.

16.1 생명표(current life table)

간이 생명표를 사용하여 생명표를 적용하는 데 가설로 잡은 10만 명의 인구가 시간 경과에 따라 특정연령 집단에서 몇 명이 생존하고 몇 명이 사망하는가를 보여준다.

생명표를 계산하는 데 사용되는 용어는 다음과 같다.

연령 구간(Age Interval) $[x \text{ to } (x + n)]$

연령 구간은 두 개 연령 사이의 기간을 의미한다. 예를 들어 35-39라면 35번째 생일부터 39번째 생일까지의 기간인 5년을 의미한다.

연령별 사망률(Age-Specific Death Rate) ($_nm_x$)

이것이 의미하는 것은 연령구간 동안 연간 연령별 사망률을 의미한다.

수정 용어(Correction Term) ($_na_x$)

신생아의 경우 출산 후 첫 1년이 사망률이 가장 높고 성인 사망률의 경우에는 연중 분포가 고르게 분포한다. 수정 용어는 편재된 것을 정의하고 맞춘다.

수정(추정) 사망률(Corrected(Estimated) Death Rate) ($_n\hat{q}_x$)

특정기간 동안 처음에는 생존했지만 그 기간 안에 사망한 사람의 비율을 구하는 것이다.

연령구간 시작 생존 수(Number Living at Beginning of Age Interval) (l_x)

100,000명 출생 코호트에서 시작하여 각 구간의 첫 연령이 될 때까지 살아있는 사람들의 수를 가리킨다.

연령구간 동안 사망 수(Number Dying During Age Interval) ($_nd_x$)

100,000명 중 각 연속적인 연령구간 동안의 사망수를 가리킨다.

$$_nd_x = (l_x)(_n\hat{q}_x)$$

정지인구(Person-Years Lived in Interval) ($_nL_x$)

연령 x와 $(x+n)$ 사이에, 추적 관찰시작시의 100,000명 중 생존자의 총 수를 가리킨다.

$$_nL_x = \frac{_nd_x}{_nm_x}$$

총 인년의 수(Total Number of Person-Years) (T_x)

x연도부터 사망까지의 생존자에 의한 인년(person-years)의 총 수를 가리키는 것이다.

기대 생존(Expectation of Life) ($\hat{e}_x$)

일반적으로 많이 사용하므로 이것은 생명표 중 가장 유용한 지표일 것이다. 연령 구간의 시작으로부터 사망까지 기대되는 생존의 기간이다.

$$\hat{e}_x = \frac{T_x}{l_x}$$

16.2 추적관찰 생명표(Follow-up Life Table)

생존을 위협하는 만성질환 판정을 받았을 때 사람들이 의사에게 흔히 묻는 질문은 "얼마나 살 수 있죠?"이다. 추적관찰 생명표는 이 어려운 질문에 근거를 제공한다. 추적관찰 생명표는 어떠한 치료를 받았을 때 환자의 생존율을 구하여 치료의 효과성을 구하는 데 자주 사용된다.

추적관찰 생명표의 구성(Construction of a Follow-up Life Table)

이 생명표를 구성하기 위해서는 심장발작, 암의 진단, 수술과 같은 특정 사건으로부터 추적관찰을 한 기간이 필요하다. 정확성을 기하기 위해서, 시작과 끝의 시점을 잘 정의하는 것이 필요하다.

16.1의 표는 암의 추적관찰 연구를 나타낸 것이다. 처음에는 356명의 환자(l_0)가 연구에 참여했다. 첫해에 60명의 환자(d_0)가 죽었다. 그러므로 첫해의 생존율은 $\hat{p}_1 = (356 - 60)/356 = .8315$가 될 것이다. 두 번째 해에 남은 환자 296명 중에 47명이 죽었고 1명을 추적관찰에서 놓쳤다. 결론적으로, 사망위험의 측정은 다음과 같이 할 수 있을 것이다.

$$l'_x = 296 - .5 = 295.5$$

두 번째 해의 생존율은 다음과 같이 구할 수 있다.

$$\hat{p}_2 = l'_2 - d_2/l'_2 = (295.5 - 47)/295.5 = .8409$$

연속된 해의 생존 가능성은 다음과 같이 구할 수 있다.

$$l'_x = l_x - .5(w_x + f_x)$$

5년 생존율은 보통 암 치료의 효과성을 구하기 위하여 많이 사용된다. 두 그룹의 생존율의 차이는 표준오차가 필요한 *t*-test를 사용하여 구한다.

추적관찰에서 누군가가 빠졌을 경우에는 생존율을 구하는 데 특별한 문제가 생긴다. 이 문제를 해결하는 데 다양한 방법이 제시되었다. 예를 들어, 그런 사건의 비율이 작은 경우라면, 각 사건이 마지막 구간의 중간에서 탈락되었거나 행방불명되었다고 가정을 한다. 그러므로 그런 사건들은 그들이 관찰되는 동안 마지막 구간의 중간 동안에 살아있는 것으로 간주한다.

임상 실험은 생존율을 추정하기 위하여 생명표를 자주 활용한다.

표 16.1   생명표(암환자의 생존율)

Interval in Years x to $(x+1)$	Alive at Beginning of Interval l_x	Died During Interval d_x	Lost to Follow-up f_x	Withdrawn Alive w_x	Effective No. Exposed to Risk of Dying l'_x	Proportion Dying $\hat{q}_x$	Proportion Surviving $\hat{p}_x$	Survival Rate p_{0x}
0-1	356	60	0	0	356	0.1685	.8315	.8315
1-2	296	47	1	0	295.5	0.1591	.8408	.6992
2-3	248	29	5	0	245.5	0.1181	.8818	.6166
3-4	214	24	20	25	191.5	0.1253	.8746	.5393
4-5	145	11	13	50	113.5	0.0969	.9032	.4871
5-6	71	4	0	57	42.5	0.0941	.9057	.4412

Chapter 17

건강실태 조사와 보고서 작성

17.1 건강실태조사의 계획

17.2 연구보고서의 평가

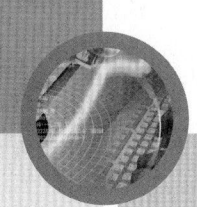

Chapter_17

건강실태 조사와 보고서 작성

이제까지는 통계처리에 대한 것을 다루어 왔으나 이 장에서는 건강실태 조사의 계획과 연구보고서 작성에 대한 것을 살펴보고자 한다.

17.1 건강실태조사의 계획

17.1.1 건강실태조사의 목적 설정

실태조사의 목적을 심사숙고해서 명확하게 정의를 내리고 두세 문장으로 간결하게 작성한다.

17.1.2 건강실태조사의 목표와 가설 설정

실태조사에 대한 것을 기술하므로써 인구 모집단의 특성에 대한 것을 추정할 수 있다. 또한 실태조사를 분석하여 이러한 특성들 간의 관련성을 찾아내도록 하며, 이렇게 하기 위해서 검정할 가설을 설정한다.

17.1.3 모집단 선택

추론을 도출할 수 있는 인구 집단으로 표본을 쉽게 추출할 수 있는 모집단을 선정한다. 설정한 가설을 검정하기 위하여 모집단의 개개인의 특성을 반드시 추정해야 한다. 통계적인 표본추출에서는 모집단의 개개인이 구성요소로 여겨진다. 그러나 건강실태조사에서의 구성요소는 한 개인일 수도 있고, 엄마와 어린이의 쌍, 또는 한 가족이 될 수도 있다. 모집단이란 이러한 모든 구성요소의 집합체라고 정의할 수 있다.

17.1.4 관찰변수 선정

개개인에게 무엇을 관찰할 것인가를 결정한다. 예를 들어 모집단이 지난 1년 동안 담배를 끊은 대학생일 경우, 구성요소는 대학교 수업을 듣고 있는 각 학생들이며 관찰할 변수들은 연령, 성별, 흡연량, 담배를 끊기 전 흡연기간 등일 것이다.

조사자들은 각 개인의 특성에 초점을 둔다. 건강실태조사에서는 일반적으로 결과변수와 동시에 여러 설명변수에 대한 정보를 수집하여야 한다. 설명변수들은 결과에 영향을 미치므로 실태조사에 대한 계획을 세울 때 관찰하고자 하는 변수들을 명확하게 정하는 것이 좋다.

17.1.5 문헌 고찰

조사하고자 하는 주제에 대하여 문헌 고찰을 하여 가설설정이 어떻게 되어 있는지, 관계된 변수들은 무엇인지, 그리고 선택한 조사방법이 옳은지 등을 검토한다. 타당성과 신뢰성이 있는 많은 자료로부터 표준화된 설문을 이용하여 조사한 후 결과를 비교 검토할 수 있다.

17.1.6 자료수집 방법 결정

데이터를 수집할 때는 여러 가지 방법이 있으며 각각 장점과 단점이 있다. 개인 면담을 이용한 방법은 높은 응답률을 얻을 수 있는 좋은 방법이다. 또한 직접 개인면담을 할 경우 조사대상자의 행위로부터 추가적인 미묘한 정보를 더 얻을 수도 있다. 그러나 개인면담은 비용이 많이 든다. 랜덤으로 전화를 하는 전화 면담 방법은 비용을 약 반 정도 절감할 수 있다. 그러나 전화가 없는 사람, 또는 전화 번호부에 등록이 되어 있지 않은 사람들이 있으므로 새로운 편향(bias)이 생길 수 있다. 또 다른 방법으로 설문지를 우편으로 배달하는 방법이 있다. 우편설문지는 비용이 가장 저렴하게 들고 여러 편의를 줄일 수 있으나 설문지 회수율이 매우 낮은 것이 단점이다. 또한 응답자가 설문지에 대한 답변을 완벽하게 하지 않은 경우가 많고, 응답자가 모집단을 대표할 만한 사람인지도 모를 경우가 많다.

17.1.7 조사 시기 결정

실태조사를 언제할 것인지 시간 계획을 세우는 것이 무척 중요하다. 계획을 너무 촉박하게 세우지 않도록 하고, 경험이 많은 면담자를 고용하는 것이 좋다.

17.1.8 설문지 작성

설문지 문항은 응답자가 혼동하지 않도록 주의해서 작성하도록 한다. 문항은 무엇을 묻는 말인지 명확해야 한다. 설문은 여러 문항에서 선택하는 것, 주관식 서술형, 선택형과 서술형이 복합된 것 등이 있다. 너무 어렵거나 복잡한 질문은 피하도록 한다. 즉 문항은 ① 응답자가 읽고, 이해하고, 대답하기 쉬워야 한다. ② 응답자가 대답하려는 동기를 주도록 해야 한다. ③ 데이터 입력을 효율적으로 할 수 있도록 해야 한다. ④ 설문지를 잘 디자인 하고 전문적인 모양을 갖도록 해야 한다. ⑤ 결측치가 적도록 디자인해야 한다.

17.1.9 사전조사

설문조사에서 발생할 수 있는 가능한 문제점들을 미리 알아내기란 힘든 일이다. 그러므로 미리 사전조사를 하는 것이 좋다. 사전조사를 하여 응답자들이 잘못 해석하거나, 빠뜨리거나, 또는 이상하게 답변할 가능성이 있는 문항 등을 알아낼 수 있다. 실제 조사 때 사용할 똑같은 방법으로 같은 집단의 사람들에게 사전조사를 하는 것이 좋다.

17.1.10 공식적인 사전 동의

사람들을 대상으로 조사할 경우 실태조사를 하기 전에 그 기관의 공식적인 동의를 미리 받아야 한다.

17.1.11 표본 추출

목표 모집단에 대해 타당성 있는 통계적인 추론을 할 수 있는 표본을 추출해야 한다. 표본추출의 편향을 최소화할 수 있고 모집단을 대표할 수 있는 표본을 추출해야 한다. 단순 랜덤, 층화 랜덤, 체계적인 랜덤, 다층화 랜덤 등 표본추출방법은 여러 가지가 있다. 복잡한 실태조사를 할 경우 통계전문가의 도움을 받아 가장 적절한 방법을 선택하는 것이 바람직하다.

17.1.12 데이터 수집

설문지를 완벽하게 작성하였고 사전조사도 마쳤다 하더라도 실제조사 시에 정확한 데이터를 수집하기 위해서는 치밀한 계획과 감독이 필요하다.

무응답을 최소화하고, 무응답자를 계속 찾아내려고 노력하여 응답률을 높여야 한다. 또한 똑같이 대답하는 사람이 없도록 하며, 데이터의 비밀을 보장하고, 모집단 사람들의 협조를 구하여야 한다. 면담자들에게 여러 가지 설문을 어떻게 질문할지, 면담 도중 조사 대상자들의 정보를 어떻게 알아낼지 등에 대한 사전 훈련을 시켜야 한다.

17.1.13 데이터 편집과 입력

편집자는 데이터편집이 표준화되어 있는지, 오류를 수정했는지, 빠진 데이터가 있는지, 앞뒤가 맞지 않는 것이 있는지 등을 확인해야 한다. 그리고 이런 데이터의 편집은 자료를 수집한 후 가능한 빠른 시일 내에 하는 것이 좋다.

컴퓨터로 통계분석을 하기 위하여 변수들의 값을 가능한 숫자로 입력하는 것이 좋다. 이러한 과정을 코딩이라고 한다. 최근에는 컴퓨터 프로그램을 이용하여 면담과정 중에 데이터 입력을 직접 컴퓨터로 하여 시간을 절약하고, 정확성을 높일 수 있다.

17.1.14 데이터 분석

데이터를 수집, 편집, 코딩, 재확인을 하고 난 후 통계분석을 실시한다. 그러나 통계분석을 하기 전에 우선 데이터를 꼼꼼히 검토하여야 한다. 이상점(outlier)을 검토하고, 데이터의 결측치가 있는지 확인하고, 각각의 변수들의 분포상태를 확인하여 필요한 경우에는 변수변환을 한다. 데이터정리가 끝나면 목적에 따라 적절한 기법을 선택하여 통계분석을 실시한다.

17.1.15 보고서 작성

연구보고서에는 연구의 목적, 방법, 결과 등을 기술한다. 우선 연구를 하게 된 동기, 또는 연구 목적을 기술하며, '연구방법'에는 모집단, 표본추출방법, 통계분석방법 등을 자세하게 설명한다. '연구결과'에는 연구과정에서 확인된 사항을 기술하고 검토하며 또한 미래에 계속해야 할 연구과제 등을 기술한다.

17.2 연구보고서의 평가

연구자는 위와 같이 면밀하게 계획을 세워 건강에 대한 실태조사를 실시하여 데이터를 수집하고 분석하여 보고서를 작성하였으나 보고서에는 여러 가지 부족한 점이 있을 수 있다. 그러므로 연구보고서를 읽는 사람들은 다음과 같은 여러 가지 사항들을 비판하고 평가한다.

17.2.1 편향(Bias)에 대한 평가

연구의 실시 단계마다 다음과 같은 여러 가지 편향이 발생할 수 있으므로 면밀하게 검토하고 평가한다.

1) 면담자의 편향

만일 면담자가 조사대상자가 가지고 있는 질병에 대해 알고 있다면 면담자는 무의식적으로 어떤 특성에 대해 그 대상자와 연결시켜서 생각할 수 있다. 이러한 면담자의 편향은 대조군보다는 실험군 대상자에게 더 많이 나타난다. 이러한 편향을 줄이기 위해서는 조사대상자가 실험군인지 또는 대조군인지를 모르는 상태에서 면담을 해야 한다.

2) 표본추출의 편향

표본추출을 무작위로 하지 않은 경우에는 편향이 나타난다. 쉽게 눈에 띄는 대로 한 사람을 택하여 조사한 표본추출인 경우는 대부분 치우친 결과가 나타난다. 명렬표를 보고 n번째 사람들을 뽑아서 조사한 계통적 표본(systematic sampling)일 경우에는 순번적인 특징 같은 오류가 나타날 수 있다. 전화표본 추출이나 가족표본 추출의 경우도 그 나름의 치우침이 나타날 수 있다.

3) 선택의 편향

실험군과 대조군의 대상자들을 같은 모집단에서 추출하였나? 이런 질문은 매우 간단한 것 같지만 많은 의미를 함축하고 있다. 질병여부나 관심여부에 따라 대상자를 선택하는 확률이 매우 다르므로 선택이 편향되었을 경우 질병과 영향을 미치는 요인과의 관계에 대한 결과가 잘못 나타날 수 있다.

4) 응답의 편향

연구에 참여한 사람들이 자발적으로 참여하였는지 아닌지에 따라 응답의 편향이 생긴다. 이것을 때로는 무응답 편향 또는 자발적 편향이라고도 한다. 생리적인 보상을 받기 위해서 참여한 경우, 내부적인 동기, 본인의 건강, 친구, 또는 다른 이유에 의해 참여한 경우에는 그렇지 않은 경우와 매우 다른 결과를 가져올 수 있다. 자발적인 군과 무작위로 뽑은 군의 특성을 비교해 보고 이러한 응답의 편향을 조절해야 한다.

5) 중도포기의 편향

중도포기의 편향은 응답의 편향과 대칭이다. 장기간 연구에서는 중도에 포기하는 사람이 있는데 이들의 답변은 계속 참여하는 사람들의 답변과 다르다.

6) 기억의 편향

기억의 편향은 주관적인 편향이라고도 한다. 최근에 일어난 일에 대한 기억은 과거의 일에 대한 기억보다 정확하다. 그러므로 오래전 과거의 질병보다 최근에 아팠던 질병에 대해 더 많이 아팠다고 대답하는 경향이 있다. 더 심한 것은 질병을 갖고 있는 사람이 어떤 사건을 질병의 원인이라고 생각하는 경우이다. 예를 들면 유방암환자가 유방의 외상이 유방암의 원인이라고 생각하는 경우 등이다.

7) 참여의 편향

참여자가 실험군이나 대조군의 어떤 사람을 알고 있을 경우, 연구목적을 미리 알고 있을 경우에 편향이 있을 수 있다. 예를 들면 심장병 연구에 참여한 사람이 심장병의 아주 작은 증상에 대해 과대 해석하여 보고할 수 있다.

8) 시간적 편향

만성질병의 조기 발견이 생존기간을 연장할 수 있을까? 아니면 단지 발견시점과 사망시점 기간만을 연장하는 것일까? 등에 대한 편견이 있을 수 있다.

17.2.2 편향 외 평가사항

위에서 살펴본 편향 외에 다음과 같은 사항들을 잘 살펴본다.

1) **연구의 목적** : 연구보고서에 연구목적을 명확하게 기술하였나? 연구목적에 해당하는 결론을 도출하였나?
2) **연구계획** : 어떤 형태의 연구인가? 표본은 무작위로 추출하였나? 그리고 연구계획대로 적절하게 진행하였나? 실험군과 대조군을 적절하게 비교하였나? 또한 같은 집단에서 추출하였나?
3) **데이터 수집** : 실험군과 대조군을 구분하는 기준을 정확하게 명시하였나? 결과를 명료하게 제시하였나? 연구에 사용한 기계, 전자도구 또는 설문지 등 연구에 사용한 도구들이 표준화된 것인가? 이 연구를 독립적으로 반복해서 실행할 수 있나?
4) **결과에 대한 토론** : 결과는 명확하게 수치적으로 제시하였나? 표와 그림은 본문과 일치하는가? 여러 표가 서로 일치하는가?
5) **데이터 분석** : 결과에서 통계적인 유의성을 제시하였나? 아니면 유의적인지 아니면 유의적이 아닌지를 제시할 근거가 있는가? 통계처리방법이 데이터의 특성에 적절한가?
6) **결론** : 데이터에 의해 결론을 정당하게 내렸는가? 결론은 미리 설정한 연구목적과 적절하게 부합되는가?

이상과 같이 건강실태조사 실시와 연구보고서 작성은 건강과학분야 연구의 중요한 과정이다. 이렇게 작성된 연구보고서 또는 논문은 모든 건강과학분야 사람들의 관심과 평가를 받게 된다. 그러므로 건강실태조사는 세심하게 계획을 세워 계통적, 단계적으로 실시하여 가능한 한 오류를 없애야 하며, 또한 조사 또는 연구과정에서 발생할 수 있는 여러 가지 편향의 원인을 검토하여 편향을 줄임으로써 연구보고서의 질을 높이도록 해야 한다.

연습문제

17.1 관심이 있는 주제를 선택하여 건강실태조사의 개요를 써보시오.

17.2 여러분의 전공 관련 잡지에서 논문을 선택하여 논문에 대한 평가를 해 보시오.

17.3 논문의 저자는 가능한 잠재적인 편향을 어떻게 처리했는지? 편향을 최소화하기 위하여 어떤 방법을 사용하였는지? 어떤 종류의 편향이 그대로 남아있는지? 이러한 편향을 완전히 제거할 수 있을지? 등을 토론하여 보시오.

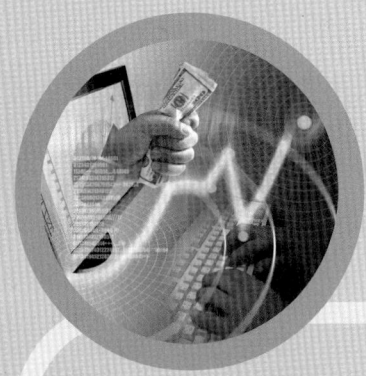

부록

- 표 1   누적이항분포표
- 표 2   표준정규분포표
- 표 3 t분포표
- 표 4 χ^2분포표
- 표 5 F분포표
- 표 6   스튜던트화 범위의 퍼센트점(상한 5%점, 1%점)
- 표 7   윌콕슨 순위합 통계량의 누적분포표
- 표 8   윌콕슨 부호순위 통계량의 누적분포표
- 표 9   크루스칼-왈리스 분포표
- 표 10   난수표
- 표 11   대학생 Health data 및 변수설명

표 1. 누적이항분포표(Cumulative Binomial Probabilities)

$$P[X \leq c] = \sum_{x=0}^{c} \binom{n}{x} p^x (1-p)^{n-x}$$

							p					
		.05	.10	.20	.30	.40	.50	.60	.70	.80	.90	.95
	c											
n=1	0	.950	.900	.800	.700	.600	.500	.400	.300	.200	.100	.050
	1	1.000	1.000	1.000	1.000	1.000	1.000	1.000	1.000	1.000	1.000	1.000
n=2	0	.902	.810	.640	.490	.360	.250	.160	.090	.040	.010	.002
	1	.997	.990	.960	.910	.840	.750	.640	.510	.360	.190	.097
	2	1.000	1.000	1.000	1.000	1.000	1.000	1.000	1.000	1.000	1.000	1.000
n=3	0	.857	.729	.512	.343	.216	.125	.064	.027	.008	.001	.000
	1	.993	.972	.896	.784	.648	.500	.352	.216	.104	.028	.007
	2	1.000	.999	.992	.973	.936	.875	.784	.657	.488	.271	.143
	3	1.000	1.000	1.000	1.000	1.000	1.000	1.000	1.000	1.000	1.000	1.000
n=4	0	.815	.656	.410	.240	.130	.063	.026	.008	.002	.000	.000
	1	.986	.948	.819	.652	.475	.313	.179	.084	.027	.004	.000
	2	1.000	.996	.973	.916	.821	.688	.525	.348	.181	.052	.014
	3	1.000	1.000	.998	.992	.974	.938	.870	.760	.590	.344	.185
	4	1.000	1.000	1.000	1.000	1.000	1.000	1.000	1.000	1.000	1.000	1.000
n=5	0	.774	.590	.328	.168	.078	.031	.010	.002	.000	.000	.000
	1	.977	.919	.737	.528	.337	.188	.087	.031	.007	.000	.000
	2	.999	.991	.942	.837	.683	.500	.317	.163	.058	.009	.001
	3	1.000	1.000	.993	.969	.913	.813	.663	.472	.263	.081	.023
	4	1.000	1.000	1.000	.998	.990	.969	.922	.832	.672	.410	.226
	5	1.000	1.000	1.000	1.000	1.000	1.000	1.000	1.000	1.000	1.000	1.000
n=6	0	.735	.531	.262	.118	.047	.016	.004	.001	.000	.000	.000
	1	.967	.886	.655	.420	.233	.109	.041	.011	.002	.000	.000
	2	.998	.984	.901	.744	.544	.344	.179	.070	.017	.001	.000
	3	1.000	.999	.983	.930	.821	.656	.456	.256	.099	.016	.002
	4	1.000	1.000	.998	.989	.959	.891	.767	.580	.345	.114	.033
	5	1.000	1.000	1.000	.999	.996	.984	.953	.882	.738	.469	.265
	6	1.000	1.000	1.000	1.000	1.000	1.000	1.000	1.000	1.000	1.000	1.000
n=7	0	.698	.478	.210	.082	.028	.008	.002	.000	.000	.000	.000
	1	.956	.850	.577	.329	.159	.063	.019	.004	.000	.000	.000
	2	.996	.974	.852	.647	.420	.227	.096	.029	.005	.000	.000
	3	1.000	.997	.967	.874	.710	.500	.290	.126	.033	.003	.000
	4	1.000	1.000	.995	.971	.904	.773	.580	.353	.148	.026	.004

		p										
		.05	.10	.20	.30	.40	.50	.60	.70	.80	.90	.95
	c											
	5	1.000	1.000	1.000	.996	.981	.938	.841	.671	.423	.150	.044
	6	1.000	1.000	1.000	1.000	.998	.992	.972	.918	.790	.522	.302
	7	1.000	1.000	1.000	1.000	1.000	1.000	1.000	1.000	1.000	1.000	1.000
$n=8$	0	.663	.430	.168	.058	.017	.004	.001	.000	.000	.000	.000
	1	.943	.813	.503	.255	.106	.035	.009	.001	.000	.000	.000
	2	.994	.962	.797	.552	.315	.145	.050	.011	.001	.000	.000
	3	1.000	.995	.944	.806	.864	.363	.174	.058	.010	.000	.000
	4	1.000	1.000	.990	.942	.826	.637	.406	.194	.056	.005	.000
	5	1.000	1.000	.999	.989	.950	.855	.685	.448	.203	.038	.006
	6	1.000	1.000	1.000	.999	.991	.965	.894	.745	.497	.187	.057
	7	1.000	1.000	1.000	1.000	.999	.996	.983	.942	.832	.570	.337
	8	1.000	1.000	1.000	1.000	1.000	1.000	1.000	1.000	1.000	1.000	1.000
$n=9$	0	.630	.387	.134	.040	.010	.002	.000	.000	.000	.000	.000
	1	.929	.775	.436	.196	.071	.020	.004	.000	.000	.000	.000
	2	.992	.947	.738	.463	.232	.090	.025	.004	.000	.000	.000
	3	.999	.992	.914	.730	.483	.254	.099	.025	.003	.000	.000
	4	1.000	.999	.980	.901	.733	.500	.267	.099	.020	.001	.000
	5	1.000	1.000	.997	.975	.901	.746	.517	.270	.086	.008	.001
	6	1.000	1.000	1.000	.996	.975	.910	.768	.537	.262	.053	.008
	7	1.000	1.000	1.000	1.000	.996	.980	.929	.804	.564	.225	.071
	8	1.000	1.000	1.000	1.000	1.000	.998	.990	.960	.866	.613	.370
	9	1.000	1.000	1.000	1.000	1.000	1.000	1.000	1.000	1.000	1.000	1.000
$n=10$	0	.599	.349	.107	.028	.006	.001	.000	.000	.000	.000	.000
	1	.914	.736	.376	.149	.046	.011	.002	.000	.000	.000	.000
	2	.988	.930	.678	.383	.167	.055	.012	.002	.000	.000	.000
	3	.999	.987	.879	.650	.382	.172	.055	.011	.001	.000	.000
	4	1.000	.998	.967	.850	.633	.377	.166	.047	.006	.000	.000
	5	1.000	1.000	.994	.953	.834	.623	.367	.150	.033	.002	.000
	6	1.000	1.000	.999	.989	.945	.828	.618	.350	.121	.013	.001
	7	1.000	1.000	1.000	.998	.988	.945	.833	.617	.322	.070	.012
	8	1.000	1.000	1.000	1.000	.998	.989	.954	.851	.624	.264	.086
	9	1.000	1.000	1.000	1.000	1.000	.999	.994	.972	.893	.651	.401
	10	1.000	1.000	1.000	1.000	1.000	1.000	1.000	1.000	1.000	1.000	1.000
$n=11$	0	.569	.314	.086	.020	.004	.000	.000	.000	.000	.000	.000
	1	.898	.697	.322	.113	.030	.006	.001	.000	.000	.000	.000
	2	.985	.910	.617	.313	.119	.033	.006	.001	.000	.000	.000
	3	.998	.981	.839	.570	.296	.113	.029	.004	.000	.000	.000

		.05	.10	.20	.30	.40	p .50	.60	.70	.80	.90	.95
	c											
	4	1.000	.997	.950	.790	.533	.274	.099	.022	.002	.000	.000
	5	1.000	1.000	.988	.922	.753	.500	.247	.078	.012	.000	.000
	6	1.000	1.000	.998	.978	.901	.726	.467	.210	.050	.003	.000
	7	1.000	1.000	1.000	.996	.971	.887	.704	.430	.161	.019	.002
	8	1.000	1.000	1.000	.999	.994	.967	.881	.687	.383	.090	.015
	9	1.000	1.000	1.000	1.000	.999	.994	.970	.887	.678	.303	.102
	10	1.000	1.000	1.000	1.000	1.000	1.000	.993	.980	.914	.686	.431
	11	1.000	1.000	1.000	1.000	1.000	1.000	1.000	1.000	1.000	1.000	1.000
$n=12$	0	.540	.282	.069	.014	.002	.000	.000	.000	.000	.000	.000
	1	.882	.659	.275	.085	.020	.003	.000	.000	.000	.000	.000
	2	.980	.889	.558	.253	.083	.019	.003	.000	.000	.000	.000
	3	.998	.974	.795	.493	.225	.073	.015	.002	.000	.000	.000
	4	1.000	.996	.927	.724	.438	.194	.057	.009	.001	.000	.000
	5	1.000	.999	.981	.882	.665	.387	.158	.039	.004	.000	.000
	6	1.000	1.000	.996	.961	.842	.613	.335	.118	.019	.001	.000
	7	1.000	1.000	.999	.991	.943	.806	.562	.276	.073	.004	.000
	8	1.000	1.000	1.000	.998	.985	.927	.775	.507	.205	.026	.002
	9	1.000	1.000	1.000	1.000	.997	.981	.917	.747	.442	.111	.020
	10	1.000	1.000	1.000	1.000	1.000	.997	.980	.915	.725	.341	.118
	11	1.000	1.000	1.000	1.000	1.000	1.000	.998	.986	.931	.718	.460
	12	1.000	1.000	1.000	1.000	1.000	1.000	1.000	1.000	1.000	1.000	1.000
$n=13$	0	.513	.254	.055	.010	.001	.000	.000	.000	.000	.000	.000
	1	.865	.621	.234	.064	.013	.002	.000	.000	.000	.000	.000
	2	.975	.866	.502	.202	.058	.011	.001	.000	.000	.000	.000
	3	.997	.966	.747	.421	.169	.046	.008	.001	.000	.000	.000
	4	1.000	.994	.901	.654	.353	.133	.032	.004	.000	.000	.000
	5	1.000	.999	.970	.835	.574	.291	.098	.018	.001	.000	.000
	6	1.000	1.000	.993	.938	.771	.500	.229	.062	.007	.000	.000
	7	1.000	1.000	.999	.982	.902	.709	.426	.165	.030	.001	.000
	8	1.000	1.000	1.000	.996	.968	.867	.647	.346	.099	.006	.000
	9	1.000	1.000	1.000	.999	.992	.954	.831	.579	.253	.034	.003
	10	1.000	1.000	1.000	1.000	.999	.989	.942	.798	.498	.134	.025
	11	1.000	1.000	1.000	1.000	1.000	.998	.987	.936	.766	.379	.135
	12	1.000	1.000	1.000	1.000	1.000	1.000	.999	.990	.945	.746	.487
	13	1.000	1.000	1.000	1.000	1.000	1.000	1.000	1.000	1.000	1.000	1.000
$n=14$	0	.488	.229	.044	.007	.001	.000	.000	.000	.000	.000	.000
	1	.847	.585	.198	.047	.008	.001	.000	.000	.000	.000	.000
	2	.970	.842	.448	.161	.040	.006	.001	.000	.000	.000	.000

						p					
	.05	.10	.20	.30	.40	.50	.60	.70	.80	.90	.95
c											
3	.996	.956	.698	.355	.124	.029	.004	.000	.000	.000	.000
4	1.000	.991	.870	.584	.279	.090	.018	.002	.000	.000	.000
5	1.000	.999	.956	.781	.486	.212	.058	.008	.000	.000	.000
6	1.000	1.000	.988	.907	.692	.395	.150	.031	.002	.000	.000
7	1.000	1.000	.998	.969	.850	.605	.308	.093	.012	.000	.000
8	1.000	1.000	1.000	.992	.942	.788	.514	.219	.044	.001	.000
9	1.000	1.000	1.000	.998	.982	.910	.721	.416	.130	.009	.000
10	1.000	1.000	1.000	1.000	.996	.971	.876	.645	.302	.044	.004
11	1.000	1.000	1.000	1.000	.999	.994	.960	.839	.552	.158	.030
12	1.000	1.000	1.000	1.000	1.000	.999	.992	.953	.802	.415	.153
13	1.000	1.000	1.000	1.000	1.000	1.000	.999	.993	.956	.771	.512
14	1.000	1.000	1.000	1.000	1.000	1.000	1.000	1.000	1.000	1.000	1.000
$n=15$ 0	.463	.206	.035	.005	.000	.000	.000	.000	.000	.000	.000
1	.829	.549	.167	.035	.005	.000	.000	.000	.000	.000	.000
2	.964	.816	.398	.127	.027	.004	.000	.000	.000	.000	.000
3	.995	.944	.648	.297	.091	.018	.002	.000	.000	.000	.000
4	.999	.987	.836	.515	.217	.059	.009	.001	.000	.000	.000
5	1.000	.998	.939	.722	.403	.151	.034	.004	.000	.000	.000
6	1.000	1.000	.982	.869	.610	.304	.095	.015	.001	.000	.000
7	1.000	1.000	.996	.950	.787	.500	.213	.050	.004	.000	.000
8	1.000	1.000	.999	.985	.905	.696	.390	.131	.018	.000	.000
9	1.000	1.000	1.000	.996	.966	.849	.597	.278	.061	.002	.000
10	1.000	1.000	1.000	.999	.991	.941	.783	.485	.164	.013	.001
11	1.000	1.000	1.000	1.000	.998	.982	.909	.703	.352	.056	.005
12	1.000	1.000	1.000	1.000	1.000	.996	.973	.873	.602	.184	.036
13	1.000	1.000	1.000	1.000	1.000	1.000	.995	.965	.833	.451	.171
14	1.000	1.000	1.000	1.000	1.000	1.000	1.000	.995	.965	.794	.537
15	1.000	1.000	1.000	1.000	1.000	1.000	1.000	1.000	1.000	1.000	1.000
$n=16$ 0	.440	.185	.028	.003	.000	.000	.000	.000	.000	.000	.000
1	.811	.515	.141	.026	.003	.000	.000	.000	.000	.000	.000
2	.957	.789	.352	.099	.018	.002	.000	.000	.000	.000	.000
3	.993	.932	.598	.246	.065	.011	.001	.000	.000	.000	.000
4	.999	.983	.798	.450	.167	.038	.005	.000	.000	.000	.000
5	1.000	.997	.918	.660	.329	.105	.019	.002	.000	.000	.000
6	1.000	.999	.973	.825	.527	.227	.058	.007	.000	.000	.000
7	1.000	1.000	.993	.926	.716	.402	.142	.026	.001	.000	.000
8	1.000	1.000	.999	.974	.858	.598	.284	.074	.007	.000	.000
9	1.000	1.000	1.000	.993	.942	.773	.473	.175	.027	.001	.000
10	1.000	1.000	1.000	.998	.981	.895	.671	.340	.082	.003	.000

						p					
		.05	.10	.20	.30	.40	.50	.60	.70	.80	.90	.95
	c											
	11	1.000	1.000	1.000	1.000	.995	.962	.833	.550	.202	.017	.001
	12	1.000	1.000	1.000	1.000	.999	.989	.935	.754	.402	.068	.007
	13	1.000	1.000	1.000	1.000	1.000	.998	.982	.901	.648	.211	.043
	14	1.000	1.000	1.000	1.000	1.000	1.000	.997	.974	.859	.485	.189
	15	1.000	1.000	1.000	1.000	1.000	1.000	1.000	.997	.972	.815	.560
	16	1.000	1.000	1.000	1.000	1.000	1.000	1.000	1.000	1.000	1.000	1.000
$n=17$	0	.418	.167	.023	.002	.000	.000	.000	.000	.000	.000	.000
	1	.792	.482	.118	.019	.002	.000	.000	.000	.000	.000	.000
	2	.950	.762	.310	.077	.012	.001	.000	.000	.000	.000	.000
	3	.991	.917	.549	.202	.046	.006	.000	.000	.000	.000	.000
	4	.999	.978	.758	.389	.126	.025	.003	.000	.000	.000	.000
	5	1.000	.995	.894	.597	.264	.072	.011	.001	.000	.000	.000
	6	1.000	.999	.962	.775	.448	.166	.035	.003	.000	.000	.000
	7	1.000	1.000	.989	.895	.641	.315	.092	.013	.000	.000	.000
	8	1.000	1.000	.997	.960	.801	.500	.199	.040	.003	.000	.000
	9	1.000	1.000	1.000	.987	.908	.685	.359	.105	.011	.000	.000
	10	1.000	1.000	1.000	.997	.965	.834	.552	.225	.038	.001	.000
	11	1.000	1.000	1.000	.999	.989	.928	.736	.403	.106	.005	.000
	12	1.000	1.000	1.000	1.000	.997	.975	.874	.611	.242	.022	.001
	13	1.000	1.000	1.000	1.000	1.000	.994	.954	.798	.451	.083	.009
	14	1.000	1.000	1.000	1.000	1.000	.999	.988	.923	.690	.238	.050
	15	1.000	1.000	1.000	1.000	1.000	1.000	.998	.981	.882	.518	.208
	16	1.000	1.000	1.000	1.000	1.000	1.000	1.000	.998	.977	.833	.582
	17	1.000	1.000	1.000	1.000	1.000	1.000	1.000	1.000	1.000	1.000	1.000
$n=18$	0	.397	.150	.018	.002	.000	.000	.000	.000	.000	.000	.000
	1	.774	.450	.099	.014	.001	.000	.000	.000	.000	.000	.000
	2	.942	.734	.271	.060	.008	.001	.000	.000	.000	.000	.000
	3	.989	.902	.501	.165	.033	.004	.000	.000	.000	.000	.000
	4	.998	.972	.716	.333	.094	.015	.001	.000	.000	.000	.000
	5	1.000	.994	.867	.534	.209	.048	.006	.000	.000	.000	.000
	6	1.000	.999	.949	.722	.374	.119	.020	.001	.000	.000	.000
	7	1.000	1.000	.984	.859	.563	.240	.058	.006	.000	.000	.000
	8	1.000	1.000	.996	.940	.737	.407	.135	.021	.001	.000	.000
	9	1.000	1.000	.999	.979	.865	.593	.263	.060	.004	.000	.000
	10	1.000	1.000	1.000	.994	.942	.760	.437	.141	.016	.000	.000
	11	1.000	1.000	1.000	.999	.980	.881	.626	.278	.051	.001	.000
	12	1.000	1.000	1.000	1.000	.994	.952	.791	.466	.133	.006	.000
	13	1.000	1.000	1.000	1.000	.999	.985	.906	.667	.284	.028	.002
	14	1.000	1.000	1.000	1.000	1.000	.996	.967	.835	.499	.098	.011

							p					
		.05	.10	.20	.30	.40	.50	.60	.70	.80	.90	.95
	c											
	15	1.000	1.000	1.000	1.000	1.000	.999	.992	.940	.729	.266	.058
	16	1.000	1.000	1.000	1.000	1.000	1.000	.999	.986	.901	.550	.226
	17	1.000	1.000	1.000	1.000	1.000	1.000	1.000	.998	.982	.850	.603
	18	1.000	1.000	1.000	1.000	1.000	1.000	1.000	1.000	1.000	1.000	1.000
$n=19$	0	.377	.135	.014	.001	.000	.000	.000	.000	.000	.000	.000
	1	.755	.420	.083	.010	.001	.000	.000	.000	.000	.000	.000
	2	.933	.705	.237	.046	.005	.000	.000	.000	.000	.000	.000
	3	.987	.885	.455	.133	.023	.002	.000	.000	.000	.000	.000
	4	.998	.965	.673	.282	.070	.010	.001	.000	.000	.000	.000
	5	1.000	.991	.837	.474	.163	.032	.003	.000	.000	.000	.000
	6	1.000	.998	.932	.666	.308	.084	.012	.001	.000	.000	.000
	7	1.000	1.000	.977	.818	.488	.180	.035	.003	.000	.000	.000
	8	1.000	1.000	.993	.916	.667	.324	.088	.011	.000	.000	.000
	9	1.000	1.000	.998	.967	.814	.500	.186	.033	.002	.000	.000
	10	1.000	1.000	1.000	.989	.912	.676	.333	.084	.007	.000	.000
	11	1.000	1.000	1.000	.997	.965	.820	.512	.182	.023	.000	.000
	12	1.000	1.000	1.000	.999	.988	.916	.692	.334	.068	.002	.000
	13	1.000	1.000	1.000	1.000	.997	.968	.837	.526	.163	.009	.000
	14	1.000	1.000	1.000	1.000	.999	.990	.930	.718	.327	.035	.002
	15	1.000	1.000	1.000	1.000	1.000	.998	.977	.867	.545	.115	.013
	16	1.000	1.000	1.000	1.000	1.000	1.000	.995	.954	.763	.295	.067
	17	1.000	1.000	1.000	1.000	1.000	1.000	.999	.990	.917	.580	.245
	18	1.000	1.000	1.000	1.000	1.000	1.000	1.000	.999	.986	.865	.623
	19	1.000	1.000	1.000	1.000	1.000	1.000	1.000	1.000	1.000	1.000	1.000
$n=20$	0	.358	.122	.012	.001	.000	.000	.000	.000	.000	.000	.000
	1	.736	.392	.069	.008	.001	.000	.000	.000	.000	.000	.000
	2	.925	.677	.206	.035	.004	.000	.000	.000	.000	.000	.000
	3	.984	.867	.411	.107	.016	.001	.000	.000	.000	.000	.000
	4	.997	.957	.630	.238	.051	.006	.000	.000	.000	.000	.000
	5	1.000	.989	.804	.416	.126	.021	.002	.000	.000	.000	.000
	6	1.000	.998	.913	.608	.250	.058	.006	.000	.000	.000	.000
	7	1.000	1.000	.968	.772	.416	.132	.021	.001	.000	.000	.000
	8	1.000	1.000	.990	.887	.596	.252	.057	.005	.000	.000	.000
	9	1.000	1.000	.997	.952	.755	.412	.128	.017	.001	.000	.000
	10	1.000	1.000	.999	.983	.872	.588	.245	.048	.003	.000	.000
	11	1.000	1.000	1.000	.995	.943	.748	.404	.113	.010	.000	.000
	12	1.000	1.000	1.000	.999	.979	.868	.584	.228	.032	.000	.000
	13	1.000	1.000	1.000	1.000	.994	.942	.750	.392	.087	.002	.000
	14	1.000	1.000	1.000	1.000	.998	.979	.874	.584	.196	.011	.000

	c	.05	.10	.20	.30	.40	.50	p .60	.70	.80	.90	.95
	15	1.000	1.000	1.000	1.000	1.000	.994	.949	.762	.370	.043	.003
	16	1.000	1.000	1.000	1.000	1.000	.999	.984	.893	.589	.133	.016
	17	1.000	1.000	1.000	1.000	1.000	1.000	.996	.965	.794	.323	.075
	18	1.000	1.000	1.000	1.000	1.000	1.000	.999	.992	.931	.608	.264
	19	1.000	1.000	1.000	1.000	1.000	1.000	1.000	.999	.988	.878	.642
	20	1.000	1.000	1.000	1.000	1.000	1.000	1.000	1.000	1.000	1.000	1.000
n=25	0	.277	.072	.004	.000	.000	.000	.000	.000	.000	.000	.000
	1	.642	.271	.027	.002	.000	.000	.000	.000	.000	.000	.000
	2	.873	.537	.098	.009	.000	.000	.000	.000	.000	.000	.000
	3	.966	.764	.234	.033	.002	.000	.000	.000	.000	.000	.000
	4	.993	.902	.421	.090	.009	.000	.000	.000	.000	.000	.000
	5	.999	.967	.617	.193	.029	.002	.000	.000	.000	.000	.000
	6	1.000	.991	.780	.341	.074	.007	.000	.000	.000	.000	.000
	7	1.000	.998	.891	.512	.154	.022	.001	.000	.000	.000	.000
	8	1.000	1.000	.953	.677	.274	.054	.004	.000	.000	.000	.000
	9	1.000	1.000	.983	.811	.425	.115	.013	.000	.000	.000	.000
	10	1.000	1.000	.994	.902	.586	.212	.034	.002	.000	.000	.000
	11	1.000	1.000	.998	.956	.732	.345	.078	.006	.000	.000	.000
	12	1.000	1.000	1.000	.983	.846	.500	.154	.017	.000	.000	.000
	13	1.000	1.000	1.000	.994	.922	.655	.268	.044	.002	.000	.000
	14	1.000	1.000	1.000	.998	.966	.788	.414	.098	.006	.000	.000
	15	1.000	1.000	1.000	1.000	.987	.885	.575	.189	.017	.000	.000
	16	1.000	1.000	1.000	1.000	.996	.946	.726	.323	.047	.000	.000
	17	1.000	1.000	1.000	1.000	.999	.978	.846	.488	.109	.002	.000
	18	1.000	1.000	1.000	1.000	1.000	.993	.926	.659	.220	.009	.000
	19	1.000	1.000	1.000	1.000	1.000	.998	.971	.807	.383	.033	.001
	20	1.000	1.000	1.000	1.000	1.000	1.000	.991	.910	.579	.098	.007
	21	1.000	1.000	1.000	1.000	1.000	1.000	.998	.967	.766	.236	.034
	22	1.000	1.000	1.000	1.000	1.000	1.000	1.000	.991	.902	.463	.127
	23	1.000	1.000	1.000	1.000	1.000	1.000	1.000	.998	.973	.729	.358
	24	1.000	1.000	1.000	1.000	1.000	1.000	1.000	1.000	.996	.928	.723
	25	1.000	1.000	1.000	1.000	1.000	1.000	1.000	1.000	1.000	1.000	1.000

표 2. 표준정규분포표(Standard Normal Probabilities)

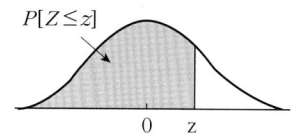

z	0	0.01	0.02	0.03	0.04	0.05	0.06	0.07	0.08	0.09
0.0	0.5000	0.5040	0.5080	0.5120	0.5160	0.5199	0.5239	0.5279	0.5319	0.5359
0.1	0.5398	0.5438	0.5478	0.5517	0.5557	0.5596	0.5636	0.5675	0.5714	0.5753
0.2	0.5793	0.5832	0.5871	0.5910	0.5948	0.5987	0.6026	0.6064	0.6603	0.6141
0.3	0.6179	0.6217	0.6255	0.6293	0.6331	0.6368	0.6406	0.6443	0.6480	0.6517
0.4	0.6554	0.6591	0.6628	0.6664	0.6700	0.6736	0.6772	0.6808	0.6844	0.6879
0.5	0.6915	0.6950	0.6985	0.7019	0.7054	0.7088	0.7123	0.7157	0.7190	0.7224
0.6	0.7757	0.7291	0.7324	0.7357	0.7389	0.7422	0.7454	0.7486	0.7517	0.7549
0.7	0.7580	0.7611	0.7642	0.7673	0.7704	0.7734	0.7764	0.7794	0.7823	0.7852
0.8	0.7881	0.7910	0.7939	0.7967	0.7995	0.8023	0.8051	0.8078	0.8106	0.8133
0.9	0.8159	0.8186	0.8212	0.8238	0.8264	0.8289	0.8315	0.8340	0.8365	0.8389
1.0	0.8413	0.8438	0.8461	0.8485	0.8508	0.8531	0.8554	0.8577	0.8599	0.8621
1.1	0.8643	0.8665	0.8686	0.8708	0.8729	0.8749	0.8770	0.8790	0.8810	0.8830
1.2	0.8849	0.8869	0.8888	0.8907	0.8925	0.8944	0.8962	0.8980	0.8997	0.9015
1.3	0.9032	0.9049	0.9066	0.9082	0.9099	0.9115	0.9131	0.9147	0.9162	0.9177
1.4	0.9192	0.9207	0.9222	0.9236	0.9251	0.9265	0.9279	0.9292	0.9306	0.9319
1.5	0.9332	0.9345	0.9357	0.9370	0.9382	0.9394	0.9406	0.9418	0.9429	0.9441
1.6	0.9452	0.9463	0.9474	0.9484	0.9495	0.9505	0.9515	0.9525	0.9535	0.9545
1.7	0.9554	0.9564	0.9573	0.9582	0.9591	0.9599	0.9608	0.9616	0.9625	0.9633
1.8	0.9641	0.9649	0.9656	0.9664	0.9671	0.9678	0.9686	0.9693	0.9699	0.9706
1.9	0.9713	0.9719	0.9726	0.9732	0.9738	0.9744	0.9750	0.9756	0.9761	0.9767
2.0	0.9772	0.9778	0.9783	0.9788	0.9793	0.9798	0.9803	0.9808	0.9812	0.9817
2.1	0.9821	0.9826	0.9830	0.9834	0.9838	0.9842	0.9846	0.9850	0.9854	0.9857
2.2	0.9861	0.9864	0.9868	0.9871	0.9875	0.9878	0.9881	0.9884	0.9887	0.9890
2.3	0.9893	0.9896	0.9898	0.9901	0.9904	0.9906	0.9909	0.9911	0.9913	0.9916
2.4	0.9918	0.9920	0.9922	0.9925	0.9927	0.9929	0.9931	0.9932	0.9934	0.9936
2.5	0.9938	0.9940	0.9941	0.9943	0.9945	0.9946	0.9948	0.9949	0.9951	0.9952
2.6	0.9953	0.9955	0.9956	0.9957	0.9959	0.9960	0.9961	0.9962	0.9963	0.9964
2.7	0.9965	0.9966	0.9967	0.9968	0.9969	0.9970	0.9971	0.9972	0.9973	0.9974
2.8	0.9974	0.9975	0.9976	0.9977	0.9977	0.9978	0.9979	0.9979	0.9980	0.9981
2.9	0.9981	0.9982	0.9982	0.9983	0.9984	0.9984	0.9985	0.9985	0.9986	0.9986
3.0	0.9987	0.9987	0.9987	0.9988	0.9988	0.9989	0.9989	0.9989	0.9990	0.9990
3.1	0.9990	0.9991	0.9991	0.9991	0.9992	0.9992	0.9992	0.9992	0.9993	0.9993
3.2	0.9993	0.9993	0.9994	0.9994	0.9994	0.9994	0.9994	0.9995	0.9995	0.9995
3.3	0.9995	0.9995	0.9995	0.9996	0.9996	0.9996	0.9996	0.9996	0.9996	0.9997
3.4	0.9997	0.9997	0.9997	0.9997	0.9997	0.9997	0.9997	0.9997	0.9997	0.9998

표 3. t 분포표(Critical Values of t-Distribution)

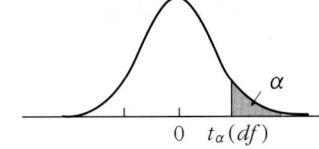

df	α = 0.1	0.05	0.025	0.01	0.005	0.001
1	3.078	6.314	12.706	31.821	63.657	318.31
2	1.886	2.920	4.303	6.965	9.925	22.326
3	1.638	2.353	3.182	4.541	5.841	10.213
4	1.533	2.132	2.776	3.747	4.604	7.173
5	1.476	2.015	2.571	3.365	4.032	5.893
6	1.440	1.943	2.447	3.143	3.707	5.208
7	1.415	1.895	2.365	2.998	3.499	4.785
8	1.397	1.860	2.306	2.896	3.355	4.501
9	1.383	1.833	2.262	2.821	3.250	4.297
10	1.372	1.812	2.228	2.764	3.169	4.144
11	1.363	1.796	2.201	2.718	3.106	1.025
12	1.356	1.782	2.179	2.681	3.055	3.930
13	1.350	1.771	2.160	2.650	3.012	3.852
14	1.345	1.761	2.145	2.624	2.977	3.787
15	1.341	1.753	2.131	2.602	2.947	3.733
16	1.337	1.746	2.120	2.583	2.921	3.686
17	1.333	1.740	2.110	2.567	2.898	3.646
18	1.330	1.734	2.101	2.552	2.878	3.610
19	1.328	1.729	2.093	2.539	2.861	3.579
20	1.325	1.725	2.086	2.528	2.845	3.552
21	1.323	1.721	2.080	2.518	2.831	3.527
22	1.321	1.717	2.074	2.508	2.819	3.505
23	1.319	1.714	2.069	2.500	2.807	3.485
24	1.318	1.711	2.064	2.492	2.797	3.467
25	1.316	1.708	2.060	2.485	2.787	3.450
26	1.315	1.706	2.056	2.479	2.779	3.435
27	1.314	1.703	2.052	2.473	2.771	3.421
28	1.313	1.701	2.048	2.467	2.763	3.408
29	1.311	1.699	2.045	2.462	2.756	3.396
30	1.310	1.697	2.042	2.457	2.750	3.385
60	1.296	1.671	2.000	2.390	2.660	3.232
120	1.289	1.658	1.980	2.358	2.617	3.160
∞	1.282	1.645	1.960	2.326	2.576	3.090

표 4. χ^2 분포표(Critical Values of χ^2 Distribution)

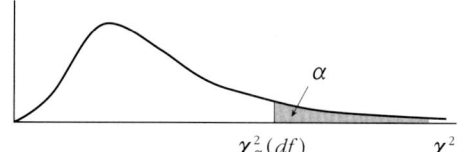

α df	0.995	0.99	0.975	0.95	0.9	0.1	0.05	0.025	0.01	0.005
1	0.000	0.000	0.001	0.004	0.016	2.706	3.841	5.024	6.635	7.879
2	0.010	0.020	0.051	0.103	0.211	4.605	5.991	7.378	9.210	10.597
3	0.072	0.115	0.216	0.352	0.584	6.251	7.815	9.348	11.345	12.838
4	0.207	0.297	0.484	0.711	1.064	7.779	9.488	11.143	13.277	14.860
5	0.412	0.554	0.831	1.145	1.610	9.236	11.070	12.833	15.086	16.750
6	0.676	0.872	1.237	1.635	2.204	10.645	12.592	14.449	16.812	18.548
7	0.989	1.239	1.690	2.167	2.833	12.017	14.067	16.013	18.475	20.278
8	1.344	1.646	2.180	2.733	3.490	13.362	15.507	17.535	20.090	21.955
9	1.735	2.088	2.700	3.325	4.168	14.684	16.919	19.023	21.666	23.589
10	2.156	2.558	3.247	3.940	4.865	15.987	18.307	20.483	23.209	25.188
11	2.603	3.053	3.816	4.575	5.578	17.275	19.675	21.920	24.725	26.757
12	3.074	3.571	4.404	5.226	6.304	18.549	21.026	23.337	26.217	28.300
13	3.565	4.107	5.009	5.892	7.042	19.812	22.362	24.736	27.688	29.819
14	4.075	4.660	5.629	6.571	7.790	21.064	23.685	26.119	29.141	31.319
15	4.601	5.229	6.262	7.261	8.547	22.307	24.996	27.488	30.578	32.801
16	5.142	5.812	6.908	7.962	9.312	23.542	26.296	28.845	32.000	34.267
17	5.697	6.408	7.564	8.672	10.085	24.769	27.587	30.191	33.409	35.718
18	6.265	7.015	8.231	9.390	10.865	25.989	28.869	31.526	34.805	37.156
19	6.844	7.633	8.907	10.117	11.651	27.204	30.144	32.852	36.191	38.582
20	7.434	8.260	9.591	10.851	12.443	28.412	31.410	34.170	37.566	39.997
21	8.034	8.897	10.283	11.591	13.240	29.615	32.671	35.479	38.932	41.401
22	8.643	9.542	10.982	12.338	14.041	30.813	33.924	36.781	40.289	42.796
23	9.260	10.196	11.689	13.091	14.848	32.007	35.172	38.076	41.638	44.181
24	9.886	10.856	12.401	13.848	15.659	33.196	36.415	39.364	42.980	45.559
25	10.520	11.524	13.120	14.611	16.473	34.382	37.652	40.646	44.314	46.928
26	11.160	12.198	13.844	15.379	17.292	35.563	38.885	41.923	45.642	48.290
27	11.808	12.879	14.573	16.151	18.114	36.741	40.113	43.195	46.963	49.645
28	12.461	13.565	15.308	16.928	18.939	37.916	41.337	44.461	48.278	50.993
29	13.121	14.256	16.047	17.708	19.768	39.087	42.557	45.722	49.588	52.336
30	13.787	14.953	16.791	18.493	20.599	40.256	43.773	46.979	50.892	53.672
40	20.707	22.164	24.433	26.509	29.051	51.805	55.758	59.342	63.691	66.766
50	27.991	29.707	32.357	34.764	37.689	63.167	67.505	71.420	76.154	79.490
60	35.534	37.485	40.482	43.188	46.459	74.397	79.082	83.298	88.379	91.952
70	43.275	45.442	48.758	51.739	55.329	85.527	90.531	95.023	100.425	104.215
80	51.172	53.540	57.153	60.391	64.278	96.578	101.879	106.629	112.329	116.321
90	59.196	61.754	65.647	69.126	73.291	107.565	113.145	118.136	124.116	128.299
100	67.328	70.065	74.222	77.929	82.358	118.498	124.342	129.561	135.807	140.169

표 5. F분포표(Critical Values of F Distribution) $P(F > F_{df_1, df_2}) = 0.05$

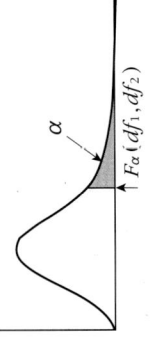

$F_\alpha(df_1, df_2)$

$df_2 \backslash df_1$	1	2	3	4	5	6	7	8	9	10	12	15	20	24	30	40	60	120	∞
1	161.45	199.50	215.71	224.58	230.16	233.99	236.77	238.88	240.54	241.88	243.91	245.95	248.01	249.05	250.10	251.14	252.20	253.25	254.31
2	18.51	19.00	19.16	19.25	19.30	19.33	19.35	19.37	19.38	19.40	19.41	19.43	19.45	19.45	19.46	19.47	19.48	19.49	19.50
3	10.13	9.55	9.28	9.12	9.01	8.94	8.89	8.85	8.81	8.79	8.74	8.70	8.66	8.64	8.62	8.59	8.57	8.55	8.53
4	7.71	6.94	6.59	6.39	6.26	6.16	6.09	6.04	6.00	5.96	5.91	5.86	5.80	5.77	5.75	5.72	5.69	5.66	5.63
5	6.61	5.79	5.41	5.19	5.05	4.95	4.88	4.82	4.77	4.74	4.68	4.62	4.56	4.53	4.50	4.46	4.43	4.40	4.37
6	5.99	5.14	4.76	4.53	4.39	4.28	4.21	4.15	4.10	4.06	4.00	3.94	3.87	3.84	3.81	3.77	3.74	3.70	3.67
7	5.59	4.74	4.35	4.12	3.97	3.87	3.79	3.73	3.68	3.64	3.57	3.51	3.44	3.41	3.38	3.34	3.30	3.27	3.23
8	5.32	4.46	4.07	3.84	3.69	3.58	3.50	3.44	3.39	3.35	3.28	3.22	3.15	3.12	3.08	3.04	3.01	2.97	2.93
9	5.12	4.26	3.86	3.63	3.48	3.37	3.29	3.23	3.18	3.14	3.07	3.01	2.94	2.90	2.86	2.83	2.79	2.75	2.71
10	4.96	4.10	3.71	3.48	3.33	3.22	3.14	3.07	3.02	2.98	2.91	2.85	2.77	2.74	2.70	2.66	2.62	2.58	2.54
11	4.84	3.98	3.59	3.36	3.20	3.09	3.01	2.95	2.90	2.85	2.79	2.72	2.65	2.61	2.57	2.53	2.49	2.45	2.40
12	4.75	3.89	3.49	3.26	3.11	3.00	2.91	2.85	2.80	2.75	2.69	2.62	2.54	2.51	2.47	2.43	2.38	2.34	2.30
13	4.67	3.81	3.41	3.18	3.03	2.92	2.83	2.77	2.71	2.67	2.60	2.53	2.46	2.42	2.38	2.34	2.30	2.25	2.21
14	4.60	3.74	3.34	3.11	2.96	2.85	2.76	2.70	2.65	2.60	2.53	2.46	2.39	2.35	2.31	2.27	2.22	2.18	2.13
15	4.54	3.68	3.29	3.06	2.90	2.79	2.71	2.64	2.59	2.54	2.48	2.40	2.33	2.29	2.25	2.20	2.16	2.11	2.07
16	4.49	3.63	3.24	3.01	2.85	2.74	2.66	2.59	2.54	2.49	2.42	2.35	2.28	2.24	2.19	2.15	2.11	2.06	2.01
17	4.45	3.59	3.20	2.96	2.81	2.70	2.61	2.55	2.49	2.45	2.38	2.31	2.23	2.19	2.15	2.10	2.06	2.01	1.96
18	4.41	3.55	3.16	2.93	2.77	2.66	2.58	2.51	2.46	2.41	2.34	2.27	2.19	2.15	2.11	2.06	2.02	1.97	1.92
19	4.38	3.52	3.13	2.90	2.74	2.63	2.54	2.48	2.42	2.38	2.31	2.23	2.16	2.11	2.07	2.03	1.98	1.93	1.88
20	4.35	3.49	3.10	2.87	2.71	2.60	2.51	2.45	2.39	2.35	2.28	2.20	2.12	2.08	2.04	1.99	1.95	1.90	1.84
21	4.32	3.47	3.07	2.84	2.68	2.57	2.49	2.42	2.37	2.32	2.25	2.18	2.10	2.05	2.01	1.96	1.92	1.87	1.81
22	4.30	3.44	3.05	2.82	2.66	2.55	2.46	2.40	2.34	2.30	2.23	2.15	2.07	2.03	1.98	1.94	1.89	1.84	1.78
23	4.28	3.42	3.03	2.80	2.64	2.53	2.44	2.37	2.32	2.27	2.20	2.13	2.05	2.01	1.96	1.91	1.86	1.81	1.76
24	4.26	3.40	3.01	2.78	2.62	2.51	2.42	2.36	2.30	2.25	2.18	2.11	2.03	1.98	1.94	1.89	1.84	1.79	1.73
25	4.24	3.39	2.99	2.76	2.60	2.49	2.40	2.34	2.28	2.24	2.16	2.09	2.01	1.96	1.92	1.87	1.82	1.77	1.71
26	4.23	3.37	2.98	2.74	2.59	2.47	2.39	2.32	2.27	2.22	2.15	2.07	1.99	1.95	1.90	1.85	1.80	1.75	1.69
27	4.21	3.35	2.96	2.73	2.57	2.46	2.37	2.31	2.25	2.20	2.13	2.06	1.97	1.93	1.88	1.84	1.79	1.73	1.67
28	4.20	3.34	2.95	2.71	2.56	2.45	2.36	2.29	2.24	2.19	2.12	2.04	1.96	1.91	1.87	1.82	1.77	1.71	1.65
29	4.18	3.33	2.93	2.70	2.55	2.43	2.35	2.28	2.22	2.18	2.10	2.03	1.94	1.90	1.85	1.81	1.75	1.70	1.64
30	4.17	3.32	2.92	2.69	2.53	2.42	2.33	2.27	2.21	2.16	2.09	2.01	1.93	1.89	1.84	1.79	1.74	1.68	1.62
40	4.08	3.23	2.84	2.61	2.45	2.34	2.25	2.18	2.12	2.08	2.00	1.92	1.84	1.79	1.74	1.69	1.64	1.58	1.51
60	4.00	3.15	2.76	2.53	2.37	2.25	2.17	2.10	2.04	1.99	1.92	1.84	1.75	1.70	1.65	1.59	1.53	1.47	1.39
120	3.92	3.07	2.68	2.45	2.29	2.18	2.09	2.02	1.96	1.91	1.83	1.75	1.66	1.61	1.55	1.50	1.43	1.35	1.25
∞	3.84	3.00	2.60	2.37	2.21	2.10	2.01	1.94	1.88	1.83	1.75	1.67	1.57	1.52	1.46	1.39	1.32	1.22	1.00

F분포표 (Critical Values of F Distribution) $P(F > F_{df_1, df_2}) = 0.01$

df_2 / df_1	1	2	3	4	5	6	7	8	9	10	12	15	20	24	30	40	60	120	∞
1	4052	4999.5	5403	5625	5764	5859	5928	5981	5022	6056	6106	6157	6209	6235	6261	6287	6313	6339	6366
2	98.50	99.00	99.17	99.25	99.30	99.33	99.36	99.37	99.39	99.40	99.42	99.43	99.45	99.46	99.47	99.47	99.48	99.49	99.50
3	34.12	30.82	29.46	28.71	28.24	27.91	27.67	27.49	27.35	27.23	27.05	26.87	26.69	26.60	26.50	26.41	26.32	26.22	26.13
4	21.20	18.00	16.69	15.98	15.52	15.21	14.98	14.80	14.66	14.55	14.37	14.20	14.02	13.93	13.84	13.75	13.65	13.56	13.46
5	16.26	13.27	12.06	11.39	10.97	10.57	10.46	10.29	10.16	10.05	9.89	9.72	9.55	9.47	9.38	9.29	9.20	9.11	9.02
6	13.75	10.92	9.78	9.15	8.75	8.47	8.26	8.10	7.98	7.87	7.72	7.56	7.40	7.31	7.23	7.14	7.06	6.97	6.88
7	12.25	9.55	8.45	7.85	7.46	7.19	6.99	6.84	6.72	6.62	6.47	6.31	6.16	6.07	5.99	5.91	5.82	5.74	5.65
8	11.25	8.65	7.59	7.01	6.63	6.37	6.18	6.03	5.91	5.81	5.67	5.52	5.36	5.28	5.20	5.12	5.03	4.95	4.86
9	10.55	8.02	6.99	6.42	6.06	5.80	5.61	5.47	5.35	5.26	5.11	4.96	4.81	4.73	4.65	4.57	4.48	4.40	4.31
10	10.01	7.56	6.55	5.99	5.64	5.39	5.20	5.06	4.94	4.85	4.71	4.56	4.41	4.33	4.25	4.17	4.08	4.00	3.91
11	9.65	7.21	6.22	5.67	5.32	5.07	4.89	4.74	4.63	4.54	4.40	4.25	4.10	4.02	3.94	3.86	3.78	3.69	3.60
12	9.33	6.93	5.95	5.41	5.06	4.82	4.64	4.50	4.39	4.30	4.16	4.01	3.86	3.78	3.70	3.62	3.54	3.45	3.36
13	9.07	6.70	5.74	5.21	4.86	4.62	4.44	4.30	4.19	4.10	3.96	3.82	3.66	3.59	3.51	3.43	3.34	3.25	3.17
14	8.86	6.51	5.56	5.04	4.69	4.46	4.28	4.14	4.03	3.94	3.80	3.66	3.51	3.43	3.35	3.27	3.18	3.09	3.00
15	8.68	6.36	5.42	4.89	4.56	4.32	4.14	4.00	3.89	3.80	3.67	3.52	3.37	3.29	3.21	3.13	3.05	2.96	2.87
16	8.53	6.23	5.29	4.77	4.44	4.20	4.03	3.89	3.78	3.69	3.55	3.41	3.26	3.18	3.10	3.02	2.93	2.84	2.75
17	8.40	6.11	5.18	4.67	4.34	4.10	3.93	3.79	3.68	3.59	3.46	3.31	3.16	3.08	3.00	2.92	2.83	2.75	2.65
18	8.29	6.01	5.09	4.58	4.25	4.01	3.84	3.71	3.60	3.51	3.37	3.23	3.08	3.00	2.92	2.84	2.75	2.66	2.57
19	8.18	5.93	5.01	4.50	4.17	3.94	3.77	3.63	3.52	3.43	3.30	3.15	3.00	2.92	2.84	2.76	2.67	2.58	2.49
20	8.10	5.85	4.94	4.43	4.10	3.87	3.70	3.56	3.46	3.37	3.23	3.09	2.94	2.86	2.78	2.69	2.61	2.52	2.42
21	8.02	5.78	4.87	4.37	4.04	3.81	3.64	3.51	3.40	3.31	3.17	3.03	2.88	2.80	2.72	2.64	2.55	2.46	2.36
22	7.95	5.72	4.82	4.31	3.99	3.76	3.59	3.45	3.35	3.26	3.12	2.98	2.83	2.75	2.67	2.58	2.50	2.40	2.31
23	7.88	5.66	4.76	4.26	3.94	3.71	3.54	3.41	3.30	3.21	3.07	2.93	2.78	2.70	2.62	2.54	2.45	2.35	2.26
24	7.82	5.61	4.72	4.22	3.90	3.67	3.50	3.36	3.26	3.17	3.03	2.89	2.74	2.66	2.58	2.49	2.40	2.31	2.21
25	7.77	5.57	4.68	4.18	3.85	3.63	3.46	3.32	3.22	3.13	2.99	2.85	2.70	2.62	2.54	2.45	2.36	2.27	2.17
26	7.72	5.53	4.64	4.14	3.82	3.59	3.42	3.29	3.18	3.09	2.96	2.81	2.66	2.58	2.50	2.42	2.33	2.23	2.13
27	7.68	5.49	4.60	4.11	3.78	3.56	3.39	3.26	3.15	3.06	2.93	2.78	2.63	2.55	2.47	2.38	2.29	2.20	2.10
28	7.64	5.45	4.57	4.07	3.75	3.53	3.36	3.23	3.12	3.03	2.90	2.75	2.60	2.52	2.44	2.35	2.26	2.17	2.06
29	7.60	5.42	4.54	4.04	3.73	3.50	3.33	3.20	3.09	3.00	2.87	2.73	2.57	2.49	2.41	2.33	2.23	2.14	2.03
30	7.56	5.39	4.51	4.02	3.70	3.47	3.30	3.17	3.07	2.98	2.84	2.70	2.55	2.47	2.39	2.30	2.21	2.11	2.01
40	7.31	5.18	4.31	3.83	3.51	3.29	3.12	2.99	2.89	2.80	2.66	2.52	2.37	2.29	2.20	2.11	2.02	1.92	1.80
60	7.08	4.98	4.13	3.65	3.34	3.12	2.95	2.82	2.72	2.63	2.50	2.35	2.20	2.12	2.03	1.94	1.84	1.73	1.60
120	6.85	4.79	3.95	3.48	3.17	2.96	2.79	2.66	2.56	2.47	2.34	2.19	2.03	1.95	1.86	1.76	1.66	1.53	1.38
∞	6.63	4.61	3.78	3.32	3.02	2.80	2.64	2.51	2.41	2.32	2.18	2.04	1.88	1.79	1.70	1.59	1.47	1.32	1.00

표 6. 스튜던트화 범위의 퍼센트점(상한 5%점, 1%점)
(Percentage Points of the Studentized Range for 2 through 20 Treatments)

	Upper 5% Points								
df	2	3	4	5	6	7	8	9	10
1	17.97	26.98	32.82	37.08	40.41	43.12	45.40	47.36	49.07
2	6.08	8.33	9.80	10.88	11.74	12.44	13.03	13.54	13.99
3	4.50	5.91	6.82	7.50	8.04	8.48	8.85	9.18	9.46
4	3.93	5.04	5.76	6.29	6.71	7.05	7.35	7.60	7.83
5	3.64	4.60	5.22	5.67	6.03	6.33	6.58	6.80	6.99
6	3.46	4.34	4.90	5.30	5.63	5.90	6.12	6.32	6.49
7	3.34	4.16	4.68	5.06	5.36	5.61	5.82	6.00	6.16
8	3.26	4.04	4.53	4.89	5.17	5.40	5.60	5.77	5.92
9	3.20	3.95	4.41	4.76	5.02	5.24	5.43	5.59	5.74
10	3.15	3.88	4.33	4.65	4.91	5.12	5.30	5.46	5.60
11	3.11	3.82	4.26	4.57	4.82	5.03	5.20	5.35	5.49
12	3.08	3.77	4.20	4.51	4.75	4.95	5.12	5.27	5.39
13	3.06	3.73	4.15	4.45	4.69	4.88	5.05	5.19	5.32
14	3.03	3.70	4.11	4.41	4.64	4.83	4.99	5.13	5.25
15	3.01	3.67	4.08	4.37	4.59	4.78	4.94	5.08	5.20
16	3.00	3.65	4.05	4.33	4.56	4.74	4.90	5.03	5.15
17	2.98	3.63	4.02	4.30	4.52	4.70	4.86	4.99	5.11
18	2.97	3.61	4.00	4.28	4.49	4.67	4.82	4.96	5.07
19	2.96	3.59	3.98	4.25	4.47	4.65	4.79	4.92	5.04
20	2.95	3.58	3.96	4.23	4.45	4.62	4.77	4.90	5.01
24	2.92	3.53	3.90	4.17	4.37	4.54	4.68	4.81	4.92
30	2.89	3.49	3.85	4.10	4.30	4.46	4.60	4.72	4.82
40	2.86	3.44	3.79	4.04	4.23	4.39	4.52	4.63	4.73
60	2.83	3.40	3.74	3.98	4.16	4.31	4.44	4.55	4.65
120	2.80	3.36	3.68	3.92	4.10	4.24	4.36	4.47	4.56
∞	2.77	3.31	3.63	3.86	4.03	4.17	4.29	4.39	4.47

	Upper 5% Points									
df	11	12	13	14	15	16	17	18	19	20
1	50.59	51.96	53.20	54.33	55.36	56.32	57.22	58.04	58.83	59.56
2	14.39	14.75	15.08	15.38	15.65	15.91	16.14	16.37	16.57	16.77
3	9.72	9.95	1.15	1.35	1.52	10.69	10.84	10.98	11.11	11.24
4	8.03	8.21	8.37	8.52	8.66	8.79	8.91	9.03	9.13	9.23
5	7.17	7.32	7.47	7.60	7.72	7.83	7.93	8.03	8.12	8.21
6	6.65	6.79	6.92	7.03	7.14	7.24	7.34	7.43	7.51	7.59
7	6.30	6.43	6.55	6.66	6.76	6.85	6.94	7.02	7.10	7.17
8	6.05	6.18	6.29	6.39	6.48	6.57	6.65	6.73	6.80	6.87
9	5.87	5.98	6.09	6.19	6.28	6.36	6.44	6.51	6.58	6.64
10	5.72	5.83	5.93	6.03	6.11	6.19	6.27	6.34	6.40	6.47
11	5.61	5.71	5.81	5.90	5.98	6.06	6.13	6.20	6.27	6.33
12	5.51	5.61	5.71	5.80	5.88	5.95	6.02	6.09	6.15	6.21
13	5.43	5.53	5.63	5.71	5.79	5.86	5.93	5.99	6.05	6.11
14	5.36	5.46	5.55	5.64	5.71	5.79	5.85	5.91	5.97	6.03
15	5.31	5.40	5.49	5.57	5.65	5.72	5.78	5.85	5.90	5.96
16	5.26	5.35	5.44	5.52	5.59	5.66	5.73	5.79	5.84	5.90
17	5.21	5.31	5.39	5.47	5.54	5.61	5.67	5.73	5.79	5.84
18	5.17	5.27	5.35	5.43	5.50	5.57	5.63	5.69	5.74	5.79
19	5.14	5.23	5.31	5.39	5.46	5.53	5.59	5.65	5.70	5.75
20	5.11	5.20	5.28	5.36	5.43	5.49	5.55	5.61	5.66	5.71
24	5.01	5.10	5.18	5.25	5.32	5.38	5.44	5.49	5.55	5.59
30	4.92	5.00	5.08	5.15	5.21	5.27	5.33	5.38	5.43	5.47
40	4.82	4.90	4.98	5.04	5.11	5.16	5.22	5.27	5.31	5.36
60	4.73	4.81	4.88	4.94	5.00	5.06	5.11	5.15	5.20	5.24
120	4.64	4.71	4.78	4.84	4.90	4.95	5.00	5.04	5.09	5.13
∞	4.55	4.62	4.68	4.74	4.80	4.85	4.89	4.93	4.97	5.01

df	\multicolumn{9}{c}{Upper 1% Points}
	2	3	4	5	6	7	8	9	10
1	90.03	135.00	164.30	185.60	202.20	215.80	227.20	237.00	245.60
2	14.04	19.02	22.29	24.72	26.63	28.20	29.53	30.68	31.69
3	8.26	10.62	12.17	13.33	14.24	15.00	15.64	16.20	16.69
4	6.51	8.12	9.17	9.96	10.58	11.10	11.55	11.93	12.27
5	5.70	6.98	7.80	8.42	8.91	9.32	9.67	9.97	10.24
6	5.24	6.33	7.03	7.56	7.97	8.32	8.61	8.87	9.10
7	4.95	5.92	6.54	7.01	7.37	7.68	7.94	8.17	8.37
8	4.75	5.64	6.20	6.62	6.96	7.24	7.47	7.68	7.86
9	4.60	5.43	5.96	6.35	6.66	6.91	7.13	7.33	7.49
10	4.48	5.27	5.77	6.14	6.43	6.67	6.87	7.05	7.21
11	4.39	5.15	5.62	5.97	6.25	6.48	6.67	6.84	6.99
12	4.32	5.05	5.50	5.84	6.10	6.32	6.51	6.67	6.81
13	4.26	4.96	5.40	5.73	5.98	6.19	6.37	6.53	6.67
14	4.21	4.89	5.32	5.63	5.88	6.08	6.26	6.41	6.54
15	4.17	4.84	5.25	5.56	5.80	5.99	6.16	6.31	6.44
16	4.13	4.79	5.19	5.49	5.72	5.92	6.08	6.22	6.35
17	4.10	4.74	5.14	5.43	5.66	5.85	6.01	6.15	6.27
18	4.07	4.70	5.09	5.38	5.60	5.79	5.94	6.08	6.20
19	4.05	4.67	5.05	5.33	5.55	5.73	5.89	6.02	6.14
20	4.02	4.64	5.02	5.29	5.51	5.69	5.84	5.97	6.09
24	3.96	4.55	4.91	5.17	5.37	5.54	5.69	5.81	5.92
30	3.89	4.45	4.80	5.05	5.24	5.40	5.54	5.65	5.76
40	3.82	4.37	4.70	4.93	5.11	5.26	5.39	5.50	5.60
60	3.76	4.28	4.59	4.82	4.99	5.13	5.25	5.36	5.45
120	3.70	4.20	4.50	4.71	4.87	5.01	5.12	5.21	5.30
∞	3.64	4.12	4.40	4.60	4.76	4.88	4.99	5.08	5.16

	Upper 1% Points									
df	11	12	13	14	15	16	17	18	19	20
1	253.2	260.0	266.2	271.8	277.0	281.8	286.3	290.4	294.3	298.0
2	32.59	33.40	34.13	34.81	35.43	36.00	36.53	37.03	37.50	37.95
3	17.13	17.53	17.89	18.22	18.52	18.81	19.07	19.32	19.55	19.77
4	12.57	12.84	13.09	13.32	13.53	13.73	13.91	14.08	14.24	14.40
5	10.48	10.70	10.89	11.08	11.24	11.40	11.55	11.68	11.81	11.93
6	9.30	9.48	9.65	9.81	9.95	10.08	10.21	10.32	10.43	10.54
7	8.55	8.71	8.86	9.00	9.12	9.24	9.35	9.46	9.55	9.65
8	8.03	8.18	8.31	8.44	8.55	8.66	8.76	8.85	8.94	9.03
9	7.65	7.78	7.91	8.03	8.13	8.23	8.33	8.41	8.49	8.57
10	7.36	7.49	7.60	7.71	7.81	7.91	7.99	8.08	8.15	8.23
11	7.13	7.25	7.36	7.46	7.56	7.65	7.73	7.81	7.88	7.95
12	6.94	7.06	7.17	7.26	7.36	7.44	7.52	7.59	7.66	7.73
13	6.79	6.90	7.01	7.10	7.19	7.27	7.35	7.42	7.48	7.55
14	6.66	6.77	6.87	6.96	7.05	7.13	7.20	7.27	7.33	7.39
15	6.55	6.66	6.76	6.84	6.93	7.00	7.07	7.14	7.20	7.26
16	6.46	6.56	6.66	6.74	6.82	6.90	6.97	7.03	7.09	7.15
17	6.38	6.48	6.57	6.66	6.73	6.81	6.87	6.94	7.00	7.05
18	6.31	6.41	6.50	6.58	6.65	6.73	6.79	6.85	6.91	6.97
19	6.25	6.34	6.43	6.51	6.58	6.65	6.72	6.78	6.84	6.89
20	6.19	6.28	6.37	6.45	6.52	6.59	6.65	6.71	6.77	6.82
24	6.02	6.11	6.19	6.26	6.33	6.39	6.45	6.51	6.56	6.61
30	5.85	5.93	6.01	6.08	6.14	6.20	6.26	6.31	6.36	6.41
40	5.69	5.76	5.83	5.90	5.96	6.02	6.07	6.12	6.16	6.21
60	5.53	5.60	5.67	5.73	5.78	5.84	5.89	5.93	5.97	6.01
120	5.37	5.44	5.50	5.56	5.61	5.66	5.71	5.75	5.79	5.83
∞	5.23	5.29	5.35	5.40	5.45	5.49	5.54	5.57	5.61	5.65

부 록

표 7. 윌콕슨 순위합 통계량의 누적분포표(Cumulative Probabilities of Wilcoxon Rank Sum Test)

$$P = P[W_A \geq x] = P[W_A \leq x^*]$$

Smaller sample size = 2
Larger sample size =

	3			4			5			6	
x	P	x^*	x	P	x^*	x	P	x^*	x	P	x^*
8	.200	4	10	.133	4	11	.190	5	13	.143	5
9	.100	3	11	.067	3	12	.095	4	14	.071	4
10	0	2	12	0	2	13	.048	3	15	.036	3
						14	0	2	16	0	2

	7			8			9			10	
x	P	x^*	x	P	x^*	x	P	x^*	x	P	x^*
15	.111	5	16	.133	6	18	.109	6	19	.136	7
16	.056	4	17	.089	5	19	.073	5	20	.091	6
17	.028	3	18	.044	4	20	.036	4	21	.061	5
18	0	2	19	.022	3	21	.018	3	22	.030	4
			20	0	2	22	0	2	23	.015	3

Smaller sample size = 3
Larger sample size =

	3			4			5			6	
x	P	x^*	x	P	x^*	x	P	x^*	x	P	x^*
13	.201	8	16	.114	8	18	.125	9	20	.131	10
14	.100	7	17	.057	7	19	.071	8	21	.083	9
15	.050	6	18	.029	6	20	.036	7	22	.048	8
16	0	5	19	0	5	21	.018	6	23	.028	7
						22	0	5	24	.012	6
									25	0	5

	7			8			9			10	
x	P	x^*	x	P	x^*	x	P	x^*	x	P	x^*
22	.133	11	24	.139	12	27	.105	12	29	.108	13
23	.092	10	25	.097	11	28	.073	11	30	.080	12
24	.058	9	26	.067	10	29	.050	10	31	.056	11
25	.033	8	27	.042	9	30	.032	9	32	.038	10
26	.017	7	28	.024	8	31	.018	8	33	.024	9
27	.008	6	29	.012	7	32	.009	5	34	.017	8
28	0	5	30	.006	6				35	.007	7
			31	0	5						

Smaller sample size = 4
Larger sample size =

	3			4			6			7	
x	P	x^*	x	P	x^*	x	P	x^*	x	P	x^*
22	.171	14	25	.143	15	28	.129	16	31	.115	17
23	.100	13	26	.095	14	29	.086	15	32	.082	16
24	.057	12	27	.056	13	30	.057	14	33	.055	15
25	.029	11	28	.032	12	31	.033	13	34	.036	14
26	.014	10	29	.016	11	32	.019	12	35	.021	13
27	0	9	30	.008	10	33	.010	11	36	.012	12
			31	0	9				37	.006	11

	8			9			10	
x	P	x^*	x	P	x^*	x	P	x^*
34	.107	18	36	.130	20	39	.120	21
35	.077	17	37	.099	19	40	.094	20
36	.055	16	38	.074	18	41	.071	19
37	.036	15	39	.053	17	42	.053	18
38	.024	14	40	.038	16	43	.038	17
39	.014	13	41	.025	15	44	.027	16
40	.008	12	42	.017	14	45	.018	15
			43	.010	13	46	.012	14
						47	.017	13

Smaller sample size = 5
Larger sample size =

	5			6			7			8	
x	P	x^*	x	P	x^*	x	P	x^*	x	P	x^*
34	.111	21	37	.123	23	41	.101	24	44	.111	26
35	.075	20	38	.089	22	42	.074	23	45	.085	25
36	.048	19	39	.063	21	43	.053	22	46	.064	24
37	.028	18	40	.041	20	44	.037	21	47	.047	23
38	.016	17	41	.026	19	45	.024	20	48	.033	22
39	.008	16	42	.015	18	46	.015	19	49	.023	21
			43	.009	17	47	.009	18	50	.015	20
									51	.009	19

	9			10	
x	P	x^*	x	P	x^*
47	.120	28	51	.103	29
48	.095	27	52	.082	28
49	.073	26	53	.065	27
50	.056	25	54	.050	26
51	.041	24	55	.038	25
52	.030	23	56	.028	24
53	.021	22	57	.020	23
54	.014	21	58	.014	22
55	.009	20	59	.010	21

Smaller sample size = 6
Larger sample size =

6			7			8			9		
x	P	x^*	x	P	x^*	x	P	x^*	x	P	x^*
47	.120	31	51	.117	33	55	.114	35	59	.112	37
48	.090	30	52	.090	32	56	.091	34	60	.091	36
49	.066	29	53	.069	31	57	.071	33	61	.072	35
50	.047	28	54	.051	30	58	.054	32	62	.057	34
51	.032	27	55	.037	29	59	.041	31	63	.044	33
52	.021	26	56	.026	28	60	.030	30	64	.033	32
53	.013	25	57	.017	27	61	.021	29	65	.025	31
54	.008	24	58	.011	26	62	.015	28	66	.018	30
			59	.007	25	63	.010	27	67	.013	29
									68	.009	28

10		
x	P	x^*
63	.110	39
64	.090	38
65	.074	37
66	.059	36
67	.047	35
68	.036	34
69	.028	33
70	.021	32
71	.016	31
72	.011	30
73	.008	29

Smaller sample size = 7
Larger sample size =

7			8			9			10		
x	P	x^*	x	P	x^*	x	P	x^*	x	P	x^*
63	.104	42	67	.116	45	72	.105	47	76	.115	50
64	.082	41	68	.095	44	73	.087	46	77	.097	49
65	.064	40	69	.076	43	74	.071	45	78	.081	48
66	.049	39	70	.060	42	75	.057	44	79	.067	47
67	.036	38	71	.047	41	76	.045	43	80	.054	46
68	.027	37	72	.036	40	77	.036	42	81	.044	45
69	.019	36	73	.027	39	78	.027	41	82	.035	44
70	.013	35	74	.020	38	79	.021	40	83	.028	43
71	.009	34	75	.014	37	80	.016	39	84	.022	42
			76	.010	36	81	.011	38	85	.017	41
						82	.008	37	86	.012	40
									87	.009	39

Smaller sample size = 8
Larger sample size =

	8			9			10	
x	P	x^*	x	P	x^*	x	P	x^*
80	.117	56	86	.100	58	91	.102	61
81	.097	55	87	.084	57	92	.086	60
82	.080	54	88	.069	56	93	.073	59
83	.065	53	89	.057	55	94	.061	58
84	.052	52	90	.046	54	95	.051	57
85	.041	51	91	.037	53	96	.042	56
86	.032	50	92	.030	52	97	.034	55
87	.025	49	93	.023	51	98	.027	54
88	.019	48	94	.018	50	99	.022	53
89	.014	47	95	.014	49	100	.017	52
90	.010	46	96	.010	48	101	.013	51
						102	.010	50

Smaller sample size = 9
Larger sample size =

	9			10	
x	P	x^*	x	P	x^*
100	.111	71	106	.106	74
101	.095	70	107	.091	73
102	.081	69	108	.078	72
103	.068	68	109	.067	71
104	.057	67	110	.056	70
105	.047	66	111	.047	69
106	.039	65	112	.039	68
107	.031	64	113	.033	67
108	.025	63	114	.027	66
109	.020	62	115	.022	65
110	.016	61	116	.017	64
111	.012	60	117	.014	63
112	.009	59	118	.011	62
			119	.009	61

Smaller sample size = 10
Larger sample size =

	10	
x	P	x^*
122	.109	88
123	.095	87
124	.083	86
125	.072	85
126	.062	84
127	.053	83
128	.045	82
129	.038	81
130	.032	80
131	.026	79
132	.020	78
133	.018	77
134	.014	76
135	.012	75
136	.009	74

표 8. 윌콕슨 부호순위 통계량의 누적분포표(Cumulative Probabilities of Wilcoxon Signed Rank Test)

$$P = [T^+ \geq x] = [T^+ \leq x^*]$$

	n = 3			n = 4			n = 5			n = 6	
x	P	x*	x	P	x*	x	P	x*	x	P	x*
5	.250	1	8	.188	2	12	.156	3	17	.109	4
6	.125	0	9	.125	1	13	.094	8	18	.078	3
7	0		10	.062	0	14	.062	1	19	.047	2
			11	0		15	.031	0	20	.031	1
						16	0		21	.016	0
									22	0	

	n = 7			n = 8			n = 9			n = 10	
x	P	x*	x	P	x*	x	P	x*	x	P	x*
22	.109	6	27	.125	9	34	.102	11	40	.116	15
23	.078	5	28	.098	8	35	.082	10	41	.097	14
24	.055	4	29	.074	7	36	.064	9	42	.080	13
25	.039	3	30	.055	6	37	.049	8	43	.065	12
26	.023	2	31	.039	5	38	.037	7	44	.053	11
27	.016	1	32	.027	4	39	.027	6	45	.042	10
28	.008	0	33	.020	3	40	.020	5	46	.032	9
			34	.012	2	41	.014	4	47	.024	8
				.008	1	42	.010	3	48	.019	7
									49	.014	6
									50	.010	5

	n = 11			n = 12			n = 13			n = 14	
x	P	x*	x	P	x*	x	P	x*	x	P	x*
48	.103	18	56	.102	22	64	.108	27	73	.108	32
49	.087	17	57	.088	21	65	.095	26	74	.097	31
50	.074	16	58	.076	20	66	.084	25	75	.086	30
51	.062	15	59	.065	19	67	.073	24	76	.077	29
52	.051	14	60	.055	18	68	.064	23	77	.068	28
53	.042	13	61	.046	17	69	.055	22	78	.059	27
54	.034	12	62	.039	16	70	.047	21	79	.052	26
55	.027	11	63	.032	15	71	.040	20	80	.045	25
56	.021	10	64	.026	14	72	.034	19	81	.039	24
57	.016	9	65	.021	13	73	.029	18	82	.034	23
58	.012	8	66	.017	12	74	.024	17	83	.029	22
59	.009	7	67	.013	11	75	.020	16	84	.025	21
			68	.010	10	76	.016	15	85	.021	20
						77	.013	14	86	.018	19
						78	.011	13	87	.015	18
						79	.009	12	88	.012	17
									89	.010	16

	$n = 15$	
x	P	x^*
83	.104	37
84	.094	36
85	.084	35
86	.076	34
87	.068	33
88	.060	32
89	.053	31
90	.047	30
91	.042	29
92	.036	28
93	.032	27
94	.028	26
95	.024	25
96	.021	24
97	.018	23
98	.015	22
99	.013	21
100	.011	20
101	.009	19

표 9. 크루스칼-왈리스 분포표
(Probabilities for the Kruskal-Wallis One-Way ANOVA by Ranks*)

Sample Sizes			H	p	Sample Sizes			H	p
n_1	n_2	n_3			n_1	n_2	n_3		
2	1	1	2.7000	.500	4	3	2	6.4444	.008
				.200				6.3000	.011
2	2	1	3.6000	.067				5.4444	.046
								5.4000	.051
2	2	2	4.5714	.200				4.5111	.098
			3.7143	.300					
3	1	1	3.2000		4	3	3	6.7455	.010
								6.7091	.013
3	2	1	4.2857	.100				5.7909	.046
			3.8571	.133				5.7273	.050
								4.7091	.092
3	2	2	5.3572	.029				4.7000	.101
			4.7143	.048					
			4.5000	.067					
			4.4643	.105	4	4	1	6.6667	.010
								6.1667	.022
3	3	1	5.1429	.043				4.9667	.048
			4.5714	.100				4.8667	.054
			4.0000	.129				4.1667	.082
								4.0667	.102
3	3	2	6.2500	.011					
			5.3611	.032					
			5.1389	.061	4	4	2	7.0364	.006
			4.5556	.100				6.8727	.011
			4.2500	.121				5.4545	.046
								5.2364	.052
3	3	3	7.2000	.004				4.5545	.098
			6.4889	.011				4.4455	.103
			5.6889	.029					
			5.6000	.050	4	4	3	7.1439	.010
			5.0667	.086				7.1364	.011
			4.6222	.100				5.5985	.049
								5.5758	.051
4	1	1	3.5714	.200				4.5455	.099
								4.4773	.102
4	2	1	4.8214	.057					
			4.5000	.076	4	4	4	7.6538	.008
			4.0179	.114				7.5385	.011
								5.6923	.049

Sample Sizes					Sample Sizes				
n_1	n_2	n_3	H	p	n_1	n_2	n_3	H	p
4	2	2	6.0000	.014				5.6538	.054
			5.3333	.033				4.6539	.097
			5.1250	.052				4.5011	.104
			4.4583	.100					
			4.1667	.105	5	1	1	3.8571	.143
4	3	1	5.8333	.021	5	2	1	5.2500	.036
			5.2083	.050				5.0000	.048
			5.0000	.057				4.4500	.071
			4.0556	.093				4.2000	.095
			3.8889	.129				4.0500	.119
5	2	2	6.5333	.008				5.6308	.050
			6.1333	.013				4.5487	.099
			5.1600	.034				4.5231	.103
			5.0400	.056					
			4.3733	.090	5	4	4	7.7604	.009
			4.2933	.122				7.7440	.011
								5.6571	.049
5	3	1	6.4000	.012				5.6176	.050
			4.9600	.048				4.6187	.100
			4.8711	.052				4.5527	.102
			4.0178	.095	5	5	1	7.3091	.009
			3.8400	.123				6.8364	.011
								5.1273	.046
5	3	2	6.9091	.009				4.9091	.053
			6.8218	.010				4.1091	.086
			5.2509	.049				4.0364	.105
			5.1055	.052					
			4.6509	.091	5	5	2	7.3385	.010
			4.4945	.101				7.2692	.010
								5.3385	.047
5	3	3	7.0788	.009				5.2462	.051
			6.9818	.011				4.6231	.097
			5.6485	.049				4.5077	.100
			5.5152	.051					
			4.5333	.097	5	5	3	7.5780	.010
			4.4121	.109				7.5429	.010
								5.7055	.046
5	4	1	6.9545	.008				5.6264	.051
			6.8400	.011				4.5451	.100
			4.9855	.044				4.5363	.102
			4.8600	.056					
			3.9873	.098	5	5	4	7.8229	.010
			3.9600	.102				7.7914	.010
								5.6657	.049
5	4	2	7.2045	.009				5.6429	.050
			7.1182	.010				4.5229	.099
			5.2727	.049				4.5200	.101
			5.2682	.050					
			4.5409	.098	5	5	5	8.0000	.009
			4.5182	.101				7.9800	.010
								5.7800	.049
5	4	3	7.4449	.010				5.6600	.051
			7.3949	.011				4.5600	.100
			5.6564	.049				4.5000	.102

표 10. 난수표(Random Numbers Table)

10097	32533	76520	13586	34673	54876	80959	09177	39292	74945
37542	04805	64894	74296	24805	24037	20636	10402	00822	91665
08422	68953	19645	09303	23209	02560	15953	34764	35080	33606
99019	02529	09376	70715	38311	31165	88676	74397	04436	27659
12807	99970	80157	36147	64032	36653	98951	16877	12171	76833
66065	74717	34072	76850	36697	36170	65813	39885	11199	29170
31060	10805	45571	82406	35303	42614	86799	07437	23403	09732
85269	77602	02051	65692	68665	74818	73053	85247	18623	88579
63573	32135	05325	47048	90553	57548	28468	28709	83491	25624
73796	45753	03529	64778	35808	34282	60935	20344	35273	88435
98520	17767	14905	68607	22109	40558	60970	93433	50500	73998
11805	05431	39808	27732	50725	68248	39405	24201	52775	67851
83452	99634	06288	98033	13746	70078	18475	40610	68711	77817
88685	40200	86507	58401	36766	67951	90364	76493	29609	77062
99594	67348	87517	64969	91826	08928	93785	61368	23478	34113
65481	17674	17468	50950	58047	76974	73039	57186	40218	16544
80124	35635	17727	08015	45318	22374	21115	78253	14385	53763
74350	99817	77402	77214	43236	00210	45521	64237	96286	02655
69916	26803	66252	29148	36936	87203	76621	13990	94400	56418
09893	20505	14225	68514	46427	56788	96297	78822	54382	14598
91499	14523	68479	27686	46162	83554	94750	89923	37089	20048
80336	94598	26940	36858	70297	34135	53140	33340	42050	82341
44104	81949	85157	47954	32979	26575	57600	40881	22222	06413
12550	73742	11100	02040	12860	74697	96644	89439	28707	25815
63606	49329	16505	34484	40219	52563	43651	77082	07207	31790
61196	90446	26457	47774	51924	33729	65394	59593	42585	60527
15474	45266	95270	79953	59367	83848	82396	10118	33211	59466
94557	28573	67897	54387	54622	44431	91190	42592	92927	45973
42481	16213	97344	08721	16868	48767	03071	12059	25701	46670
23523	78317	73208	89837	68935	91416	26252	29663	05522	82562
04493	52494	75246	33824	45862	51025	61962	79335	65337	12472
00549	97654	64051	88159	96119	63896	54692	82391	23287	29529
35963	15307	26898	09354	33351	35462	77974	50024	90103	39333
59808	08391	45427	26842	83609	49700	13021	24892	78565	20106
46058	85236	01390	92286	77281	44077	93910	83647	70617	42941
32179	00597	87379	25241	05567	07007	86743	17157	85394	11838
69234	61406	20117	45204	15956	60000	18743	92423	97118	96338
19565	41430	01758	75379	40419	21585	66674	36806	84962	85207
45155	14938	19476	07246	43667	94543	59047	90033	20826	69541
94864	31994	36168	10851	34888	81553	01540	35456	05014	51176

98086	24826	45240	28404	44999	08896	39094	73407	35441	31880
33185	16232	41941	50949	89435	48581	88695	41994	37548	73043
80951	00406	96382	70774	20151	23387	25016	25298	94624	61171
79752	49140	71961	28296	69861	02591	74852	20539	00387	59579
18633	32537	98145	06571	31010	24674	05455	61427	77938	91936
74029	43902	77557	32270	97790	17119	52527	58021	80814	51748
54178	45611	80993	37143	05335	12969	56127	19255	36040	90324
11664	49883	52079	84827	59381	71539	09973	33440	88461	23356
48324	77928	31249	64710	02295	36870	32307	57546	15020	09994
69074	94138	87637	91976	35584	04401	10518	21615	01848	76938
09188	20097	32825	39527	04220	86304	83389	87374	64278	58044
90045	85497	51981	50654	94938	81997	91870	76150	68476	64659
73189	50207	47677	26269	62290	64464	27124	67018	41361	82760
75768	76490	20971	87749	90429	12272	95375	05871	93823	43178
54016	44056	66281	31003	00682	27398	20714	53295	07706	17813
08358	69910	78542	42785	13661	58873	04618	97553	31223	08420
28306	03264	81333	10591	40510	07893	32604	60475	94119	01840
53840	86233	81594	13628	51215	90290	28466	68795	77762	20791
91757	53741	61613	62669	50263	90212	55781	76514	83483	47055
89415	92694	00397	58391	12607	17646	48949	72306	94541	37408
77513	03820	86864	29901	68414	82774	51908	13980	72893	55507
19502	37174	69979	20288	55210	29773	74287	75251	65344	67415
21818	59313	83278	81757	05686	73156	07082	85046	31853	38452
51474	66499	68107	23621	94049	91345	42836	09191	08007	45449
99559	68331	62535	24170	69777	12830	74819	78142	43860	72834
33713	48007	93584	72869	51926	64721	58303	29822	93174	93972
85274	86893	11303	22970	28834	34137	73515	90400	71148	43643
84133	89640	44035	52166	73852	70091	61222	60561	62327	18423
56732	16234	17395	96131	10123	91622	85496	57560	81604	18880
65138	56806	87648	85261	34313	65861	45875	21069	85644	47277
38001	02176	81719	11711	71602	92937	74219	64049	65584	49698
37402	96397	01304	77586	56271	10086	47324	62605	40030	37438
97125	40348	87083	31417	21815	39250	75237	62047	15501	29578
21826	41134	47143	34072	64638	85902	49139	06441	03856	54552
73135	42742	95719	09035	85794	74296	08789	88156	64691	19202
07638	77929	03061	18072	96207	44156	23821	99538	04713	66994
60528	83441	07954	19814	59175	20695	05533	52139	61212	06455
83596	35655	06958	92983	05128	09719	77433	83783	92301	50498
10850	62746	99599	10507	13499	06319	53075	71839	06410	19362
39820	98952	43622	63147	64421	80814	43800	09351	31024	73167
59580	06478	75569	78800	88835	54486	23768	06156	04111	08408
38508	07341	23793	48763	90822	97022	17719	14207	95954	49953
30692	70668	94688	16127	56196	80091	82067	63400	05462	69200

65443	95659	18238	27437	49632	24041	08337	65676	96299	90836
27267	50264	13192	72294	07477	44606	17985	48911	97341	30358
91307	06991	19072	24210	36699	53728	28825	35793	28976	66252
68434	94688	84473	13622	62126	98408	12843	82590	09815	93146
48908	15877	54745	24591	35700	04754	83824	52692	54130	55160
06913	45197	42672	78601	11883	09528	63011	98901	14974	40344
10455	16019	14210	33712	91342	37821	88325	80851	43667	70883
12883	97343	65027	61184	04285	01392	17974	15077	90712	26769
21778	30976	38807	36961	31649	42096	63281	02023	08816	47449
19523	59515	65122	59659	86283	68258	69572	13798	16435	91529
67245	52670	35583	16563	79246	86686	76463	34222	26655	90802
60584	47377	07500	37992	45134	26529	26760	83637	41326	44344
53853	41377	36066	94850	58838	73859	49364	73331	96240	43642
24637	38736	74384	89342	52623	07992	12369	18601	03742	83873
83080	12451	38992	22815	07759	51777	97377	27585	51972	37867
16444	24334	36151	99073	27493	70939	85130	32552	54846	54759
60790	18157	57178	65762	11161	78576	45819	52979	65130	04860
03991	10461	93716	16894	66083	24653	84609	58232	88618	19161
38555	95554	32886	59780	08355	60860	29735	47762	71299	23853
17546	73704	92052	46215	55121	29281	59076	07936	27954	58909
32643	52861	95819	06831	00911	98936	76355	93779	80863	00514
69572	68777	39510	35905	14060	40619	29549	69616	33564	60780
24122	66591	27699	06494	14845	46672	60958	77100	90899	75754
61196	30231	92962	61773	41839	55382	17267	70943	78038	70267
30532	21704	10274	12202	39685	23309	10061	68829	55986	66485
03788	97599	75867	20717	74416	53166	35208	33374	87539	08823
48228	63379	85783	47619	53152	67433	35663	52972	16818	60311
60365	94653	35075	33949	42614	29297	01918	28316	98953	73231
83799	42402	56623	34442	34994	41374	70071	14736	09958	18065
32960	07405	36409	83232	99385	41600	11133	07586	15917	06253
19322	53845	57620	52606	66497	68646	78138	66559	19640	99413
11220	94747	07399	37408	48509	23929	27482	45476	85244	35159
31751	57260	68980	05339	15470	48355	88651	22596	03152	19121
88492	99382	14454	04504	20094	98977	74843	93413	22109	78508
30934	47744	07481	83828	73788	06533	28597	20405	94205	20380
22888	48893	27499	98748	60530	45128	74022	84617	82037	10268
78212	16993	35902	91386	44372	15486	65741	14014	87481	37220

표 11. 대학생 Health data 및 변수설명

변수명	변수설명	변수 내용
1. ID	번호	
2. age	나이(세)	
3. ht	키(cm)	
4. wt1	체중1(kg)	
5. gender	성별	① 남자, ② 여자
6. income	가정의 수입	① 150만원 이하 ② 150만원 ~ 250만원 ③ 250만~350만원 ④ 350만 ~ 450만원 ⑤ 450만원 이상
7. resid	주거형태	① 부모와 함께 ② 자취 ③ 하숙 ④ 기숙사
8. meal	식사횟수(회)	1일 식사횟수(회)
9. smoke	흡연	① 안 피움 ② 피움
10. health	건강상태	① 아픔 ② 늘 피곤함 ③ 건강한 편 ④ 매우 건강함
11. tooth	치아상태	① 건강 ② 충치 ③ 풍치 ④ 기타질환
12. frac	골절경험	① 없다. ② 있다.
13. wt2	체중2(kg)	1달 동안 다이어트를 실시한 후의 체중
14. energy	에너지(kcal)	1일 에너지섭취량(kcal)
15. fat	지방(g)	1일 지방섭취량(g)
16. protein	단백질(g)	1일 단백질섭취량(g)
17. fiber	섬유소(g)	1일 섬유소섭취량(g)
18. iron	철분(mg)	1일 철분섭취량(mg)
19. vitA	비타민A(μgRE)	1일 비타민A(μgRE)
20. vitC	비타민C(mg)	1일 비타민C(mg)

대학생 Health data

id	age	ht	wt1	gender	income	resid	meal	smoke	health	tooth	frac	wt2	energy	fat	protein	fiber	iron	vitA	vitC
10041	18	161	51	2	1	1	2	2	3	1	1	50	1878.3	34.3	61.3	29.2	9.2	436.8	155.2
10042	19	156	49	2	3	2	2	1	2	2	2	48	1216.7	29.0	45.6	10.4	5.7	283.9	36.5
10043	18	164	58	1	2	1	2	2	4	2	1	57	3591.6	82.0	152.4	39.8	20.1	873.6	119.2
10044	18	166	68	1	2	1	2	1	4	2	2	64	1196.1	19.8	43.1	17.3	5.5	428.3	66.1
10045	18	173	65	1	3	4	3	1	3	1	1	65	2041.9	38.9	68.0	42.7	10.8	1087.3	203.8
10046	19	169	58	2	2	1	2	1	2	2	2	55	1317.0	26.3	48.4	21.2	7.0	440.8	121.7
10047	20	162	48	2	2	1	3	1	2	2	2	48	2537.7	46.1	87.3	24.6	11.5	691.9	87.4
10048	18	159	60	1	1	1	2	1	4	2	1	58	1730.5	34.6	67.8	18.0	8.4	349.8	60.3
10049	19	157	49	2	4	1	2	1	3	2	1	46	2191.7	32.4	68.5	47.0	13.5	786.7	232.0
10050	19	160	46	2	2	4	2	1	3	2	1	45	2118.2	53.1	79.1	18.1	9.8	351.5	64.2
11015	23	163	52	2	3	1	3	2	3	1	2	50	3203.9	82.6	154.8	24.5	17.2	498.4	58.9
11016	22	163	53	2	3	1	3	1	3	2	1	54	3292.7	78.8	137.3	42.2	18.8	1278.5	226.0
11017	19	166	50	1	2	1	2	1	3	2	2	50	2540.5	54.8	101.0	22.9	12.7	542.0	261.9
11018	20	168	55	1	1	3	3	2	3	2	1	53	2978.4	66.4	139.6	45.5	20.4	1216.5	173.3
11019	20	160	48	2	2	1	2	1	3	2	2	49	2858.5	56.7	95.1	42.2	13.9	711.8	384.8
11020	18	157	53	2	2	2	2	1	3	2	1	51	1585.0	40.4	67.4	12.6	6.9	418.8	52.8
11021	20	168	65	1	4	1	3	1	4	4	1	66	2885.2	66.2	122.5	76.1	21.9	2139.0	328.4
11022	20	168	58	2	5	1	3	1	3	1	2	54	1976.6	30.6	77.6	21.4	10.1	414.3	53.5
11023	22	167	60	1	5	1	2	2	3	2	1	59	3375.2	46.2	115.6	31.1	15.8	402.1	69.2
11024	20	156	45	2	3	2	3	1	3	1	2	44	2286.4	59.7	114.4	22.4	12.0	574.4	67.1
11025	20	167	54	2	5	4	3	4	4	4	1	46	2210.7	57.0	104.4	41.9	14.4	898.4	162.4
11026	19	165	60	1	2	2	3	3	3	2	1	59	3008.4	49.1	101.3	29.5	14.6	721.8	77.0
11027	22	155	51	2	3	1	2	2	3	2	1	50	4896.7	134.0	227.7	38.4	23.8	1049.6	151.1
11028	19	155	48	2	4	2	3	2	2	4	1	50	4588.2	100.1	164.9	32.5	22.1	1102.0	147.7
11029	23	159	49	2	3	1	2	1	2	1	2	48	1091.9	20.5	42.1	15.6	5.9	478.7	75.5
11030	23	164	49	2	5	2	2	2	2	4	1	47	1690.4	28.1	52.7	12.9	7.2	331.2	77.8
11031	21	163	54	2	1	2	3	1	4	1	2	54	1105.5	19.4	38.4	10.1	4.6	257.9	27.8
11032	19	170	67	1	3	2	2	2	2	2	1	66	1517.7	37.6	67.5	18.7	8.7	506.7	74.2
11033	22	170	50	2	1	1	2	1	2	2	2	50	2415.9	52.3	93.3	21.3	11.3	477.8	58.3
11034	23	169	65	1	5	3	3	1	3	4	1	66	3594.4	57.9	132.4	47.8	19.1	803.3	162.3
11035	22	155	52	2	2	1	2	2	1	2	2	50	1371.6	29.6	50.6	16.9	8.0	637.4	49.1

대학생 Health data

id	age	ht	wt1	gender	income	resid	meal	smoke	health	tooth	frac	wt2	energy	fat	protein	fiber	iron	vitA	vitC
11036	18	160	58	2	4	1	3	1	2	1	1	57	2303.8	36.4	74.4	21.8	9.5	316.2	87.6
11037	25	158	47	2	2	4	3	1	2	2	1	46	4209.8	46.7	153.9	77.5	26.8	1076.0	271.2
11038	23	158	42	2	5	4	2	1	3	4	1	44	1146.7	27.0	47.0	15.6	5.9	605.5	64.8
11039	21	173	70	1	4	1	2	1	2	1	2	68	1011.8	22.9	36.2	6.8	4.4	144.9	28.5
11041	21	165	60	1	4	1	3	1	3	2	1	59	4684.6	102.0	183.2	50.5	24.0	1381.5	187.0
11042	19	160	51	2	4	1	2	1	3	2	2	50	1788.4	15.4	48.3	15.6	7.7	342.8	51.7
11043	20	164	50	2	3	1	2	1	2	2	2	50	2735.4	79.1	114.9	22.1	13.9	587.8	74.0
11044	22	166	55	1	1	3	2	1	4	4	2	52	5644.3	141.7	264.6	79.0	36.9	2314.3	442.2
11045	23	171	49	2	5	3	2	1	2	2	1	48	3909.4	104.1	158.2	57.5	23.7	2496.9	335.9
11046	20	166	60	1	4	1	2	1	2	2	1	59	1068.7	20.3	48.1	18.7	8.6	416.0	48.4
11047	23	155	46	2	4	1	2	1	3	3	2	45	2624.5	49.3	88.3	54.7	15.1	1078.2	220.9
11048	23	162	48	2	3	1	3	1	2	1	1	47	1963.1	32.2	66.1	25.2	10.0	479.5	78.0
11049	27	158	45	2	4	4	2	2	4	1	1	49	2868.2	75.3	131.0	43.6	16.5	870.2	181.5
11050	19	163	55	2	1	2	3	1	3	2	1	54	2005.0	36.8	71.9	21.0	8.7	522.0	65.6
11169	19	158	52	2	2	1	2	1	1	2	1	50	2312.1	52.3	98.3	23.7	10.8	584.9	64.9
11170	19	156	49	2	2	1	3	2	3	2	2	48	1552.2	37.5	62.7	20.4	8.7	359.6	89.4
11171	18	166	52	2	3	1	2	1	3	2	2	49	2476.0	53.3	97.1	31.2	14.2	545.0	136.6
11172	19	165	58	1	2	1	3	1	2	1	1	58	2501.7	60.2	106.4	23.8	11.9	465.3	80.3
11173	22	163	48	2	5	1	2	2	3	1	1	49	3285.4	79.2	145.5	42.5	17.1	862.9	181.1
13345	20	159	47	2	3	1	2	2	2	2	2	47	1490.3	40.2	60.0	10.5	6.4	285.5	33.3
13346	19	176	69	1	2	1	3	1	2	2	1	68	1840.6	47.1	76.9	20.6	9.5	443.6	79.9
13347	20	153	52	2	2	2	2	1	4	4	1	51	3309.9	65.6	113.4	30.3	14.0	852.6	81.9
13348	19	163	50	2	2	1	3	1	3	2	1	51	2091.7	51.1	79.2	14.3	10.8	401.8	37.4
13349	31	180	70	1	4	2	2	1	4	1	2	67	1328.1	22.8	59.4	26.2	9.2	624.6	67.6
13350	19	166	52	2	4	2	2	2	3	2	1	51	1115.3	32.9	50.8	15.2	6.0	527.8	45.5
13351	20	158	50	2	2	1	3	1	3	2	1	49	2691.5	70.2	107.3	24.2	12.6	781.1	77.8
13352	20	175	60	1	1	3	3	1	3	2	2	59	4064.2	66.0	136.5	32.6	16.3	739.6	101.8
13353	19	164	46	2	4	1	3	1	2	2	2	46	2330.6	40.5	78.7	29.7	10.7	709.5	154.0
13354	23	167	52	2	3	2	2	1	2	3	1	51	2210.2	43.0	86.6	20.9	11.1	407.3	52.9
13355	20	174	74	1	2	2	3	2	3	1	1	73	886.4	11.3	24.6	9.7	3.7	141.6	40.7
13356	19	158	51	2	2	1	2	1	2	2	2	50	1637.2	27.9	48.8	16.4	6.4	308.9	115.5

대학생 Health data

id	age	ht	wt1	gender	income	resid	meal	smoke	health	tooth	frac	wt2	energy	fat	protein	fiber	iron	vitA	vitC
13357	18	175	63	1	2	1	2	1	3	1	2	61	3251.4	95.5	133.2	25.7	14.5	791.0	152.6
13358	22	164	54	2	1	1	3	1	2	3	1	52	2224.3	31.2	69.1	16.7	8.9	401.7	36.1
13359	20	167	60	1	2	1	2	1	4	2	1	58	5130.7	148.6	252.2	60.4	30.6	1456.2	176.9
13360	19	172	60	1	2	2	2	1	4	2	1	59	1548.9	31.7	46.0	8.8	5.8	300.4	22.4
13361	18	178	65	1	2	1	3	1	2	2	2	62	2239.9	40.8	79.8	20.0	10.3	398.9	57.4
13362	22	163	55	2	4	1	2	1	4	2	1	53	2340.3	23.3	72.6	38.3	12.6	911.0	132.4
13363	18	165	59	1	3	1	3	1	3	2	1	58	1463.4	25.9	52.9	22.7	7.7	390.6	93.9
13364	18	168	56	1	2	4	3	1	4	1	1	55	1865.3	49.5	66.0	12.2	7.2	280.1	45.8
13365	19	164	52	2	5	1	2	1	3	1	1	50	2108.9	68.5	105.5	23.9	12.4	879.7	112.3
13366	19	167	51	2	1	4	3	1	3	4	1	50	2784.0	33.4	83.6	18.4	10.7	342.0	38.3
13367	18	152	50	2	2	1	2	1	3	1	1	50	1230.8	24.6	42.3	13.2	6.0	298.1	71.8
13368	18	155	43	2	2	3	3	1	3	1	2	41	3115.0	56.6	107.5	44.4	16.8	1594.0	209.7
13369	19	160	50	2	2	1	3	1	3	2	1	49	1807.4	25.8	68.9	31.1	10.4	670.2	85.6
13370	19	150	41	2	1	1	2	1	2	4	2	40	1401.5	19.7	42.8	7.2	4.5	141.8	11.3
13371	19	160	53	2	3	1	3	1	2	2	2	52	2816.5	64.6	121.9	51.7	18.9	1430.2	166.9
13372	19	157	45	2	2	2	2	1	1	2	1	44	2282.1	50.7	94.5	27.7	13.1	709.9	85.0
13373	21	172	65	1	1	2	1	1	3	2	1	67	3268.9	73.5	117.1	21.7	15.8	1358.6	113.1
13374	19	168	65	1	2	1	2	1	4	4	1	65	1280.4	36.9	61.2	11.8	6.6	320.9	32.3
13375	18	160	43	2	3	1	3	1	2	2	1	42	3382.5	78.0	130.2	24.7	14.9	676.2	67.4
13376	19	165	65	1	4	4	3	2	4	1	1	64	2496.5	51.0	92.6	21.8	13.1	775.0	113.3
13377	18	160	54	1	2	2	2	1	1	2	1	55	2662.8	60.5	103.6	26.8	11.0	777.2	144.4
13378	19	160	55	2	2	2	2	2	2	2	2	55	2028.3	40.3	77.1	16.9	8.8	312.5	41.1
13379	20	165	52	2	3	1	2	1	3	4	1	51	3837.6	122.8	174.0	19.2	17.5	664.2	78.0
13380	19	182	70	1	4	4	3	1	3	2	2	69	3298.9	47.6	109.0	24.5	13.9	399.7	52.5
13381	19	163	54	2	2	1	3	1	3	2	1	52	1013.9	24.2	38.0	10.2	5.0	254.5	40.2
13382	20	164	54	2	4	1	2	1	4	2	2	52	914.9	18.0	34.9	15.3	5.2	585.2	88.5
13383	22	178	80	1	5	3	2	1	3	2	1	79	3185.6	35.7	95.3	83.3	18.6	885.5	638.2
13384	19	167	52	2	3	1	2	1	1	2	2	51	4399.9	89.7	163.4	44.1	21.3	1313.3	137.1

연습문제 해답

제 2 장

2.1 임의 표본추출

2.2 층화 표본추출

2.3 a. 계통 표집
b. 만일 표본 추출한 변수가 주기적인 변화가 있을 경우

2.4 a. 1999년 A병원 심장병 연구에 참여한 7,683명의 사람들
c. 통계량
d. 모수

2.5 a. 모수는 모집단의 성격을 나타내주고, 통계량은 표본의 성격을 나타내준다.
b. 표본조사는 모집단의 일부를 확률적인 표본추출 방법을 이용하여 선택한 조사이다. 전수조사는 모집단 전체를 선택하여 조사하는 방법이다.
c. 표본추출은 모집단의 각각의 값이 선택될 확률이 동일한 표본추출 방법이다. 난수표를 이용하여 선택하는 데 유용하게 사용된다.
편의표본추출은 모집단의 각각의 값이 선택될 확률이 동이하지 않은 표본 추출 방법이다. 다른 표본추출방법보다 선택된 자료에 편의가 있을 가능성이 크다.

2.6 a. 모집단은 혈압을 측정한 전체 83명의 자료이다.
표본은 난수표를 이용하여 선택된 10명이다.
b. 모집단은 1999년 A병원 심장병 연구에 참가한 7,683명의 사람들의 자료이다.
표본은 표 3.1에서 보이는 100명의 자료이다.

제 3 장

3.1 a.

교육정도	질적 자료
몸무게	양적 자료
키	양적 자료
흡연	질적 자료
활동정도	질적 자료
혈중 포도당	양적 자료
콜레스테롤 수치	양적 자료
수축기 혈압	양적 자료
체질량지수(BMI)	양적 자료
나이	양적 자료

b.

몸무게	연속형 자료
키	연속형 자료
혈중 포도당	연속형 자료
콜레스테롤 수치	연속형 자료
수축기 혈압	연속형 자료
체질량지수(BMI)	연속형 자료
나이	연속형 자료

c.

교육정도	막대그림표, 파이그림
몸무게	도수다각형, 누적도수 분포표
키	도수다각형, 누적도수 분포표
흡연	막대그림표, 파이그림
활동정도	막대그림표, 파이그림
혈중 포도당	도수다각형, 누적도수 분포표
콜레스테롤 수치	도수다각형, 누적도수 분포표
수축기 혈압	도수다각형, 누적도수 분포표
체질량지수(BMI)	도수다각형, 누적도수 분포표
나이	도수다각형, 누적도수 분포표

3.2

확장기 혈압	양적자료, 연속형 자료
성별	질적자료
식이상태	질적자료

3.3 그래프의 모양은 거의 대칭적이다. 흡연자의 분포와 비흡연자의 분포가 같지는 않다. 흡연자의 분포가 조금 오른쪽으로 비대칭임을 알 수 있다.

3.4 왼쪽으로 비대칭인 분포는 극적인 값이 왼쪽에 있는 경우이고,
오른쪽으로 비대칭인 분포는 극적인 값이 오른쪽에 있는 경우이다.

3.5
 a. 막대그림표
 b. 도수다각형
 c. 파이그림
 d. 선 그래프

3.6 줄기-잎 그림

		Frequency
40-49	79	2
50-59	012222335555566667788899999999	30
60-69	00000111111111222344555666666666677888888	41
70-79	000000111333335557778	21
80-89	00236	5
90-99	1	
		Total 100

 a. 가장 작은 값 : 47, 가장 큰 값 : 91
 b. 가장 빈도가 많은 값 : 61

3.7 줄기-잎 그림

		Frequency
150-154	022222244	9
155-159	5555555557777777799999	22
160-164	0000000000000001111222222222444	31
165-169	555555555555555555666779	24

170-174	0 0 0 0 0 0 0 0 1 1 2 2 3	13
175-179	5	1
Total		100

a. 가장 작은 값 : 150, 가장 큰 값 : 175
b. 가장 빈도가 많은 값 : 165

3.8 a. 흡연자($n=37$) b. 비흡연자($n=63$)

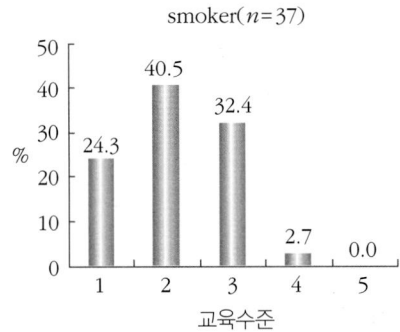
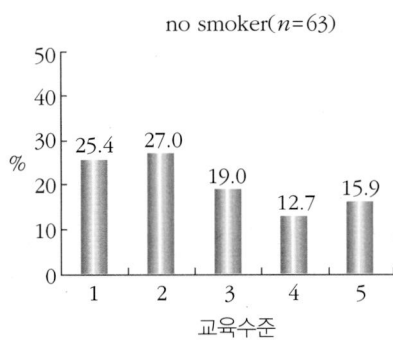

비흡연자가 더 높은 영역은 전문대학(4)과 대학교(5)의 교육수준이다.

3.9

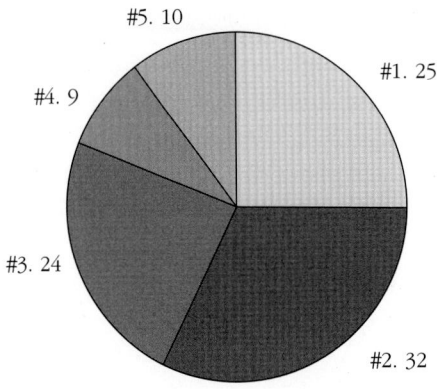

3.10 a. 체중조절 프로그램에 참여한 25명의 체중감량에 대한 도수분포표

체중감량	f	%
2-3	3	12
4-5	5	20
6-7	3	12
8-9	7	28
10-11	6	24
12-13	1	4
	25	100

b.
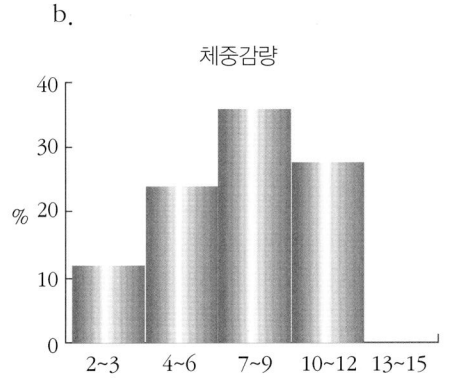

c.
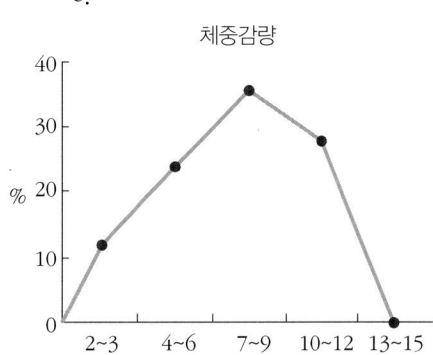

d. 이 분포는 왼쪽 비대칭 경향이 보인다.
체중을 많이 줄인 사람보다 적게 줄인 사람이 더 많다는 판단이 가능하다.

e. 가장 많은 빈도의 값 : 9

제 4 장

4.1 평균 = 24/6 = 4
중앙값 = 4
최빈값 = 5
범위 = 8 − 1 = 7
분산 = $\frac{\sum(x-\bar{x})^2}{n-1}$ = 32/5 = 6.40
표준편차 = $\sqrt{분산}$ = 2.53

4.2 a. 중앙값 = 5, 평균 = 5, 범위 = 9
b. 표준편차 = 3.10
c. 표준편차 = 3.10
d. 같다.
 − 범위가 크기 때문에 표준편차도 크게 나왔다.

4.3 범위=102−40=62
중앙값 = 72
최빈값 = 70

4.4 a. $CV_H = \frac{s}{\bar{x}} \times 100 = \frac{5.60}{161.75} \times 100 = 3.46$

$CV_W = \frac{s}{\bar{x}} \times 100 = \frac{8.61}{64.22} \times 100 = 13.41$

b. 몸무게의 변동계수가 거의 4배 크다.

4.5 a. $\bar{x} = \frac{13,010}{100} = 130.10$

$s^2 = \frac{1,737,124 - 1,692,601}{99} = 449.73$, $s = 21.21$

b. 108.89, 151.31
c. 87.68, 172.52
d. 66.47, 193.73
e. 68.3%, 95.4%, 99.7%

4.6 분산 = $s^2 = (38.82)^2 = 1506.99$

4.7 a. i. 138, 190, 128, 152, 134, 108, 118, 138, 108, 126, 176, 112, 92, 152, 98, 112, 120, 140, 94, 150, 144, 156, 140, 150, 162
ii. 116, 130, 1336, 134, 162, 162, 118, 142, 104, 140, 142, 112, 116, 134, 108, 114, 154, 128, 110, 140, 122, 122, 12, 128

$\bar{x}_1 = \frac{\sum x}{n} = \frac{3338}{25} = 133.52$

$s_1 = \sqrt{\frac{\sum x^2 - (\sum x)^2/n}{n-1}} = \sqrt{\frac{460,748 - 445,689.76}{24}} = \sqrt{627.43} = 25.05$

$\bar{x}_2 = \frac{\sum x}{n} = \frac{3152}{24} = 131.33$

$$s_2 = \sqrt{\frac{\sum x^2 - (\sum x)^2/n}{n-1}} = \sqrt{\frac{421,472 - 413,962.67}{23}} = \sqrt{326.49} = 18.07$$

b. 첫 번째 그룹의 표준편차가 더 크다 : 25.05 − 18.07 = 6.98

c. 두 번째 그룹보다 첫 번째 그룹의 관찰값들이 더 넓게 퍼져있기 때문에 첫 번째 그룹의 분산이 더 크다.

4.8 a. CV = $\frac{s}{\bar{x}}$ × 100 = $\frac{21.21}{130.1}$ × 100 = 16.3 %

b. CV = $\frac{s}{\bar{x}}$ × 100 = $\frac{38.82}{216.96}$ × 100 = 17.9 %

c. 혈압의 변동계수가 콜레스테롤 수치의 변동계수보다 작다. 변동계수는 단위와 상관없는 값이다.

4.9 a. 왼쪽으로 비대칭

b. 오른쪽으로 비대칭

c. 대칭

4.10 $\sigma = \sqrt{\sigma^2} = \sqrt{144} = 12$

4.11 a. 평균, 중앙값, 최빈값이 같은 경우는 빈도의 분포가 대칭적인 경우이다.

b. 평균 15, 중앙값 10, 최빈값 5인 경우는 빈도의 분포가 오른쪽으로 비대칭인 경우다.

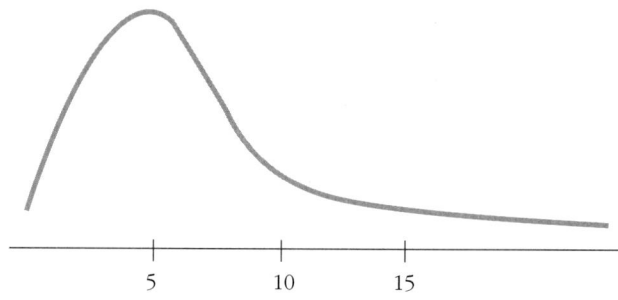

4.12 표본평균 $\bar{x} = \frac{\sum_{i=1}^{n} x}{n}$ 는 표본의 수 n에 의해 변하며,

모집단의 평균 $\mu = \frac{\sum_{i=1}^{N} x}{N}$ 는 모집단 전체 수 N에 의해 변한다.

제 5 장

5.1 $\{TT, TH, HT, HH\}$

$$P(H=0) = \left(\frac{1}{2}\right)\left(\frac{1}{2}\right) = \frac{1}{4}$$

$$P(H=1) = \left(\frac{1}{2}\right)\left(\frac{1}{2}\right) + \left(\frac{1}{2}\right)\left(\frac{1}{2}\right) = \frac{1}{2}$$

$$P(H=2) = \left(\frac{1}{2}\right)\left(\frac{1}{2}\right) = \frac{1}{4}$$

5.2 $\{TTT, TTH, THT, THH, HTT, HTH, HHT, HHH\}$

a. $P(H=2) = \frac{3}{8}$

b. $P(H \leq 2) = \frac{7}{8}$

5.3 $\{GGG, GGB, GBG, GBB, BGG, BGB, BBG, BBB\}$

a. $P(B=2 \text{ and } G=1) = \frac{3}{8}$

b. $P(G=0) = \frac{1}{8}$

c. $P(G=1 \text{ 후에 } B=2) = \frac{1}{8}$

 – a는 순서를 고려하지 않아도 된다.

5.4 a. $P(\text{sum } 8) = \frac{5}{36}$

b. $P(\text{sum } 7 \text{ and 두주사위숫자} < 4) = 0$

5.5 a. $P(O \text{ or } R) = \frac{10 + 15}{10 + 30 + 20 + 15} = \frac{25}{75} = \frac{1}{3}$

b. $P(\text{not } B) = \frac{55}{75} = \frac{11}{15}$

c. $P(B \text{ or } W \text{ or } B) = \frac{60}{75} = \frac{4}{5}$

5.6 $P(W) = \frac{7}{10}, \quad P(B) = \frac{9}{10}$

a. $P(W \text{ and } B) = \left(\frac{7}{10}\right)\left(\frac{9}{10}\right) = \frac{63}{100}$

b. $P(B \text{ and not } W) = \left(\frac{9}{10}\right)\left(\frac{3}{10}\right) = \frac{27}{100}$

c. $P(W \text{ and not } B) = \left(\dfrac{7}{10}\right)\left(\dfrac{1}{10}\right) = \dfrac{7}{100}$

d. $P(W \text{ or } B) = \dfrac{7}{10} + \dfrac{9}{10} - \dfrac{63}{100} = \dfrac{97}{100}$

5.7 a. $P(V) = \dfrac{18 + 22}{18 + 22 + 20 + 23} = \dfrac{40}{83}$

b. $P(W) = \dfrac{45}{83}$

c. $P(\text{not } W \text{ and } V) = \dfrac{18}{83}$

5.8 a. $P(H \text{ or } T) = \dfrac{19}{100}$

b. $P(P) = \dfrac{40}{100}$

c. $P(C > 250 \text{ and } S > 130) = \dfrac{9}{100}$

5.9 $5! = 5 \times 4 \times 3 \times 2 \times 1 = 120$

5.10 $10P4 = \dfrac{10!}{(10-4)!} = \dfrac{3{,}628{,}800}{720} = 5040$

5.11 $9C5 = \dfrac{9!}{5!(9-5)!} = \dfrac{362{,}880}{(120)(24)} = 126$

5.12 $10C4 = \dfrac{10!}{4!(10-4)!} = \dfrac{3{,}628{,}800}{(24)(720)} = 210 = 10C6$

5.13 a. $P[X=3] = \dfrac{5!}{3!(5-3)!}(0.5)^3(1-0.5)^5 = \dfrac{120}{6(2)}(0.5)^3(0.5)^2 = 0.3125$

b. $P[X \leq 1] = P[X=0] + P[X=1] = 0.03125 + 5C1$
$= 0.03215 + 0.15625 = 0.1875$

5.14 $n = 20, \quad p = 0.25$

a. $P[X=3] = 0.1339$

b. $P[X<3] = 1 - P[X \geq 3] = 1 - 0.9087 = 0.0913$

5.15 $n = 10, \quad p = 0.1$

a. $P[X=10] = 0$

b. $P[X \geq 3] = 1 - (0.3487 + 0.3487 + 0.1937) = 0.0702$

5.16 $n = 12$, $p = 0.25$

   a. $P[X = 4] = 0.1936$

   b. $P[X \geq 4] = 1 - 0.6488 = 0.3512$

5.17 $M = 10$, $F = 15$, $P(\text{M smoker}) = \frac{1}{2}$, $P(\text{F smoker}) = \frac{1}{3}$

   a. $P[Ms = 4] = 0.2051$, $P[Fs = 6] = 0.1786$

   $P[Ms = 4 \text{ and } Fs = 6] = (0.2051)(0.1786) = 0.366$

   b. $P[Ms = 10] = 0.0010$, $P[Fs = 15] = 0.0023$

   $P[Ms = 10 \text{ and } Fs = 15] = (0.0010)(0.0023) = 0.000$

   b. $P[Ms = 0] = 0.0010$, $P[Fs = 0] = 0.0023$

   $P[Ms = 0 \text{ and } Fs = 0] = (0.0010)(0.0023) = 0.000$

5.18

Class Interval	Nonsmokers f_i	Smoker f_i	Total
90-109	10	5	15
110-129	24	15	39
130-149	18	10	28
150-169	9	3	12
170-189	2	2	4
190-209	0	2	2
Total	63	37	100

   a. $P(A) = \frac{63}{100} = 0.63$

   b. $P(B) = \frac{37}{100} = 0.37$

   c. $P(C) = \frac{6}{100} = 0.06$

   d. $P(C \mid A) = \frac{P(C \cap A)}{P(A)} = \frac{2/100}{0.63} = 0.0317$

   e. $P(C \mid B) = \frac{P(C \cap B)}{P(B)} = \frac{4/100}{0.37} = 0.1081$

   - 흡연자(B) 중에서 혈압(C)이 ≥170인 사람을 선택하는 조건부 확률은 비흡연자(A) 중에서 선택한 값보다 3배이다.

   $P(C \mid B) \neq P(C)$, 즉 $0.1081 \neq 0.06$이므로 흡연경향과 혈압은 서로 독립이 아니다.

제6장

6.1 a. 0.4911
b. 2 × (0.4678) = 0.9356
c. 0.4990

6.2 a. 0.5 − 0.4582 = 0.0418
b. 0.5 − 0.4946 = 0.0054
c. 0

6.3 a. 1.645
b. ±1.96
c. ±1.645

6.4 a. 1.645
b. 0

6.5

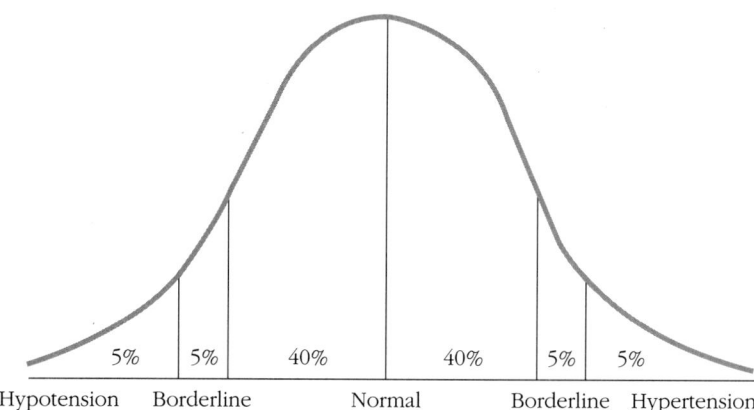

6.6 a. $Z_1 = \dfrac{(x-\mu)}{\sigma} = \dfrac{(45-60)}{10} = -1.5$
$Z_2 = \dfrac{(x-\mu)}{\sigma} = \dfrac{(75-60)}{10} = 1.5$

연습문제 해답 315

area = 2 × (0.4332) = 0.8664 ⇒ 86.6

b. $X < 50$, $Z = \frac{(50-60)}{10} = -1$, area = 0.5 − 0.3413 = 0.1587 ⇒ 15.9%

c. $X \geq 75$, $Z = \frac{(75-60)}{10} = 1.5$, area = 0.5 − 0.4332 = 0.0668 ⇒ 6.68%

6.7 평균(mean) = 75, 표준편차(σ) = 8, 90% Z값 = 1.28

$1.28 = \frac{(x-75)}{8}$, $x = (1.28)8 + 75 = 85.24$ ⇒ 86점

6.8 평균 = 50, 표준편차 = 12

$P(x < 35) = \frac{(35-50)}{12} = -1.25$, area = 0.5 − 0.3944 = 0.1056

6.9 a. 표준 정규분포는 평균(mean) = 0, 표준편차(SD) = 1.0을 가진다. 다른 분포는 다양한 평균과 표준편차를 가진다.

b. 표준 정규분포가 영역(area)을 구하기에 더욱 용의하기 때문이다.

6.10 a. $\bar{x} = 55$, $SD = 6$

$Z = \frac{(65-55)}{6} = \frac{10}{6} = 1.67$

$P[Z > 1.67] = 0.5 - 0.4525 = 0.475$

5%보다 적은 사람이 65세까지 살아남을 것이다.

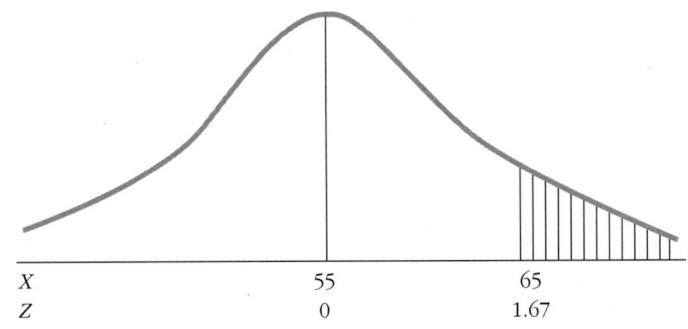

b. 이 기대여명 값이 정규분포를 따라야 한다.

6.11 a. $x = 500 + (1.65)100 = 665$

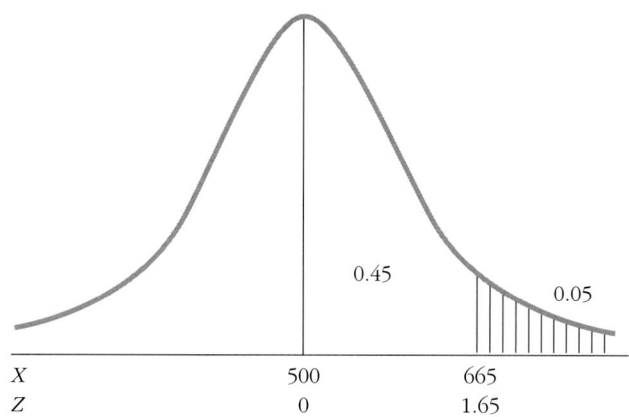

b. 1만 명의 5% = 50,000
c. $x = 500 + (0.25)100 = 525$
   $x = 500 + (1.28)100 = 628$

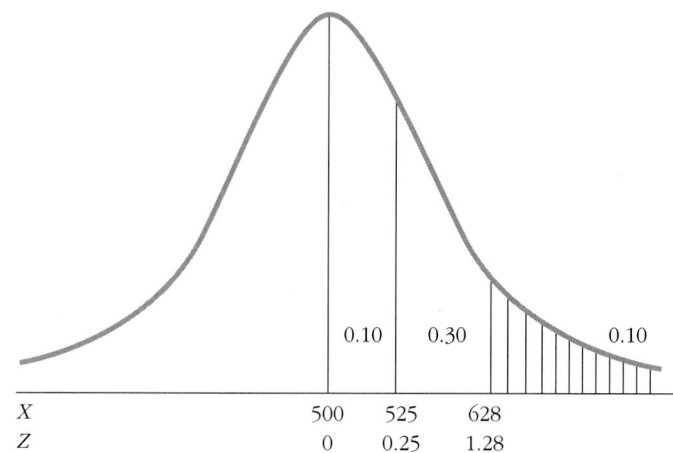

d. 1만 명의 30% = 300,000
e. $x = 500 + (1.65)100 = 665$
   $x = 500 + (-1.65)100 = 335$

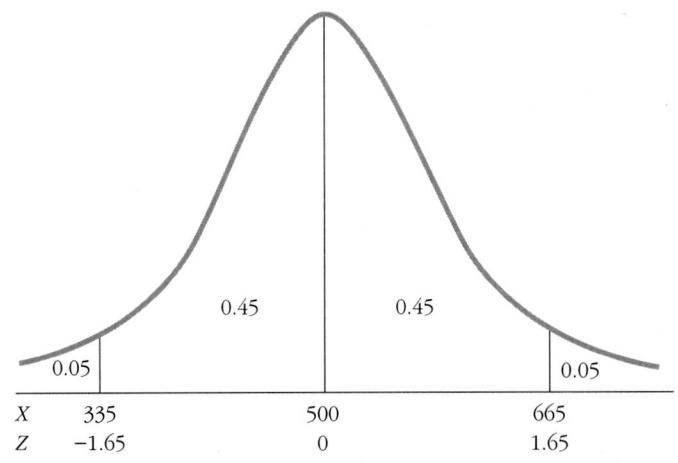

⇒ 중앙 90%의 점수는 335점에서 665점 사이이다.

f. $Z = \frac{(350 - 500)}{100} = -1.50$

0.068, 즉 7%가 350점 이하의 점수를 획득하였다.

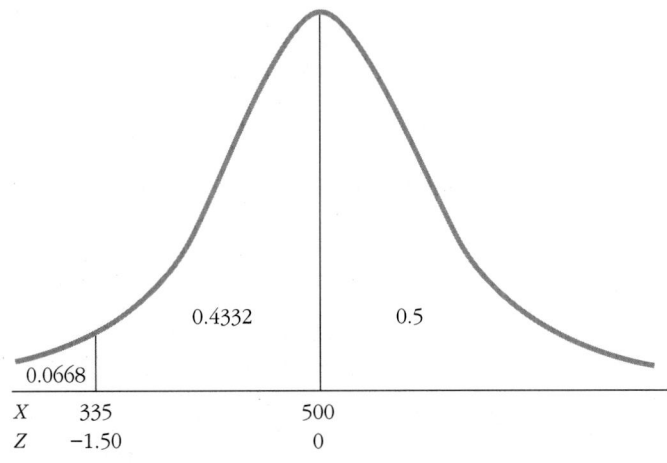

6.12 $\overline{X} = 4.7G$, $SD = 0.8G$

$P(\text{pilot} < 3.5G)$

$= P\left(Z < \frac{3.5 - 4.7}{0.8} = \frac{-1.2}{0.8} = -1.5\right) = 0.05 - 0.4332 = 0.0668$

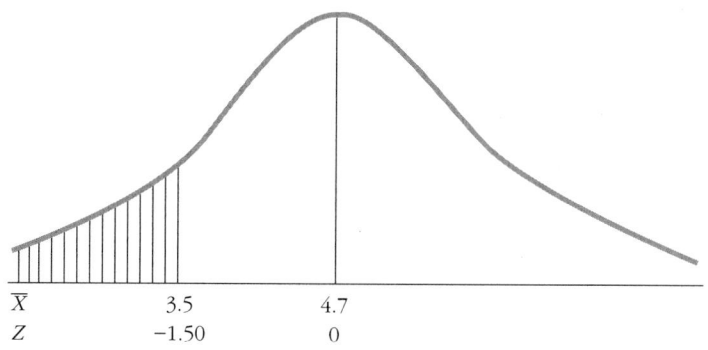

6.13 a. $x = \mu + Z\sigma$, $x = 195 + 1.645(10) = 211.45$
⇒ 211.45 이상이다.
b. $Z = \dfrac{x - \mu}{\sigma}$. $Z = \dfrac{180 - 198}{10} = \dfrac{-15}{10} = -1.50$
⇒ area = 0.0668, 즉 약 7%이다.
c. $0.4332 + 0.1915 = 0.6247$, 즉 약 62%이다.

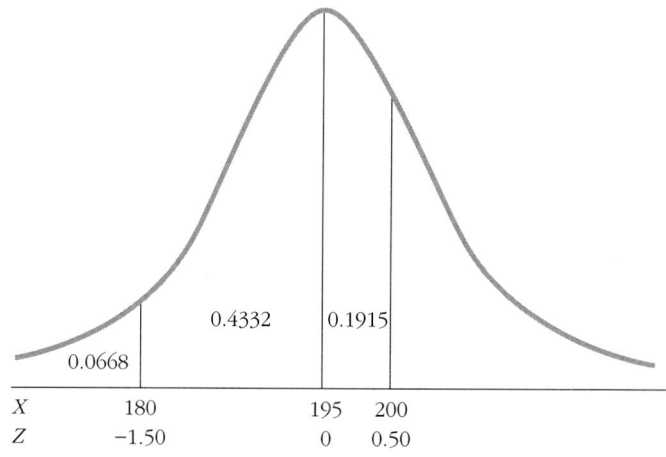

제7장

7.1 $n = 36$, $\mu = 120$, $\sigma = 15$
거의 정규분포를 따르므로 평균은 같고 표준편차는 $\dfrac{\sigma}{\sqrt{n}}$이다.

7.2 $n = 25, \mu = 60, \sigma = 10$

a. $P(57 < \bar{x} < 63)$

$$Z_1 = \frac{(57-60)}{(10/5)} = -1.5, \quad Z_2 = \frac{(53-60)}{(10/5)} = 1.5$$

area = 2 × (0.4332) = 0.8664 ⇒ 86.6%

b. $P(\bar{x} > 61)$

$$Z = \frac{(61-60)}{(10/5)} = 0.5,$$

area = 0.5 − 0.1915 = .3085 ⇒ 30.9%

7.3 $\mu = 50, \sigma = 12$

a. $SE(\bar{x}) = \dfrac{12}{\sqrt{16}} = 3$

b. $SE(\bar{x}) = \dfrac{12}{\sqrt{64}} = 1.5$

c. n이 커질수록 $SE(\bar{x})$ 값은 작아진다.

7.4 $n = 15, \mu = 71, \sigma = 5$

a. $P(\bar{x} \geq 77)$

$$Z = \frac{(77-71)}{(5/\sqrt{15})} = 4.65,$$

area = 0.999

$P(\bar{x} > 77) = 0.999$

b. $P(65 < \bar{x} < 75)$

$$Z_1 = \frac{(65-71)}{(5/\sqrt{15})} = -4.65, \quad Z_2 = \frac{(75-71)}{(5/\sqrt{15})} = 3.099$$

area = 0.999

7.5 $\mu = 52.5, \sigma = 4.5$

a. $n = 10, Z = \dfrac{(56-52.5)}{(4.5/\sqrt{10})} = 2.460$, area = 0.0069

b. $n = 15, Z = \dfrac{(56-52.5)}{(4.5/\sqrt{10})} = 2.460$

7.6 $\mu = 3360, \sigma = 490$

a. $Z_1 = \dfrac{(2300-3360)}{(490)} = -2.1633$, area = 0.4846

$$Z_2 = \frac{(4300 - 3360)}{(490)} = 1.9184, \text{ area} = 0.4726$$

Total area = 0.9572

∴ $P(2300 < x < 4300) = 0.96$

b. $Z = \frac{(5000 - 3360)}{(490)} = 3.3469, \text{ area} = < 0.001$

7.7 a. $\bar{x} = 3360, \sigma = \frac{490}{\sqrt{49}}$

b. $P(3100 < \bar{x} < 3600)$

$$Z_1 = \frac{(3100 - 3360)}{\left(\frac{490}{\sqrt{49}}\right)} = -3.7143, \quad Z_2 = \frac{(3600 - 3360)}{\left(\frac{490}{\sqrt{49}}\right)} = 3.4286$$

Total area = 0.999

∴ $P(3100 < \bar{x} < 3600) = 0.999$

c. $Z = \frac{(2500 - 3360)}{\left(\frac{490}{\sqrt{49}}\right)} = -12.2857, \text{ area} < 0.001$

∴ $P(\bar{x} < 2500) < 0.001$

7.8 a. 모집단 관찰값의 분포가 표본평균의 분포보다 더 다양하다.
　　표본평균의 분포는 모집단의 분포와 같은 의미를 갖지만, 분산은 더 작다.
　b. 표준편차는 각각의 x에 관한 분산을 측정한 값이다.
　　표준오차는 선택된 표본에 대한 $\bar{x}$에 관한 분산을 측정한 값이다.
　　결론적으로 이 값이 더 작다.
　c. 각각의 x들의 위치에 대해 논의하기 위해서는 표준편차를 사용한다.
　　표본그룹의 평균들에 대해 논의하기 위해서는 표준오차를 사용한다.

7.9 $\bar{x} = 200, \sigma = 25, n = 49$

$\sigma_{\bar{x}} = \frac{\sigma}{\sqrt{n}} = \frac{25}{\sqrt{49}} = \frac{25}{7} = 3.57$

$Z_1 = \frac{(190 - 200)}{3.57} = -2.80, \quad Z_2 = \frac{(2050 - 200)}{3.57} = 1.40$

$P[-2.80 \leq Z \leq 1.40] = 0.4974 + 0.4192 = 0.9166$

7.10 $\bar{x} = 2400, \sigma = 400, n = 64, \sigma_{\bar{x}} = \frac{\sigma}{\sqrt{n}} = \frac{400}{\sqrt{64}} = \frac{400}{8} = 50$

a. $\bar{x} > 2500 \Rightarrow Z > \frac{(2500 - 2400)}{50} = 2$

$P[Z > 2] = 0.5 - 0.4772 = 0.0228$

b. $2300 < \bar{x} < 2500 \Rightarrow -2 < Z < 2$

$P[-2 < Z < 2] = 2 \times (0.4772) = 0.9544$

c. $\bar{x} < 2350 \Rightarrow Z < \frac{(2350 - 2400)}{50} = \frac{-50}{50} = -1.0$

$P[Z < -1.0] = 0.5 - 0.3413 = 0.1587$

7.11 $\bar{x} = 118$, $\sigma = 12$

a. $112 < x < 124$

$\frac{112 - 118}{12} < Z < \frac{124 - 118}{12} \Rightarrow \frac{-6}{12} < Z < \frac{6}{12}$

$P[-0.5 < Z < 0.5] = 2 \times (0.1915) = 0.3830$

b. $112 < \bar{x} < 124$

$\frac{112 - 118}{\frac{12}{\sqrt{16}}} < Z < \frac{124 - 118}{\frac{12}{\sqrt{16}}} \Rightarrow \frac{-6}{3} < Z < \frac{6}{3}$

$P[-2 < z < 2] = 2 \times (0.4772) = 0.9544$

c. 소녀들 개개인의 혈압(x)에 대한 a의 결과와 $n = 16$명의 소녀들을 표본 추출한 후 표본에 대한 혈압의 평균($\bar{x}$)의 결과이기 때문에 3배 정도 차이가 난다.

7.12 $\bar{x} = 73$, $\sigma^2 = 121$

a. $P(80 < x < 100)$

$Z_1 = \frac{(80 - 73)}{11} = 0.64$, $Z_2 = \frac{(100 - 73)}{11} = 2.45$

area = $0.4929 - 0.2389 = 0.254$

b. $P(x > 90)$

$Z = \frac{(90 - 73)}{11} = 1.55$

area = $0.5 - 0.4394 = 0.0606$

7.13 $\bar{x} = 150$, $s = 40$

a. $P(x < 100)$

$Z < \frac{(100 - 150)}{40}$

7.14 $n = 100$, $\bar{x} = 150$, $s = 40$, $\text{SE}(\bar{x}) = 4$

$P[\bar{x} < 160] \Rightarrow P\left[Z < \dfrac{160 - 150}{\text{SE}(\bar{x})} = \dfrac{10}{4} = 2.50\right]$

P[Z <2.5] < 0.9938

제8장

8.1 95% CI = $64 \pm 1.9840\,(8.61/\sqrt{100})$ = $62.29 < \mu < 65.71$
99% CI = $64 \pm 2.6260\,(8.61/\sqrt{100})$ = $61.74 < \mu < 66.26$

8.2 $H_0: \mu = 200$, $H_1: \mu > 200$
$\alpha = 0.05$, $\sigma = 16.67$, z임계점 = 1.645
$z = \dfrac{\bar{x} - \mu}{\sigma/\sqrt{n}} = \dfrac{211 - 200}{16.67/\sqrt{49}} = 4.62$
∴ z값이 기각역에 속하므로 귀무가설 기각, 결과는 유의적인 차이가 있다.
이 표본에 의하면, 과체중 남자의 혈중 콜레스테롤은 유의적으로 증가했다고 할 수 있다.

8.3 $H_0: \mu = 170$, $H_1: \mu > 170$
$\alpha = 0.05$, $\sigma = 16$, z임계점 = 1.645
$Z = \dfrac{177 - 170}{16/\sqrt{25}} = 2.19$
검정통계량 값이 기각역에 속하므로 귀무가설 기각함.
95% CI = $177 \pm 1.96\,(16/\sqrt{25})$ = (170.73, 183.27)
단측검정의 $P\text{-}value$ = 0.0143
$P\text{-}value < 0.05$ 이므로 귀무가설 기각함
즉 강원도 남자의 키는 한국인의 평균보다 크다고 할 수 있다.

8.4 $H_0: \mu = 4.6$, $H_1: \mu < 4.6$
$\mu = 4.6$, $n = 50$, $\bar{x} = 3.35$, $s = 0.5$
$z = \dfrac{\bar{x} - \mu}{s/\sqrt{n}} = \dfrac{3.35 - 4.6}{0.5/\sqrt{50}} = -17.67 < 1.645$
∴ 귀무가설 기각, 따라서 환자들의 혈액 중 칼륨농도는 정상인의 칼륨농도보다 낮다고 할 수 있다.

95% CI은

$$\overline{X} \pm z_{\frac{\alpha}{2}} \frac{\sigma}{\sqrt{n}} = 3.35 \pm 1.96 \frac{0.5}{\sqrt{50}} = 3.35 \pm 0.1386 = (3.2114, 3.4886)$$

8.5 $H_0: \mu = \frac{375}{10^9}, H_1: \mu \neq \frac{375}{10^9}$

$\mu = \frac{375}{10^9}, \overline{x} = \frac{450}{10^9}, s = \frac{63.5}{10^9}, n = 9$

$t = \frac{\overline{x} - \mu}{s/\sqrt{n}} = \frac{450/10^9 - 375/10^9}{(63.5/10^9)/\sqrt{9}} = 3.543 > t_{0.025}(8) = 2.306$

∴ 귀무가설 기각, 즉 헤로인 복용자의 혈액 속 포도당의 농도는 정상인과 다르다.

제 9 장

9.1 SAS 프로그램

```
proc ttest data= stat.health;
  class gender;
  var ht ;
  run;
```

분석결과

```
                        The TTEST Procedure
                            Statistics
                    Lower CL          Upper CL Lower CL          Upper CL
Variable  gender  N   Mean    Mean     Mean    Std Dev  Std Dev  Std Dev  Std Err
ht             1  33  166.94  169.09   171.24   4.8808   6.0692   8.0277   1.0565
ht             2  57  159.76  160.98   162.21   3.9      4.6194   5.6668   0.6119
ht      Diff(1-2)     5.8508  8.1085   10.366   4.5267   5.1936   6.0929   1.1361

                             T-Tests
Variable    Method       Variances     DF     t Value     Pr>|t|
   ht       Pooled         Equal       88      7.14       <.0001
   ht       Satterthwaite  Unequal     53.6    6.64       <.0001

                      Equality of Variances
Variable    Method       Num DF    Den DF    F Value    Pr>F
   ht       Folded F       32        56       1.73     0.0729
```

1. 모분산비교

   1) 가설설정 $H_0: \frac{\sigma_1^2}{\sigma_2^2} = 1$

$$H_1: \frac{\sigma_1^2}{\sigma_2^2} \neq 1$$

2) 검정통계량 $F = \dfrac{S_1^2}{S_2^2} = 1.73$

   $P\ value = 0.0729 > 0.05$

3) H_0 기각할 수 없음, 즉 두 모집단의 분산은 같다.

2. 두 모평균의 비교

   1) 가설 $H_0: \mu_1 = \mu_2,\ H_1: \mu_1 \neq \mu_2$

   2) 검정통계량 $t = 7.14$ (두 모집단의 분산이 같다고 결론이 났으므로 Equal variance의 값을 취한다.)

      $P\ value = <.0001 < \alpha = 0.05$

   3) H_0 기각, 즉 남자와 여자의 키는 차이가 있다.

9.2 SAS 프로그램

```
proc ttest data= stat.health;
   paired wt1*wt2; run;
```

```
                         The TTEST Procedure
                              Statistics

              Lower CL        Upper CL Lower CL        Upper CL
Difference N    Mean    Mean    Mean   Std Dev Std Dev Std Dev  Std Err  Mini  Maxi
wt1-wt2    90  0.6979  1.0111  1.3243  1.3042  1.4953  1.7525   0.1576   -4    8

                                T-Tests
          Difference          DF         t Value         Pr>|t|
           wt1-wt2            89          6.42           <.0001
```

1) 가설 $H_0: D = 0$ 다이어트에 의해 체중변화가 없다.

   $H_1: D \neq 0$

2) 기초통계량 $\sum d_i = 1.0111$, $\sum d_i^2 = 1.4953$

   $\bar{d} = 1.0111$, $s_d = 1.4953$, $\dfrac{s_d}{\sqrt{n}} = \dfrac{1.4953}{\sqrt{90}} = 0.157$

3) 검정통계량 : $t = \dfrac{\bar{d} - D}{\frac{s_d}{\sqrt{n}}} = 6.42$

   $P\ value = <.0001 < \alpha = 0.05$

4) H_0 기각, 체중은 다이어트 전보다 후에 변화가 있다. 즉 감소하였다.

9.3 $H_0: \mu_1 = \mu_2$ $H_1: \mu_1 \neq \mu_2$
독립 t검정
$\alpha = 0.05$, $df = 14 + 18 - 2 = 30$, 임계점 $t_{0.025, 30} = 2.04$
검정통계량 $t = 2.982$
$P\ value = 0.0056$
95% CI: (3.47, 18.53)
∴ 귀무가설 기각,
흡연자의 맥박은 비흡연자의 맥박보다 유의적으로 높았다.

9.4 $H_0: \mu_1 = \mu_2$
$H_1: \mu_1 \neq \mu_2$
독립 t검정
$\alpha = 0.05$, $df = 40 + 43 - 2 = 81$, 임계점 $t_{0.025, 81} = 1.99$
$S_p = 11.55$ 검정통계량 $t = \dfrac{73.5 - 72.9}{11.55\sqrt{(1/40 + 1/43)}} = 0.236$
$P\ value > 0.05$
95% CI $= 0.6 \pm 1.99\,(2.53) = -4.43 < \mu < 5.63$
∴ 귀무가설을 기각하지 못함, 즉 두 그룹 사이에 이완기 혈압의 차이가 있다는 증거가 충분치 않다.

9.5 $S_p^2 = 131.51$
$3.1 \pm 2.64\,(11.47)\sqrt{\dfrac{1}{38} + \dfrac{1}{45}} = -3.57,\ 9.77$
∴ $-3.57 < \mu_1 - \mu_2 < 9.77$

제 10 장

10.1 ① $H_0: P = .5$
$H_1: P \neq .5$
② $\alpha = .5$
③ $\hat{P} = \dfrac{123}{300} = .41$ $SE(\hat{P}) = \sqrt{\dfrac{pq}{n}} = \sqrt{\dfrac{(.5)(.5)}{300}} = .0289$
$Z = \dfrac{\hat{P} - P}{SE(\hat{P})} = \dfrac{.41 - .50}{.0289} = -3.11$
④ $-3.11 < -1.96$이므로 H_0를 기각

⑤ 50%의 성인 운전자들이 규칙적으로 안전벨트를 착용한다고 볼 수 없다.

⑥ $95\% \ CI(P) = \hat{P} \pm 1.96 \sqrt{\dfrac{\hat{P}(1-\hat{P})}{n}}$

$\qquad = .41 \pm 1.96 \sqrt{\dfrac{(.41)(.59)}{300}}$

$\qquad = .41 \pm .056$

$\qquad = (.354, .466)$

10.3 ① $H_0 : P_1 \geq P_2$

$H_1 : P_1 < P_2$

② $\alpha = .5 \ Z = 1.645$

③ $\hat{P}_1 = \dfrac{78}{100} = .78 \quad \hat{P}_2 = \dfrac{90}{100} = .90 \quad \overline{P} = \dfrac{90+78}{100+100} = .84$

$Z = \dfrac{.90 - .78}{\sqrt{\dfrac{(.84)(.16)}{100} + \dfrac{(.84)(.16)}{100}}} = \dfrac{.12}{.0518} = 2.32$

④ .32 > 1.645이므로 영가설을 기각

⑤ 새로운 치료법이 재래식 치료법보다 더 효과적이라고 말할 수 있다.

⑥ $95\% \ CI(P_1 - P_2) = (\hat{P}_1 - \hat{P}_2) \pm 1.96 \sqrt{\dfrac{\hat{P}_1(1-\hat{P}_1)}{n_1} + \dfrac{\hat{P}_2(1-\hat{P}_2)}{n_2}}$

$\qquad = (.78 - .90) \pm 1.96 \sqrt{\dfrac{(.78)(.22)}{100} + \dfrac{(.90)(.10)}{100}}$

$\qquad = -.12 \pm .100$

$\qquad = (-.220, -.020)$

제 11 장

11.1 $F_{1, 16} = 4.49 \ ; \ F_{3, 16} = 3.24 \ ; \ F_{3, 36} = 2.88$

11.3

	SS	df	MS	F
Treatment			40	4
Blocks	240		48	4.8
Error		20	10	
Total				

$F = 4 > F_{4, 20} = 2.87$ 로 $\alpha = 0.05$ 수준에서 유의하므로 영가설을 기각하여 처리효과가 있다고 결론을 내린다.

11.5 1) $H_0 : \mu_1 = \mu_2 = \mu_3$ (모든 집단에서 평균 자녀수는 같다.)
2) $H_1 : \mu_l \neq \mu_k$ ($k = 1, 3$)
3) ANOVA Table

Source of Variation	SS	df	MS	F Ratio
Between	381.67	2	190.84	26.84
Within	191.90	27	7.11	$F_{.95}(2, 27) = 3.35$
Total	573.57	29		

$HSD = q(\alpha, k, N-k)\sqrt{\dfrac{MSW}{n}} = 3.53\sqrt{7.10/10} = 3.53(.843) = 2.97$

	1.7	7.7	10.2
1.7	–	6.0	8.5
7.7		–	2.5
10.2			

4) 6.0과 8.5가 2.97보다 크므로 1.7 – 7.7, 1.7 – 10.2 집단만이 $\alpha = .05$에서 유의하다.
5) 결론 : 영가설을 기각하므로 가족당 자녀수에 따라 가족계획 상담의 필요성이 다르다.

제12장

12.1 ① H_0 : 현재까지 100개비의 담배흡연경험과 건강상태는 독립적이다.
H_1 : 현재까지 100개비의 담배흡연경험과 건강상태는 관련성이 있다.
② $X^2_{df} = 2, \alpha = .5 = 5.911$
③

Self-reported health status	Have you smoked 100 cigarettes in your life?		
	Yes(E)	No O(E)	Total
Excellent	142(156.62)	227(212.38)	369
Very good/good	358(358.81)	475(485.19)	843
Fair/poor	122(117.57)	155(159.43)	277
Total	632	857	1,489

④ $X^2 = \sum (O-E)^2/E = 1.36 + 1.01 + .026 + .214 + .167 + .123 = 2.9$
⑤ $2.9 < 5.991$ 영가설 채택
⑥ 결론 : 유의수준 .05에서 100개비의 담배흡연경험여부와 건강상태는 아무 관련성이 없다.

12.3 ① H_0 : 흡연여부가 만성기침비율에 있어 동질성이 있다.
H_1 : 흡연여부가 만성기침비율에 있어 동질성이 없다.
② $X^2_{df} = 1, \alpha = .5 = 3.84$
③ $X^2 = \dfrac{(99-52.73)^2}{52.73} + \dfrac{(17-63.27)^2}{63.27} + \dfrac{(151-197.27)^2}{197.27} + \dfrac{(283-236.73)^2}{236.73} = 94.33$
④ $94.33 > 3.84$이므로 영가설 기각
⑤ 결론 : 흡연자와 비흡연자 사이에 만성기침을 하는 비율이 동일하게 분포하지 않는다.

12.5 ① H_0 : 성별과 흡연상태는 독립적이다.
H_1 : 성별과 흡연상태는 관련성이 있다.
② $X^2_{df} = 1, \alpha = .5 = 3.84$
③ $X^2 = \dfrac{(|21 \times 31 - 15 \times 33| - 100/2)^2 \, 2100}{(36)(64)(54)(46)} = .196$
④ $.196 < 3.84$이므로 영가설 채택
⑤ 결론 : 성별은 흡연상태와 관련성이 없다.

제13장

13.1 $H_0: \rho = 0 \quad H_1: \rho \neq 0$

$$r = \frac{\sum xy - \frac{(\sum x)(\sum y)^2}{n}}{\sqrt{\left[\sum x^2 - \frac{(\sum x)^2}{n}\right]\left[\sum y^2 - \frac{(\sum y)^2}{n}\right]}} = \frac{169140 - \frac{(6640)(226)}{11}}{\sqrt{\left(5440400 - \frac{6640^2}{11}\right)\left(6018 - \frac{226^2}{11}\right)}}$$

$$= \frac{32718}{44377} = 0.7373$$

$$t = \frac{r - 0}{\sqrt{(1 - r^2)/(n - 2)}} = \frac{0.7373}{\sqrt{1 - 0.54/9}} = \frac{0.7373}{0.2261} = 3.26 > 2.26$$

$t_{\frac{\alpha}{2}}(n-2) = t_{0.025}(9) = 2.26$

∴ 유의수준 5%하에서 검정통계량 t값이 기각역에 속하므로 H_0를 기각한다. 즉 1950년의 폐암사망률은 1930년의 흡연량과 유의적인 상관관계가 있다고 할 수 있다.

13.2 SAS program
```
proc corr data= stat.health;;
    var  ht wt1 fat vitC; run
```
분석결과

Pearson Correlation Coefficients, N = 90
Prob>|r| under H0: Rho=0

	ht	wt1	fat	vitC
ht	1.00000			
ht				
wt1	0.77297	1.00000		
wt1	<.0001			
fat	0.01257	-0.10630	1.00000	
fat	0.9064	0.3187		
vitC	0.11767	0.10579	0.38767	1.00000
vitC	0.2694	0.3210	0.0002	

1) 키와 체중과의 관계

① 가설설정 $H_0: \rho = 0 \quad H_1: \rho \neq 0$

② 단순 통계량 계산

상관계수 $r = 0.77297$

③ p값 $< .0001$

④ 통계적인 결정 : 유의수준 5%하에서 검정할 경우 P value는 유의수준 0.05보다

작으므로 H_0를 기각할 수 있다.

⑤ 결론 : 키와 체중은 상관관계가 있다고 할 수 있다.

2) 키와 지방섭취량과의 관계

　　$r = 0.01257$, p값$= 0.9064 > \alpha = 0.05$이므로 H_0를 기각할 수 없음.

　　∴ 키와 지방섭취량은 상관관계가 없다.

3) 키와 비타민C 섭취량과의 관계

　　$r = 0.11767$, p값$= 0.2694 > \alpha = 0.05$이므로 H_0를 기각할 수 없음.

　　∴ 키와 비타민C 섭취량은 상관관계가 없다.

4) 체중과 지방섭취량과의 관계

　　$r = -0.10630$, p값$= 0.3187 > \alpha = 0.05$이므로 H_0를 기각할 수 없음.

　　∴ 체중과 지방섭취량은 상관관계가 없다.

5) 체중과 비타민C 섭취량과의 관계

　　$r = 0.10579$, p값$= 0.3210 > \alpha = 0.05$이므로 H_0를 기각할 수 없음.

　　∴ 체중과 비타민C 섭취량은 상관관계가 없다.

6) 지방섭취량과 비타민C 섭취량과의 관계

　　$r = 0.38767$, p값$= 0.0002 < \alpha = 0.05$이므로 H_0를 기각할 수 있음.

　　∴ 체중과 비타민C 섭취량은 상관관계가 있다.

13.3 SAS program

```
proc reg data= stat.health;
   model  wt1= protein;
 run;
```

분석결과

```
                    The REG Procedure
                     Model: MODEL1
                 Dependent Variable: wt1

             Number of Observations Read          90

                    Analysis of Variance

                           Sum of        Mean
Source            DF       Squares       Square      F Value    Pr>F

Model              1      22.31796     22.31796       0.37      0.5448
Error             88    5314.17093     60.38831
Corrected Total   89    5336.48889

        Root MSE            7.77099     R-Square      0.0042
```

```
Dependent Mean        54.71111       Adj R-Sq      -0.0071
Coeff Var             14.20368
```

Parameter Estimates

Variable	Label	DF	Parameter Estimate	Standard Error	t Value	Pr>|t|
Intercept	Intercept	1	55.71627	1.84520	30.20	<.0001
protein	protein	1	-0.01067	0.01756	-0.61	0.5448

1. 관계식 : 체중 = 55.7 − 0.01067 × 단백질
2. 회귀직선의 기울기 평가
   ① 가설설정
      귀무가설 $H_0 : \beta = 0$
      대립가설 $H_1 : \beta \neq 0$
   ② 검정통계량 : $T = \dfrac{b}{SE(b)} = \dfrac{b-\beta}{\sqrt{\dfrac{MSE}{S_{xx}}}} = -0.61$
   ③ P값 = 0.5448
   ④ 통계적 결정 : 유의수준 5%하에서 검정할 경우 P value는 유의수준보다 크므로 H_0를 기각할 수 없다.
   ⑤ 결론 : 체중과 단백질섭취량의 관계는 위와 같은 단순 회귀직선의 식으로 설명할 수 없다.
3. 적합도(goodness of fit) 평가

$$R^2 = \dfrac{SSR}{SST} = \dfrac{22.31796}{5336.48889} = 0.0042$$

즉, 체중과 단백질섭취량의 관계는 위와 같은 단순 회귀직선의 식으로 표현할 때 0.42%, 즉 거의 설명력이 없음을 나타낸다.

13.4 SAS program : 다중회귀분석

```
proc reg  data= stat.health;
  model energy = fat income  meal smoke;
  run ;
```

The REG Procedure
Model: MODEL1
Dependent Variable: energy

Number of Observations Read   90
Analysis of Variance
                    Sum of   Mean

```
Source              DF          Squares      Square      F Value    Pr > F
Model                4          76295327    19073832      76.81     <.0001
Error               85          21106979      248317
Corrected Total     89          97402306

        Root MSE            498.31456        R-Square       0.7833
        Dependent Mean     2430.67930        Adj R-Sq       0.7731
        Coeff Var            20.50104
```

Parameter Estimates

```
                         Parameter    Standard
Variable    Label    DF   Estimate     Error     t Value    Pr>|t|

Intercept  Intercept  1    -6.89428   370.27602   -0.02     0.9852
fat        fat        1    32.46050     1.86632   17.39     <.0001
income     income     1    28.19783    43.41187    0.65     0.5177
meal       meal       1   260.88206   101.06778    2.58     0.0116
smoke      smoke      1    62.37086   152.83767    0.41     0.6842
```

1) 관계식 :

   에너지섭취량 = − 6.89 + 32.5 지방섭취량 + 28.2 수입 + 260.9 식사횟수 + 62.4 흡연

2) 다중회귀식의 유의성 검정

   ① 가설설정

   $H_0 : \beta_1 = \beta_2 = \beta_3 = \beta_4 = 0$

   $H_1 : H_0$가 틀리다.

   ② 검정통계량 : $F = \dfrac{MSR}{MSE} = \dfrac{SSR/k}{SSE/(n-k-1)} = 76.81$

   ③ P값 <.0001

   ④ 통계적 결정: 유의수준 5%하에서 검정할 경우 P value는 유의수준보다 작으므로 H_0를 기각할 수 있다.

   ⑤ 결론 : 에너지섭취량은 지방섭취량, 수입, 식사횟수, 흡연과 위와 같은 다중회귀 직선식으로 설명할 수 있다.

3) 적합도(goodness of fit) 평가

   $R^2 = \dfrac{SSR}{SST} = 0.7833$, 즉 다중회귀식으로 설명할 때 78.33%의 설명력이 있다.

제14장

14.1 윌콕슨 부호-순위 검정

차이의 순서	−5	5	9	19	−19	−27	28	38	44
순위	1.5	1.5	3	4.5	4.5	6	7	8	9

순위합 $W = 12, 33$

부록 표 8에서 $n = 9$인 경우의 양측검정인 경우 $\alpha = 0.05$일 때의 기각역은 $W \leq 6$이므로 귀무가설을 기각할 수 없다. 즉 두 가지 주스의 맛은 유의적인 차이가 없다고 할 수 있다.

14.2 크루스칼-왈리스 순위 검정

순위를 부여한 표는 다음과 같다.

	교사의 학습방법	
A	B	C
4	2	7
9	8	13
3	10	14
1	11	12
5	6	−
$R_1 = 22$	$R_2 = 37$	$R_3 = 46$

검정통계량

$$H = \frac{12}{14(14+1)} \Sigma \frac{R_i^2}{n_i} - 3(N+1) = \frac{12}{14(15)} \left(\frac{22^2}{5} + \frac{37^2}{5} + \frac{46^2}{4} \right) - 3(14+1) = 6.4$$

임계값 $\chi^2_{0.05, 2} = 5.99$

검정통계량 값은 기각역에 속하므로 귀무가설을 기각할 수 있다. 즉 3가지 교사의 학습 방법은 차이가 있다고 할 수 있다.

14.3 윌콕슨 순위합 검정

순위를 부여한 표는 다음과 같다.

모유 먹은 어린이			모유 먹지 않은 어린이		
번호	나이	순위	번호	나이	순위
1	14	10	1	9	4
2	15	11	2	10	5.5
3	12	7.5	3	8	3
4	13	9	4	6	1.5
5	19	12	5	10	5.5
			6	12	7.5
			7	6	1.5
			8	20	13

1) 가설설정

   H_0 : 모유를 먹은 어린이와 먹지 않은 어린이의 첫 충치 발생나이는 같다.

   H_1 : 모유를 먹은 어린이가 먹지 않은 어린이보다 첫 충치 발생나이가 더 많다.

2) 기본통계량 계산

   $W_1 = 49.5$ $W_2 = 41.5$

   $\overline{R}_1 = 9.9$ $\overline{R}_2 = 5.2$

3) 검정통계량 $W_e = \dfrac{n_1(n_1+n_2+1)}{2} = 35$, $\sigma_w = \sqrt{\dfrac{n_1 n_2 (n_1+n_2+1)}{12}} = 6.83$

   $Z = \dfrac{W_1 - W_e}{\sigma_w} = \dfrac{W_1 - \dfrac{n_1(n_1+n_2+1)}{2}}{\sqrt{\dfrac{n_1 n_2(n_1+n_2+1)}{12}}} = \dfrac{49.5 - 35}{6.83} = 2.12$

   단측검정이므로 $z_{0.05} = 1.645$

4) 통계적인 결정 : 유의수준 5%하에서 검정통계량이 기각역에 속하므로 귀무가설을 기각할 수 있다. 그러므로 모유를 먹은 어린이는 먹지 않은 어린이보다 첫 충치발생 나이가 높다고 결론을 내릴 수 있다.

14.4 스피어만의 순위 상관계수

$r_s = 1 - \dfrac{6 \sum d_i^2}{n(n^2-1)} = 1 - \dfrac{6(13.5)}{11(121-1)} = 0.94$

1) 가설설정

   $H_0 : \rho = 0$ 운동과 혈압과는 상관관계가 없다.

   $H_1 : \rho \neq 0$ 운동과 혈압과는 상관관계가 있다.

2) 검정통계량

$$t = r\sqrt{\frac{n-2}{1-r^2}} = \frac{0.94\sqrt{9}}{\sqrt{1-0.94^2}} = \frac{2.82}{0.34} = 8.3$$

$t = 8.3 > t_{0.01,9} = 3.25$

3) 통계적 결정 : 검정통계량 값이 기각역에 속하므로 귀무가설을 기각한다.
4) 결론 : 운동과 혈압과의 상관계수는 유의적으로 0이 아니라고 할 수 있다.

제 15 장

15.1 1) 비교하고자 하는 지역사회의 연령별 사망률을 파악한다.

2) 표준이 되는 인구집단을 선정한다.

<15 = 100 + 1000 = 1100
15 − 44 = 500 + 500 = 1000 ⎬ 3,200명
45 <= 1000 + 100 = 1100

개발지역과 개발도상지역의 연령별 사망률

연령	개발지역			개발도상지역		
	사망수	인구수	천명당 사망률	사망수	인구수	천명당 사망률
<15	1	100	10	20	1,000	20
15–44	25	500	50	50	500	100
45<	100	1,000	100	20	100	200
계 (보통사망률)	126	1,600	78.8	90	1,600	56.3

3) 두 지역의 연령별 사망률을 연령별 표준인구수에 곱하여 연령별 기대사망수를 계산한다.

두지역의 기대사망수

개발지역			개발도상지역		
천명당 사망률	표준인구	기대사망수	천명당 사망률	표준인구	기대사망수
10 ×	1,100 =	11	20 ×	1,100 =	22
50 ×	1,000 =	50	100 ×	1,000 =	100
100 ×	1,100 =	110	200 ×	1,100 =	220
		171			342

4) 두 지역에서 계산된 기대사망수를 전체 표준인구수로 나누어 표준화율을 계산한다.

개발지역 : 171 ÷ 3,200 = 53.4 / 1,000

개발도상지역 : 342 ÷ 3,200 = 106.9 / 1,000

결론 : 연령 표준화 후 두 지역의 사망률은 개발지역이 천명당 53.4인 데 비해, 개발도상지역이 106.9로서 개발도상지역이 거의 두 배 가까이 높다.

15.2 표준인구의 연령별 사망률을 비교하려는 지역사회의 연령별 인구수에 곱하여 연령별 사망수를 계산한다.

Xray 비정상그룹의 기대사망수

연령	Xray 비정상그룹 인구수	정상그룹의 연령별 사망률(1,000명당)	Xray 비정상그룹	
			기대사망수	관찰사망수
	(1)	(2)	(1)×(2)=(3)	(4)
15-34	23	2.5	0.058	1
35-54	24	11.5	0.276	5
55 이상	65	66.1	4.297	14
계	112		4.631	20

Xray비정상 그룹의 연령별 사망률이 만약 정상그룹의 연령별 사망률과 같았다고 가정할 때, Xray비정상 그룹에서 기대되는 사망수는 4.631명이다. 그러나 실제 Xray비정상 그룹에서의 관찰사망수는 20명이므로, 기대되는 사망수보다 4.3배나 많은 사망을 보였다.

* 표준사망비(Standardized Mortality Ratio) = 관찰사망수/기대사망수
$$= 20/4.631 = 4.3$$

보통사망률을 이용하여 두 지역을 비교하였을 때는 Xray비정상 그룹의 사망률이 10배나 높았으나, 연령분포의 차이를 통제하여 비교한 결과 4.3배가 높은 것으로 나타났다. Xray비정상 그룹의 사망률이 정상그룹보다 높은 정도가 연령표준화 비를 이용하여 비교함으로써 16배에서 4.3배로 낮아졌음을 볼 수 있다.

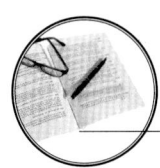# 참고문헌

김동희 외 (2003). 통계학 : 이론과 응용 개정판, 파주 : 자유아카데미.
성태제 (2007). 현대 기초통계학의 이해와 적용(개정5판). 서울 : 교육과학사.
안윤옥, 이무송 (2006). 보건통계학의 이해 제3판, 서울 : 정문각.
이외숙 외 (2006). 응용통계학 입문. 서울 : 경문사.
이재원, 박미라, 유한나 (2005). 생명과학연구를 위한 통계적 방법, 파주 : 자유아카데미.
이준영, 이은일 (2001). 보건.의학 통계학 : 기초 통계 및 역학연구를 위한 통계적 방법, 서울 : 계축문화사.
채서일 (2003). 사회과학조사방법론 제3판, 서울 : 학현사.
한국통계학회 (1997). 통계학용어집. 파주 : 자유아카데미.
홍종선, 박옥희, 최창현 (1996). 조사방법과 통계자료분석, 서울 : 박영사.

Armitage P., Berry G. J. N. (2001). *Matthews S. Statistical Methods in Medical Research.* John Wiley & Sons, Inc.

Bernard Rosner (2000). *Fundamentals of Biostatistics* 5th Ed. Duxbury Thomson Learning.

Bishop Y.M., Fienberg S.E., Holland P.W. (1980). *Discrete Multivariate Analysis*, The MIT Press.

Biswas A., Datta S., Fine J.P., Segal M.R. (2008). *Statistical Advances in the Biomedical Sciences: Clinical Trials, Epidemiology, Survival Analysis, and Bioinformatics.* John Wiley & Sons, Inc.

Breslow N.E., Day N.E. (1994). *Statistical Methods in Cancer Research.* IARC Scientific Publications.

Brookmeyer R., Stroup D.F. (2003). *Monitoring the Health of populations.* Oxford University Press.

Brunner E., Domhof S., Langer F. (2001). *Nonparametric Analysis of Longitudinal Data in Factorial Experiments.* John Wiley & Sons, Inc.

Chatterjee S., Hadi A.S. (2006). *Regression Analysis by Example.* John Wiley & Sons, Inc.

Collett D. (1996). *Modelling Survival Data in Medical Research.* Chapman & Hall.

Congdon P. (2005). *Bayesian Models for Categorical Data.* John Wiley & Sons, Inc.

Daniel, W.W. (2005). Biostatistics: *A Foundation for Analysis in the Health Science*, 8th Ed. Wiley & Sons, Inc.

David G. Kleinbaum (1996). *Survival Analysis: A self-Learning Text*. Springer.

Denise F. Polit, Cheryl Tatano Beck (2004). *Nursing Research: Principles and Methods* 7th Ed., Philadelphia: Lippincott Williams & Wilkins.

Dudewicz E.J., Mishra S.N. (1988). *Modern Mathematical Statistics*. John Wiley & Sons, Inc.

Fry J. C. (1993). *Biological Data Analysis*. Oxford University Press.

George G., Woodworth G.G. (2004). *Biostatistics: A Bayesian Introduction*. John Wiley & Sons, Inc.

Heagerty D. (2002). *Analysis of Longitudinal Data*. Oxford University Press.

Holford T. (2002). *Multivariate Methods in Epidemiology*. Oxford University Press.

Hollander M., Wolfe D.A. (1999). *Nonparametric Statistical Methods*. John Wiley & Sons, Inc.

Hosmer D.W., Lemeshow S. (1989). *Applied Logistic Regression*. John Wiley & Sons, Inc.

Johnson R.A., Dean D.W. (1982). *Applied Multivariate Statistical Ananlysis*. Prentice Hall, Inc.

Kahn H.A., Sempon C.T. (1993). *Statistical Methods in Epidemiology*. Oxford University Press.

Kelsey J.L., Whittemore A.S., Thompson W.D., Evan A.S. (1996). *Methods in Observational Epidemiology*. Oxford University Press.

Kotz S. (2005). *Encyclopedia of Statistical Sciences, 2nd Ed*. John Wiley & Sons, Inc.

Kuzma J.W. & Bohnenblust S.E. (2001). *Basic Statistics for the Health Sciences*. 4th Ed. Mayfield.

Kuzma J.W., Bohnenblust S.E. (2001). *Basic Statistics for the Health Sciences*. Mayfield Publishing Company.

Lyman Ott (1984). *An Introduction to Statistical Methods and Data Analysis*. Duxbury Press.

Mann P.S. (2006). *Introductory Statistics, Textbook and Student Study Guide, 6th Ed.* John Wiley & Sons, Inc.

Mendenhall W., Beaver R.J. (2004). Introduction to Probability and Statistics. Duxbury Press.

Moolgavkar S.H., Prentice R.L. (1986). *Modern Statistical Methods in Chronic Disease Epidemiology*. John Wiley & Sons, Inc.

Motulsky H., Christopoulos A. (2004). *Fitting Models to Biological Data Using Linear and Nonlinear Regression*. Oxford University Press.

Nancy Burns, Susan K. Grove (2005). *Study Guide for the Practice of Nursing Research: conduct, critique, and utilization*, 5th Ed. St. Louis: Elsevier Saunders.

Peat J., Barton B. (2005). A Guide to *Data Analysis and Critical Appraisal*. John Wiley & Sons, Inc.

Peat J., Barton B. (2005). *Medical Statistics: A Guide to Data Analysis and Critical Appraisal.* John Wiley & Sons, Inc.

Petrie A., Sabin C. (2005). *Medical Statistics at a Glance.* John Wiley & Sons, Inc.

Piantadosi S. (2005). *Clinical Trials: A Methodologic Perspective*, 2nd Ed. John Wiley & Sons, Inc.

Randles R.H. and Wolfe D.A. (1979). *Introduction to the Theory of Nonparametric Statistics.* John Wiley & Sons, Inc.

Rupert G.M., Bradley E. Byron W.B., Lincoln E.M. (1980). *Biostatistics Casebook.* John Wiley & Sons, Inc.

SAS(Statistical Analysis System), Version 9.13 (2008). by SAS institute Inc., Cary, NC, USA.

Seber G. A. F., Lee A.J. (1977). *Linear Regression Analysis.* John Wiley & Sons, Inc.

Selvin S. (1996). *Statistical Analysis of Epidemiologic Data.* Oxford University Press.

Selvin S. (1998). *Modern Applied Biostatistical Method.* Oxford University Press.

Weiss N. S. (2006). *Clinical Epidemiology: the Study of the Outcome of Illness.* Oxford University Press.

Willett W. (1998). *Nutritional Epidemiology.* Oxford University Press.

찾아보기

ㄱ

가설검정 113
검정통계량 115
계급 경계 34
계급구간 33, 84
계통 표집 17
계통적 표본 267
관찰도수 181
관측값의 변동량 122
구간척도자료 8, 27
구간추정 111
구간추정값 111
군집표본 추출법 18
귀무가설 114
기각역 116
기대 생존 258
기대도수 181
기술통계학 13
기술(記述)통계학 3

ㄴ

누적도수 34
누적도수다각형 39

ㄷ

다중선형회귀모형 215
다중회귀 203
다중회귀분석 203, 215
단순회귀모형 205

단측검정 115
대립가설 114
도수 분포 32
도수다각형 38
도수자료 180
독립사건 64
독립표본 131
동질성 검정 187

ㅁ

막대형 도표 41
명명자료 8
명목척도자료 26
모수 96
모수의 추정 108
모수적(parametric) 방법 222
모집단 3, 12
미국의 유병률 245

ㅂ

범위 53
범주형 자료 180
베르누이 시행 73
변동계수 56
보통률 246, 252
부호검정 224
분산 55
분산분석 157
분산분석표 211

분할표 180
비 252
비모수적(non-parametric)인 방법 222
비율 252
비율척도자료 27
빈도수 180

ㅅ

사망률(mortality)의 측정 247
사분위 범위 55
사분위수 53
사회심리적 변수 7
사후분석 165
산점도 198
상관분석 198
상자와 수염 그림 54
상호배반 64
생리적 지표 7
생명표 256
서열척도자료 26
선형회귀직선 203
순위자료 8
순위척도자료 8
스피어만의 순위 상관계수 236
신뢰구간 118
신뢰수준 121
실험계획 3

ㅇ

양적 변수 31
양적자료 8, 144
양측검정 115
연구가설 114
연속 확률분포 84

원소 63
위치모수 56
윌콕슨 부호-순위 검정 231
윌콕슨 순위합 검정 228
유병률(morbidity)의 측정 249
유의성 검정 113
유의수준 116, 122
율 252
이산 31
이산 확률분포 73
이산형 자료 8
이중기호 158
이항분포 75
일원분산분석 162
임의표본 추출법 16

ㅈ

자료 26
정규분포 86
조건부 확률 65
종속사건 65
중심극한정리 98
중앙값 51
지식체계 3
질적 변수 31
질적자료 8, 144

ㅊ

척도모수 57
총 변량 161
총 제곱합 161
최빈값 51
최소분산 비편향추정량 110
최소제곱법 207

추론 96
추적관찰 생명표 256, 258
추정값 100, 109
추정량 100, 109
추측(推測)통계학 4
출산율의 측정 249
층화표본 추출법 17

_ㅋ
코호트 생명표 256
크루스칼-왈리스 순위검정 234

_ㅌ
통계량 13, 96
통계적 가설 검정 108
통계적 추론 13, 108
특수율 246, 252

_ㅍ
편의표본 추출법 16
편차 54
편향 267
평균 50
평균의 표준오차 99
표본론 3

표본분포 97
표본수 122
표본집단 3
표본추출 16
표준사망비 252
표준정규분포 88
표준편차 55
표준화 88
표준화(보정)율 246
표집 16
피어슨의 상관계수 199

_ㅎ
한국의 유병률 245
형상모수 57
확률 62
확률밀도곡선 85
확률밀도함수 85
확률변수 68
확률표본 96
확률표본추출 96
회귀직선 205
효과크기 122
히스토그램 35
Chi-square 검정 183

저자소개

● **이자형**
이화여자대학교 의과대학 간호학과 졸업(B.S.)
이화여자대학교 대학원 간호학과 간호학 석사(M.S.)
이화여자대학교 대학원 모자보건 전공 이학박사(Ph.D.)
현재 이화여자대학교 건강과학대학 간호학부 교수

● **정진은**
이화여자대학교 가정대학 식품영양학과 졸업(B.S.)
이화여자대학교 대학원 식품영양학 석사(M.S.)
미국 UCLA 대학원 생물통계학 석사(M.S.)
이화여자대학교 대학원 식품영양학 박사(Ph.D.)
현재 안산대학교 식품영양과 교수

● **문인옥**
이화여자대학교 약학대학 졸업(B.S.)
서울대학교 보건대학원 보건통계학 석사(M.P.H.)
미국 Univ. of Northern Colorado 응용통계학 박사(Ph.D.)
현재 이화여자대학교 건강과학대학 보건관리학과 명예교수

건강과 통계

2008년 12월 29일 초판 발행
2012년 9월 5일 2쇄 발행

지은이 | 이자형·문인옥·정진은
발행인 | 유제구
발행처 | 파워북
주　소 | 서울특별시 마포구 독막로 291-5 대동빌딩 4층
전　화 | (02) 730-1412
F A X | (02) 730-1410
등　록 | 1997. 1. 1 제 300-1997-13

정 가　19,000원
ISBN　978-89-8160-119-5

잘못된 책은 바꿔드립니다.